Craig J. Bryan, M. David Rudd

Brief-CBT zur Suizidprävention

Psychiatrie Verlag

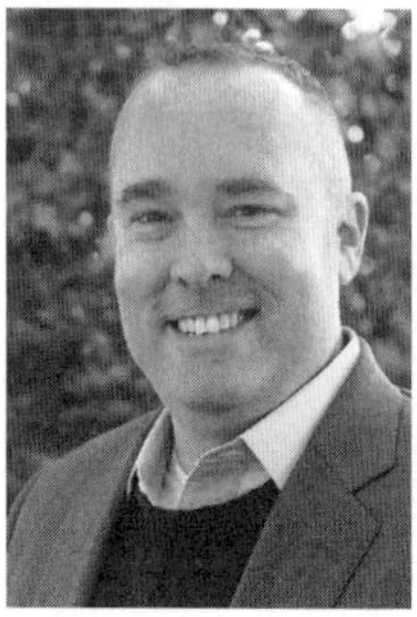 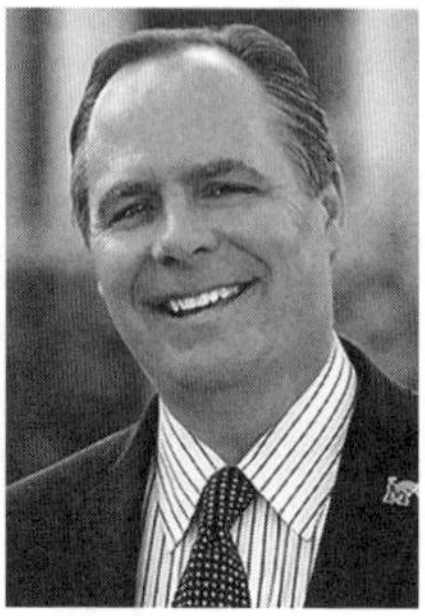

Die Professoren **Craig J. Bryan** (Columbus/Ohio) und **M. David Rudd** (Memphis/Tennessee) sind international führende Wissenschaftler und Psychotherapeuten im Forschungsbereich der Suizidprävention.

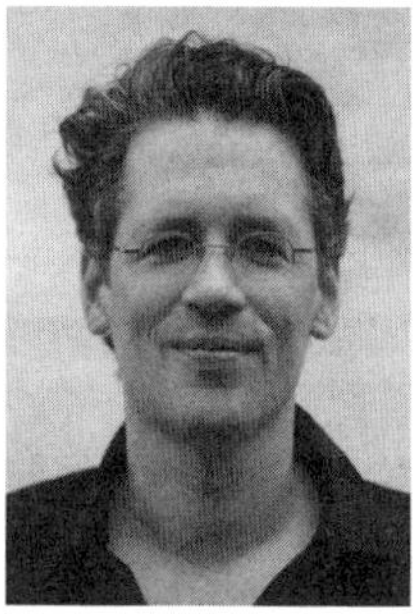 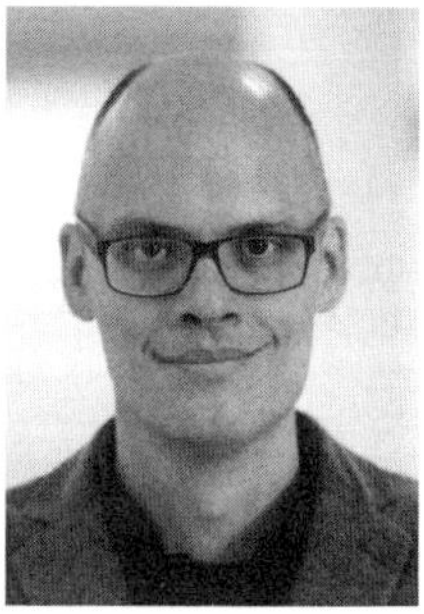

Prof. Tobias Teismann (Bochum) und **Prof. Thomas Forkmann** (Duisburg-Essen) haben sich ebenfalls diesem Forschungsgebiet verschrieben und durch vielzählige Publikationen verdient gemacht.

Craig J. Bryan, M. David Rudd

Brief-CBT zur Suizidprävention

Herausgegeben von
Tobias Teismann und Thomas Forkmann

Psychiatrie Verlag

Craig J. Bryan, M. David Rudd
Brief-CBT zur Suizidprävention
Herausgegeben von Tobias Teismann und Thomas Forkmann

1. Auflage 2025
Deutsche Erstausgabe

ISBN: 978-3-96605-264-1
eISBN (PDF): 978-3-96605-317-4

Bibliografische Information der Deutschen Nationalbibliothek
Die Deutsche Nationalbibliothek verzeichnet diese Publikation in der Deutschen Nationalbibliografie; detaillierte bibliografische Daten sind im Internet über https://portal.dnb.de abrufbar.

Psychiatrie Verlag GmbH
Ursulaplatz 1
50668 Köln
info@psychiatrie-verlag.de

Orginalausgabe: »Brief Cognitive-Behavioral Therapy for Suicide Prevention«

Übersetzung: Leonie Bieger, Dortmund
Korrektorat: Edda Hattebier, Münster
Umschlagkonzeption: Michael Schmitz, Arnbruck, www.grafikschmitz.de, unter Verwendung eines Fotos von Steffz / photocase.de
Typografiekonzept: Iga Bielejec
Satz: Barbara Hoffmann, Leipzig
Druck und Bindung: Plump Druck und Medien GmbH, Rheinbreitbach

Abbildungsverzeichnis

Tabellenverzeichnis

Downloadmaterialien

Patient*inneninformationen und Arbeitsblätter

- Der Suizidale Modus
- Aufklärungsbogen zur Brief Cognitive Behavioral Therapy (BCBT) zur Suizidprävention
- Vorlage: Behandlungsplan
- Behandlungsvereinbarung
- Means-Safety-Plan
- Krisenunterstützungsplan
- Arbeitsblatt: Besser schlafen
- Das ABC-Arbeitsblatt
- Arbeitsblatt: »Hilfreiche Fragen«
- Arbeitsblatt: »Problematische Denkmuster«

Werkzeugkasten für Behandler*innen

- Adhärenzchecklisten
- Vorlage: Risikodokumentation
- Exemplarische Vorlage: Notfallplan
- Beispiele für Warnsignale
- Beispiele für Selbstmanagementstrategien
- Skript: Entspannungsübung
- Skript: Achtsamkeitsübung

Das Downloadmaterial finden Sie unter
https://psychiatrie-verlag.de/product/brief-cbt-zur-suizidpraevention/
Das dazugehörige Passwort ist der Seite 39 zu entnehmen.

Vorwort von Craig J. Bryan

Ich habe Tobias und Thomas im Jahr 2023 bei einem Workshop zum mentalen Zustand der Ambivalenz an der Ruhr-Universität Bochum kennengelernt. Thomas hatte mich eingeladen, um über meine Forschung zum Verständnis der zeitlichen Dynamik des Wunsches zu leben und des Wunsches zu sterben bei suizidalen Patient*innen zu berichten. Die Einladung kam unerwartet und ich fühlte mich sehr geehrt und privilegiert, sie zu erhalten. Ich habe sofort zugesagt. Zu diesem Zeitpunkt hatte ich gerade begonnen, die Theorie dynamischer Systeme – einen Zweig der Mathematik, der sich damit beschäftigt, wie sich Dinge im Laufe der Zeit verändern – auf das Konzept der suizidalen Ambivalenz anzuwenden. Ich war vor allem daran interessiert zu verstehen, inwieweit Unterschiede im Erleben suizidaler Ambivalenz unterschiedlichen Entwicklungspfaden hin zum Suizid zugrunde liegen könnten und welche Bedeutung solche Unterschiede für die Weiterentwicklung von Behandlungen und anderen Suizidpräventionsmethoden haben könnten. Ein Entwicklungspfad, der mich als Kliniker und Forscher seit Langem besonders beschäftigt, ist charakterisiert durch einen anhaltenden Sterbewunsch, bei dem Patient*innen über viele Wochen, Monate oder sogar Jahre hinweg von einem chronischen und anhaltend erhöhten Todeswunsch berichten.

Mein Interesse daran, diese Entwicklungspfade zu verstehen, ist in vielerlei Hinsicht der Grund dafür, dass ich Suizidforscher geworden bin. Schon zu Beginn meiner Laufbahn als Psychologe fiel mir das scheinbare Paradoxon dieses Zustands auf: Patient*innen, die angaben, keinen Grund zum Leben zu haben oder nicht leben zu wollen, waren dennoch am Leben. Irgendetwas stand ihrem Suizid im Weg, aber was? Von diesen Patient*innen lernte ich, dass wir als Kliniker*innen und Forschende die falschen Fragen stellten. Seit Jahrhunderten versuchen wir, den Suizid zu verstehen, indem wir uns die Frage stellen: *Warum sterben Menschen durch Suizid?* Inzwischen bin ich zu der Erkenntnis gelangt, dass die sinnvollere Frage lautet: *Warum entscheiden sich Menschen für das Leben, obwohl sie sterben wollen?* Wenn wir Suizide verhindern wollen, ist es hilfreich zu verstehen, was Menschen zu dieser Handlung antreibt, aber es ist noch viel hilfreicher zu verstehen, auf welche Weise das Momentum einer Person hin zum Suizid gestoppt wird bzw. was eine Person von der Umsetzung suizidaler Handlungen abbringt. Diese subtile Neuausrichtung der »Warum?«-Frage war von zentraler Bedeutung für die Verfeinerung der Brief Cognitive Behavioral Therapy (BCBT) zur Suizidprävention. Während meines Besuchs an der Ruhr-Universität Bochum waren die Identifizierung und die Klärung der Gründe, warum suizidale Patient*innen (weiter)leben, ein ständiges Diskussions- und Gesprächsthema für Tobias, Thomas und mich. Seither haben wir unsere Diskussionen über die Bedeutung suizidaler Ambivalenz, und insbesondere den Wunsch zu leben, als zentrales Behandlungsziel weitergeführt.

Der Betonung der Notwendigkeit, Gründe zu leben zu identifizieren und den Wunsch zu leben zu stärken, unterscheidet die BCBT von früheren suizidfokussierten Behandlungen und Interventionen und könnte der Grund für die höhere Wirksamkeit der BCBT im Vergleich zu früheren Behandlungen, einschließlich früherer kognitiver Verhaltenstherapien, sein. Während frühere kognitive Verhaltenstherapien die Rate erneuter Suizidversuche nachweislich um durchschnittlich 20–35% reduzieren (Fox u. a. 2020; van Ballegooijen u. a. 2025), hat sich gezeigt, dass BCBT die Suizidversuchsrate im Vergleich zur üblichen Behandlung um durchschnittlich 45–60% reduziert (Baker u. a. 2024; Diefenbach u. a. 2024; Rudd u. a. 2015; Sinyor u. a. 2020). Neue Erkenntnisse deuten außerdem darauf hin, dass eine spezifische Form eines Notfallplans, der sogenannte Crisis Response Plan (CRP), verglichen mit anderen Krisenmanagement- und Notfallplaninterventionen Suizidversuche um 50% oder mehr reduziert (Bryan u. a. 2024; Bryan u. a. 2017c). Der CRP ist ein zentraler Bestandteil der BCBT und beinhaltet eine strukturierte Diskussion über die Gründe von Patient*innen zu leben. Die Konsistenz der Ergebnisse in verschiedenen klinischen Kontexten und Populationen deutet darauf hin, dass die BCBT einen wichtigen Fortschritt in der Entwicklung suizidfokussierter Behandlung darstellt.

Unsere Arbeit ist jedoch noch nicht erledigt; die Bemühungen um eine weitere Verbesserung der BCBT gehen weiter. Aktuell bemühen sich BCBT-Kliniker*innen und -Forscher*innen aktiv und auf vielfältige Weise um eine weitere Anpassung und Optimierung der Behandlung. Zu diesen Bemühungen gehören die Prüfung der Wirksamkeit von Gruppentherapieformaten, »massierten« Therapieformaten (d. h. täglichen Therapiesitzungen in einem komprimierten zweiwöchigen Zeitrahmen), die Nutzung einer Smartphone-App, die optimierte Abfolge von Therapiesitzungen, synergistische Kombinationen mit neuroplastischen Interventionen wie transkranieller Magnetstimulation (TMS) und Ketamin sowie Anpassungen für den Einsatz in verschiedenen Ländern und Kulturen. Das in diesem Buch beschriebene BCBT-Manual stellt daher die Kernprinzipien und Konzepte einer neuen Generation von Behandlungen suizidgefährdeter Personen dar, welche im Laufe der Zeit kontinuierlich weiter verfeinert und verbessert werden wird.

Es war mir eine Freude, in den letzten Jahren mit Tobias und Thomas zusammenzuarbeiten, um BCBT für die Anwendung in Deutschland anzupassen. Diese Diskussionen haben mein Verständnis dafür vertieft, wie Suizid von der Kultur beeinflusst werden kann und was dies für die Entwicklung und Anpassung der Behandlung bedeutet. Ich hoffe, dass diese Übersetzung des BCBT-Manuals Behandler*innen in Deutschland hilft, besser mit ihren Patient*innen in Kontakt zu treten, das Licht inmitten der Dunkelheit des suizidalen Zustands zu finden und ein sinnvolles und lebenswertes Leben zu gestalten.

Craig J. Bryan, PsyD, ABPP

Vorwort der deutschen Herausgeber

Die Brief Cognitive Behavioral Therapy (BCBT) zur Suizidprävention wurde von Craig J. Bryan und M. David Rudd in den USA entwickelt. Das originale Therapiemanual – welches hier nun erstmals in einer deutschen Übersetzung vorliegt – wurde im Jahr 2018 publiziert. Bei der BCBT handelt es sich um eine fokussierte suizidspezifische kognitive Verhaltenstherapie (KVT), die im Einzelsetting umgesetzt wird. Die Therapie umfasst typischerweise zwölf Therapiesitzungen, die ein- oder zweimal pro Woche stattfinden. Eine intensivtherapeutische Umsetzung der BCBT, bei der über 14 Tage hinweg tägliche Therapiesitzungen stattfinden, wird derzeit in den USA erprobt.
Zum jetzigen Zeitpunkt ist die BCBT eine der ganz wenigen Behandlungen, für die gezeigt werden konnte, dass sie (erneute) Suizidversuche effektiv verhindern kann. In einer ersten groß angelegten Studie konnten Rudd u. a. (2015) nachweisen, dass Patient*innen, die eine BCBT-Behandlung erhielten, eine nahezu 60% niedrigere Suizidversuchsrate aufwiesen als Patient*innen, die stattdessen eine sogenannte Treatment-as-Usual(TAU)-Behandlung erhielten: 40% der TAU-Patient*innen und nur 14% der BCBT-Patient*innen unternahmen im zweijährigen Untersuchungszeitraum einen Suizidversuch. In zwei aktuellen randomisiert-kontrollierten Studien fand die Effektivität der BCBT weitere Bestätigung (Baker u. a. 2024; Diefenbach u. a. 2024).
Die BCBT weist – bei einigen Unterschieden – starke Ähnlichkeiten zu einer weiteren suizidspezifischen Kurztherapie auf, der Kognitiven Therapie für suizidale Patient*innen (KT-SP) von Wenzel u. a. (2009). In Bezug auf diese KT-SP konnten Brown u. a. (2005b) zeigen, dass die Patient*innen der Behandlungsgruppe eine nahezu 50% niedrigere Suizidversuchsrate aufwiesen als die Patient*innen der TAU-Bedingung (24% KT-SP vs. 42% TAU). Zusammengenommen unterstreichen diese Befunde sehr deutlich das Potenzial suizidspezifischer KVT. Tatsächlich handelt es sich derzeit um die einzige suizidspezifische Kurzzeittherapie, deren Effekte auf die Suizidversuchsrate in mehreren voneinander unabhängigen Studien gezeigt werden konnten.
In ersten Untersuchungen wurde die Anwendung der BCBT auch bei suizidalen Jugendlichen (Sinyor u. a. 2020) und als reine Videotherapie (Rojas u. a. 2022) erprobt; darüber hinaus laufen derzeit weitere groß angelegte randomisiert-kontrollierte Studien, in denen der Effekt der BCBT weiter untersucht wird (Baker u. a. 2023; Bozzay u. a. 2020; ClinicalTrials ID: NCT03769259, NCT04844294). Mit Blick auf eine zentrale Intervention der BCBT, den Notfallplan – der im Kontext der BCBT als Crisis Response Plan (CRP) bezeichnet wird –, konnten Bryan u. a. (2017c) zeigen, dass ein CRP einem bloßen Antisuizidversprechen hinsichtlich

der Prävention von Suizidversuchen deutlich überlegen ist: Im sechsmonatigen Untersuchungszeitraum unternahmen 4,9% derjenigen, mit denen ein CRP erarbeitet wurde, im Vergleich zu 19% derjenigen, die lediglich ein mündliches Antisuizidversprechen gegeben hatten, einen erneuten Suizidversuch. In einer aktuellen randomisiert-kontrollierten Studie verglichen Bryan u. a. (2024) eine individualisierte, therapeut*innengeleitete »Enhanced-Crisis Response Plan« (E-CRP) Intervention, bei der der Notfallplan um die Frage nach Gründen zu leben ergänzt wird, mit einer durch Patient*innen eigenständig umgesetzten Safety Plan Intervention (SPI; Stanley & Brown 2012). Zum Therapieende zeigte sich eine signifikant stärkere Reduktion von Suizidgedanken bei denen, die E-CRP im Vergleich zu SPI erhalten haben (reliable Verbesserung: 60,0% vs. 47,1%). Zur Follow-up-Untersuchung nach sechs und nach zwölf Monaten fanden sich jedoch keine Unterschiede mehr.

Die skizzierten Befunde machen deutlich, dass die Arbeitsgruppe um Craig J. Bryan die Evidenzorientierung psychotherapeutischer Suizidprävention intensiv vorantreibt – in einem Ausmaß und mit einem Engagement, wie es wenige andere Arbeitsgruppen weltweit derzeit umzusetzen in der Lage sind. Theoretische Konzepte (Bryan 2021), hochwertige Studien und profunde praktisch-klinische Erfahrung werden in den Arbeiten der Gruppe um Prof. Bryan vereint und nähren die Hoffnung, dass psychotherapeutische Suizidprävention in naher Zukunft weniger auf Glaubenssätzen als vielmehr auf einer festen empirischen Basis fußen wird. Mit dem Ziel, zur Dissemination der BCBT im deutschen Sprachraum beizutragen und damit die psychotherapeutische Suizidprävention zu verbessern, wurde die vorliegende Übersetzung des Therapiemanuals aus dem amerikanischen Englisch vorgenommen. Gelegentlich wurden von uns einordnende Kommentare ergänzt, um den Bezug zum deutschen Sprachraum und zur hiesigen Versorgungssituation herzustellen.

Wir bedanken uns beim Psychiatrie Verlag für den Glauben an das Projekt und bei der Elias und Hedwig Gulinsky Stiftung für eine großzügige und unkomplizierte Förderung der Übersetzungskosten.

Bochum und Essen im April 2025,
Tobias Teismann & Thomas Forkmann

Teil 1: Hintergrund und konzeptionelle Grundlagen

1 Weshalb eine kurze kognitive Verhaltenstherapie zur Suizidprävention?

2014 starben in den Vereinigten Staaten mehr als 41.000 Personen durch einen Suizid (Centers for Disease Control and Prevention 2016). Im Zeitraum von 1970 bis 2000 fiel die Suizidrate in der Allgemeinbevölkerung in den USA um etwa 20% von geschätzten 13,2 auf 10,4 pro 100.000 Einwohner*innen. Um die Jahrtausendwende herum kehrte sich dieser Trend um: Bis 2014 stieg die Suizidrate kontinuierlich bis auf 13,4 pro 100.000 Einwohner*innen an. Dieser Anstieg ist zwar grundsätzlich in den meisten Bevölkerungsgruppen zu verzeichnen, zeigt sich jedoch am stärksten bei weißen Männern mittleren Alters zwischen 45 und 64 Jahren. Weltweit sind ähnliche Entwicklungen zu beobachten, wobei Unterschiede hinsichtlich des Alters festgestellt wurden (Chang u. a. 2013): In Europa beispielsweise stiegen die Suizide am stärksten bei jungen Männern im Alter von 15 bis 24 Jahren.[1] Es wird geschätzt, dass auf jeden Tod durch Suizid zehn bis dreißig Suizidversuche kommen (Centers for Disease Control and Prevention 2016). Vor diesem Hintergrund sind die Identifikation und Entwicklung von Präventionsstrategien, die Suizide und suizidales Verhalten senken, in den Fokus gerückt.

In den Vereinigten Staaten sind die ersten ausführlichen Studien zum Verständnis und zur Behandlung suizidgefährdeter Personen in den 1950er-Jahren durchgeführt worden, hauptsächlich unter der Leitung von Edwin Schneidman und Norman Farberow, beide klinische Psychologen, sowie Robert Litman, einem Psychiater, am Los Angeles Suicide Prevention Center. Obwohl die Anzahl der Suizidforschenden seitdem rapide angestiegen ist, fanden rigorose wissenschaftliche Methoden zur Entwicklung und kritischen Evaluation der Wirksamkeit von Therapien zur Reduktion von Suizidgedanken und zur Prävention von Suizidversuchen erst ab den 1990er-Jahren Anwendung. Trotz dieser Bemühungen stieg die Suizidrate in der Allgemeinbevölkerung der USA ab 1999 an und erreichte

1 **Anmerkung der Herausgeber:** Im Jahr 2023 starben 10.300 Menschen in Deutschland durch einen Suizid. Etwa 75% aller Suizide wurden von Männern vollzogen und das Durchschnittalter sämtlicher Suizidant*innen lag über 60 Jahren. Die meisten Suizide erfolgen in Deutschland durch Erhängen. Deutschlandweit ist es seit den 1980er-Jahren nahezu zu einer Halbierung der Suizidzahlen gekommen; eine Zunahme an Suiziden im Kindes-, Jugend- und jungem Erwachsenenalter lässt sich für Deutschland nicht konstatieren. Dennoch sind Suizidgedanken und Suizidversuche – insbesondere im Jugendalter – sehr prävalent.

2014 ihren höchsten Stand seit fast dreißig Jahren (Centers for Disease Control and Prevention 2016).

Traditionelle Ansätze zur Behandlung suizidgefährdeter Patient*innen sind zu großen Teilen von einem *Risikofaktorenmodell* geprägt, das versucht, suizidale Gedanken und Verhaltensweisen durch die Identifikation und Beschreibung assoziierter Merkmale zu verstehen. So gelten beispielsweise männliches Geschlecht, weiße Hautfarbe, ein Alter von über 45 Jahren wie auch die Diagnose einer psychischen Störung als gut etablierte Korrelate suizidaler Gedanken und Verhaltensweisen (Franklin u. a. 2017). Unter den verschiedenen psychischen Störungen lassen sich insbesondere Zusammenhänge mit affektiven sowie Substanzmissbrauchsstörungen finden (Kessler u. a. 1999; May & Klonsky 2016; Nock u. a. 2008). Das Risikofaktorenmodell macht dabei nicht zwangsläufig eine Aussage zu zugrunde liegenden Prozessen oder Ursachen für suizidales Verhalten. Vielmehr geht es davon aus, dass die Akkumulation mehrerer Risikofaktoren zu suizidalen Gedanken und Verhaltensweisen führt. Therapien, die sich auf dieses Modell stützen, zielen demnach auf die Reduktion entsprechender Faktoren ab. Dabei wird angenommen, dass hierdurch die Auftretenshäufigkeit und/oder die Schwere suizidaler Gedanken und Verhaltensweisen gesenkt werden kann. Im Widerspruch dazu stehen die Ergebnisse einer Metaanalyse von Studien aus einem Zeitraum von fünfzig Jahren: Diese stellte fest, dass das Risikofaktorenmodell nur relativ wenig Relevanz für die Suizidprävention bzw. die Entwicklung effektiver Therapien hat (Franklin u. a. 2017); der Nutzen des Modells ist entsprechend fraglich.

Das *psychiatrisch-syndromale Modell*, das suizidale Gedanken und Verhaltensweisen als Symptome einer psychischen Erkrankung konzipiert, stellt eine Unterkategorie des Risikofaktorenmodells dar. In diesem Modell werden suizidale Gedanken und Verhaltensweisen auf Basis beobachtbarer Eigenschaften und oberflächlicher Verhaltensmerkmale (z. B. Methode, Letalität, Absicht) beschrieben und eingeordnet, ähnlich der in den psychischen und somatischen Bereichen der Medizin gebräuchlichen syndromalen Klassifikationssysteme (z. B. die Internationale Klassifikation der Krankheiten, ICD, der Weltgesundheitsorganisation oder das Diagnostic and Statistical Manual, DSM, der American Psychiatric Association). Im medizinischen Bereich wird ein Syndrom als Krankheit bezeichnet, sobald seine Eigenschaften und Merkmale mit zugrunde liegenden Prozessen und Ursachen in Verbindung gebracht werden können. Auf Suizid angewandt spricht das psychiatrisch-syndromale Modell psychischen Störungen in der Behandlung suizidaler Patient*innen eine zentrale Rolle zu: Behandelt man die Störung, wird sich das Suizidrisiko reduzieren. Wenn also bei einer suizidalen Person eine Depression festgestellt wird, sollte diese behandelt werden, um Suizidversuche zu verhindern. Wird jedoch eine Posttraumatische Belastungsstörung (PTBS) diagnostiziert, sollten die Therapeut*innen die PTBS behandeln. Obwohl das psychiatrisch-syndromale Modell das klinische Verständnis von Suiziden seit Jahrzehnten dominiert und die Perspektive darstellt, aus der heraus die meisten Therapeut*innen die Behandlung suizidgefährdeter Personen angehen, finden sich vermehrt Hinweise, die der Gültigkeit dieses Konzepts widersprechen (z. B. Tarrier u. a. 2008). Zum Teil kann dies daran liegen, dass die meisten Diagnosen psychischer Störungen mit Suizid*gedanken*, nicht jedoch mit suizidalem *Verhalten* zusammenhängen (Kessler u. a. 1999; May & Klonsky 2016; Nock u. a. 2008). Dies wiederum deutet darauf hin, dass Therapien, die psychische Störungen in den Vordergrund stellen, nicht spezifisch genug auf jene Mechanismen einwirken, die suizidales Verhalten bedingen. Somit reduzieren sie zwar die psychischen Symptome, nicht jedoch das Risiko für Suizidversuche.

Einen dritten Rahmen zum Verständnis suizidalen Verhaltens bietet das *funktionale Modell*. Dieses Modell versteht suizidale Gedanken und Verhaltensweisen als Resultat zugrunde liegender psychopathologischer Prozesse, die mit der Zeit spezifisch suizidale Gedanken und Verhaltensweisen auslösen und aufrechterhalten (Hayes u. a. 1996). Aus dieser Perspektive sind suizidale Gedanken und Verhaltensweisen nicht das Ergebnis eines bestimmten psychologischen Prozesses (z. B. einer psychischen Störung), sondern ergeben sich daraus, wie die betreffende Person diesen Prozess im Kontext ihrer eigenen Lebensgeschichte, kontextuellen Bedingungen und Verhaltensreaktionen erlebt. Aus klinischer Sicht hat das funktionale Modell somit nicht die Behandlung der psychischen Erkrankung selbst zum Ziel, sondern fokussiert den Kontext der Entstehung und Aufrechterhaltung des Suizidrisikos.

Das Beispiel zweier Frauen, die zusätzlich zu den Problemen mit ihren Ehepartnern unter einer schweren depressiven Episode leiden, soll die Unterschiede zwischen den Modellen illustrieren. Die Schwere der Depression ist bei beiden Frauen ähnlich, allerdings unternimmt eine von ihnen (Patientin A) nach einem Streit mit ihrem Partner einen Suizidversuch, wohingegen die andere Patientin nach einer ähnlichen Auseinandersetzung zwar Suizidgedanken erlebt, aber keinen Suizidversuch unternimmt. Dem Risikofaktorenmodell wie dem psychiatrisch-syndromalen Modell zufolge lassen sich die suizidalen Symptome beider Frauen in gewissem Maße durch die zugrunde liegende Depression erklären. Es ergibt sich hierdurch jedoch keine Erklärung dafür, weshalb nur eine der beiden Frauen einen Suizidversuch unternommen hat; letzlich gehen beide Modelle davon aus, dass Patientin A eine größere Anzahl an Risikofaktoren aufweisen muss als Patientin B. Eine Behandlung würde allgemein darauf abzielen, die jeweiligen Risikofaktoren der Frauen zu senken oder zu eliminieren. Das psychiatrisch-syndromale Modell würde hier einen ähnlichen, wenn auch spezifischeren Ansatz wählen: Die Behandlung beider Frauen sollte auf die Reduktion der depressiven Symptomatik fokussieren. Da Patientin A einen Suizidversuch unternommen hat, nimmt das psychiatrisch-syndromale Modell an, dass sie im Vergleich zu Patientin B ein schwereres klinisches Bild aufweist. Es ist somit wahrscheinlicher, dass Patientin A stationär behandelt wird, da sie mit größerer Wahrscheinlichkeit eine intensivere Behandlung benötigt.

Im Gegensatz zu diesen beiden Ansätzen lassen sich die suizidalen Symptome der beiden Frauen im funktionalen Modell nur zum Teil durch ihre Depression erklären. Ein umfassenderes Verständnis bietet die Einbettung der Depression in die jeweilige Lebensgeschichte der beiden Frauen und die Umstände, innerhalb derer die suizidalen Episoden aufgetreten sind. Wollen wir verstehen, weshalb Patientin A im Gegensatz zu Patientin B einen Suizidversuch unternommen hat, müssen wir die jeweiligen Reaktionen der beiden Frauen auf die Auseinandersetzungen mit ihren Partnern in Bezug auf verschiedene Bereiche identifizieren: Kognition (z. B.: Was sieht sie als Ursache für den Streit? Was glaubt sie, sagt der Streit über ihre Beziehung und/oder über sie selbst als Person aus?), Emotion (z. B.: Welche Gefühle hat sie erlebt?), Verhalten (z. B.: Was hat sie nach dem Streit getan? Wie hat sie versucht, ihre Gefühle zu bewältigen?) und Somatik (z. B.: Welche Körperempfindungen hat sie während und nach dem Streit erlebt?). Kurz gesagt hat Patientin A den Suizidversuch nicht deshalb unternommen, weil sie depressiv war, sondern vielmehr weil sie die Auseinandersetzung auf eine Art und Weise erlebt hat, die durch frühere Erfahrungen und ein generelles Selbstregulations- und Copingdefizit beeinflusst wurde. Eine ambulante Therapie für Patientin A würde sich somit von der für Patientin B unterscheiden und auf diese spezifischen Defizite in der Selbstregulation und im Coping fokussieren, anstatt auf die Behandlung der Depression.

Die Überlegenheit von Behandlungsansätzen, die auf dem funktionalen Modell basieren, gegenüber solchen, die auf dem Risikofaktorenmodell oder dem psychiatrisch-syndromalen Modell basieren, ist mittlerweile empirisch gut belegt. Beispielsweise zeigte eine Metaanalyse von 28 Studien, die die Wirksamkeit von Therapien für Suizidgedanken und -versuche untersuchten, dass Therapien, die auf suizidale Gedanken und Verhaltensweisen als primäres Outcome abzielen (d. h. dem funktionalen Ansatz folgen), im Vergleich zu Behandlungen, die primär Diagnosen psychischer Störungen betrachteten, zu statistisch signifikanten und größeren Verbesserungen der Suizidrisikos beitrugen (Tarrier u. a. 2008). Auf Basis solcher Studien setzt sich unter Suizidforschenden zunehmend die Ansicht durch, dass die Behandlung suizidgefährdeter Personen nicht auf Diagnosen psychischer Störungen, sondern auf das Suizidrisiko selbst abzielen sollte. Leider ist ein Großteil der Behandler*innen – trotz der wissenschaftlichen

Evidenzlage, die diese neue Sichtweise stützt – jedoch weiterhin stark durch das psychiatrisch-syndromale Behandlungsmodell geprägt. Dies ist hauptsächlich ein Resultat unzureichender Aus- und Weiterbildung im Bereich neuerer und besserer suizidfokussierter Behandlungsmodelle (Schmitz u. a. 2012).

1.1 Die Entwicklung kognitiver Verhaltenstherapien zur Suizidprävention

Auch wenn Suizidforschende vielfältige Hintergründe mitbringen (z. B. Psychologie, Soziale Arbeit, Psychiatrie, Soziologie) und verschiedensten klinischen Traditionen anhängen (z. B. biomedizinisch, psychodynamisch, kognitiv-verhaltensbasiert, interpersonell), entstammen die bedeutendsten Fortschritte in der Entwicklung wirksamer Therapien für suizidale Patient*innen dem kognitiv-verhaltenstherapeutischen Bereich. Dies soll nicht heißen, dass klinisch Forschende anderer Traditionen keine wichtigen Erkenntnisse beigesteuert hätten, sondern vielmehr, dass kognitiv-verhaltenstherapeutische Modelle offensichtlich besser zu dem funktionalen Verständnis von Suizid passen. Tatsächlich weist das funktionale Modell mit seinem Fokus auf dem Verstehen der kontextuellen Vorgeschichte und auf die Konsequenzen suizidaler Gedanken und Verhaltensweisen (z. B. Gedanken, Emotionen und Verhaltensreaktionen) starke Parallelen zu den Kernprinzipien der kognitiven Verhaltenstherapie auf.

Der Betrachtung der Wirksamkeit von Behandlungsansätzen suizidaler Patient*innen sei vorangestellt, dass bislang in Bezug auf keine Therapie ein Effekt auf *Suizide* nachgewiesen werden konnte. Dies liegt zu großen Teilen an den hohen Kosten, die mit der Durchführung und Umsetzung einer solchen Studie verbunden wären; es kommt so selten zu Suiziden, dass enorm große Stichproben vonnöten wären, um Suizide als Outcome untersuchen zu können. Um dies zu veranschaulichen: In zwei Studien zu suizidspezifischen kognitiven Verhaltenstherapien (Brown u. a. 2005b; Rudd u. a. 2015) starben von insgesamt 272 Teilnehmenden im Untersuchungszeitraum drei Personen durch einen Suizid. Anders gesagt starb nur 1% der Patient*innen durch einen Suizid. Diese geringe Basisrate ist sehr bemerkenswert angesichts der Tatsache, dass etwa 90% der Teilnehmenden dieser zwei Studien im Lauf ihres Lebens mindestens einen Suizidversuch unternommen hatten (in den meisten Fällen innerhalb des vorangegangenen Monats) und somit grundsätzlich ein hohes Suizidrisiko hatten. Forschende müssten also eine sehr große Zahl von Hochrisikopatient*innen (über 1.500) für eine Studie gewinnen, um zeigen zu können, dass eine Behandlung das Suizidrisiko um die Hälfte senkt. Bedauerlicherweise sind die Kosten für eine derart groß angelegte multizentrische Studie deutlich höher, als viele Förderinstitutionen bereit sind zu zahlen.

Da Suizide (noch) kein realistisches Outcome für Behandlungsstudien darstellen, werden üblicherweise Outcomes verwendet, die mit größerer Häufigkeit auftreten: Suizidversuche und Suizidgedanken. Studien, die den Behandlungseffekt auf Suizidversuche als primäres Outcome untersuchen, gelten dabei allgemein als hochwertiger und informativer als solche, die Effekte auf Suizidgedanken betrachten. Studien wiederum, die die Effekte einer Therapie auf Diagnosen psychischer Störungen und andere Risikofaktoren für Suizide untersuchen, gelten als am wenigsten informativ. Dies liegt darin begründet, dass Suizidversuche einem Suizid deutlich näherkommen und sie einen größeren Risikofaktor für einen späteren Suizid darstellen als Suizidgedanken oder die Diagnose einer psychischen Störung – letzlich muss man einen Suizidversuch unternehmen, um durch einen Suizid zu sterben. Harris und Barraclough (1997) stellten in einer klassischen Metaanalyse von 249 Studien zu Suiziden beispielsweise fest, dass Personen mit einer Vorgeschichte von Suizidversuchen eine standardisierte Mortalitätsratio von etwa 40 aufwiesen. Das heißt, Menschen, die einen Suizidversuch unternommen haben, sterben mit einer vierzigmal höheren Wahrscheinlichkeit durch einen Suizid als Personen ohne eine solche Vorgeschichte. Im Vergleich dazu waren die standardisierten Mortalitätsratios bei häufig mit Suizid assoziierten psychischen Störungen deutlich geringer: 20 bei unipolaren Depressionen, 19 bei Substanzmissbrauchsstörungen, 15 bei bipolaren Störungen und 8,5 bei Schizophrenie. Suizidversuche gelten daher als die beste Annäherung an Suizide.

Eine weitere wichtige Überlegung im Hinblick auf die Behandlungswirksamkeit betrifft die Art der Kontroll- oder Vergleichsbehandlung, ohne die eine Bewertung der Wirksamkeit einer Behandlung nicht möglich ist. Da es unethisch wäre, akut suizidgefährdete Personen nicht zu behandeln, müssen diese Studien eine aktive Behandlung als Kontrollbedingung beinhalten. Die am weitesten verbreitete Kontrollbedingung bei Studien zur Prävention von Suizidversuchen ist dabei eine sogenannte Treatment-as-Usual-Behandlung (TAU). Treatment-as-Usual bezeichnet die standardmäßige Behandlung, wie sie normalerweise von psychologischen und psychiatrischen Fachkräften umgesetzt wird. In den meisten Studien beinhaltet TAU eine Kombination aus Einzelpsychotherapie und Psychopharmaka sowie bisweilen Gruppentherapie, Suchtberatung und Case Management. Kurz gesagt werden Therapeut*innen, die in Studien eine Treatment-as-Usual-Behandlung anbieten, gebeten, genau so vorzugehen, wie sie es sonst auch bei ihren suizidalen Patient*innen tun würden; sie sollen nichts an der Art ihrer Behandlung ändern. Behandlungen gelten nur dann als »wirksam«, wenn sie die Häufigkeit von Suizidversuchen im Vergleich zu anderen verbreiteten Behandlungsansätzen (inkl. TAU) senken. Man kann also sagen, dass eine wirksame Therapie diejenige ist, die eine andere Behandlungsform im direkten Vergleich »geschlagen« hat. Bis dato liegen für die kognitive Verhaltenstherapie die konsistentesten Wirksamkeitsnachweise vor: Die kognitive Verhaltenstherapie war TAU-Behandlungen in mehreren Studien überlegen.

Die kurze kognitive Verhaltenstherapie (Brief Cognitive Behavioural Therapy, BCBT) zur Suizidprävention kann als ein nächster Schritt in der (Weiter-)Entwicklung des kognitiv-verhaltenstherapeutischen Modells verstanden werden. Bis zum jetzigen Zeitpunkt haben etwa dreißig klinische Studien die Wirksamkeit kognitiver Verhaltenstherapien (KVT) zur Reduktion des Suizidrisikos mit unterschiedlichen Ergebnissen untersucht (Tarrier u. a. 2008). Eine der ersten Behandlungen, die sich hinsichtlich der Reduktion des Risikos von Suizidversuchen als wirksam erwiesen hat, ist die Dialektisch-Behaviorale Therapie (DBT; Linehan 1993). Sie basiert auf dem biosozialen Modell des Suizids und ist eine multimodale, strukturierte kognitive Verhaltenstherapie, die psychoedukative Skillstrainingsgruppen, individuelle Psychotherapie, telefonische Beratung zwischen den einzelnen Sitzungen und regelmäßige Supervisionen für Therapeut*innen beinhaltet. Die Wirksamkeit von DBT und abgewandelten Versionen konnte in mehreren klinischen Studien repliziert werden, was sie derzeit zur »am gründlichsten untersuchten und wirksamsten psychotherapeutischen Behandlung suizidalen Verhaltens« macht (National Action Alliance Clinical Care & Intervention Task Force 2012, S. 17). Die DBT umfasst Trainings zu den Bereichen Emotionsregulation, Stresstoleranz, Problemlösefertigkeiten, soziale Kompetenz und Selbstwert und nutzt eine Reihe KVT-basierter Interventionen wie kognitive Umstrukturierung, Exposition und Verhaltensaktivierung (Lynch u. a. 2006).

Die Ergebnisse der ersten randomisierten klinischen Studie zur DBT (Linehan u. a. 1991) wiesen darauf hin, dass Patient*innen, die eine DBT-Behandlung erhielten, im zwölfmonatigen Follow-up-Zeitraum mit einer 32% geringeren Wahrscheinlichkeit selbstverletzendes Verhalten zeigten als Teilnehmende, die Treatment-as-Usual erhielten (64% bei DBT vs. 96% bei TAU). Innerhalb der Gruppe derjenigen, die unter DBT selbstverletzendes Verhalten zeigten, war die Gesamtzahl der Episoden selbstverletzenden Verhaltens signifikant geringer als in der Kontrollgruppe (1,5 Episoden bei DBT vs. 9,0 bei TAU im zwölfmonatigen Follow-up-Zeitraum); zudem wiesen die Selbstverletzungen eine geringere Letalität auf. Hinsichtlich der Inanspruchnahme von Therapien begannen DBT-Patient*innen mit signifikant höherer Wahrscheinlichkeit eine individuelle Therapie als TAU-Patient*innen (100% bei DBT vs. 73% bei TAU) und verblieben ebenfalls mit signifikant höherer Wahrscheinlichkeit mindestens ein Jahr lang in

Therapie (83% bei DBT vs. 42% bei TAU). Sie befanden sich im zwölfmonatigen Follow-up-Zeitraum zudem an signifikant weniger Tagen in stationärer psychiatrischer Behandlung als TAU-Patient*innen. Bezüglich der Schwere von Depression, Hoffnungslosigkeit und Suizidgedanken zeigten beide Gruppen hingegen vergleichbare Verbesserungen.

Selbstverletzendes Verhalten meint jede Form vorsätzlicher Selbstverletzungen ungeachtet der dahinterstehenden Absicht (d. h. suizidal / nicht suizidal). Es ist somit ein allgemeiner Begriff, der sowohl Suizidversuche als auch nicht suizidale Selbstverletzungen einschließt. In der Studie von Linehan u. a. (1991) war das primäre Outcome »parasuizidale Handlung«, ein Begriff, an dessen Stelle mittlerweile der Begriff »selbstverletzendes Verhalten« getreten ist und der so nicht länger unter Suizidforschenden verwendet wird. Da eine parasuizidale Handlung sowohl eine nicht suizidale Selbstverletzung als auch ein Suizidversuch sein konnte, beziehen sich die Primärergebnisse dieser frühen DBT-Studie nicht speziell auf Suizidversuche.

Die Ergebnisse einer neueren DBT-Studie (Linehan u. a. 2006b) ähnelten denen dieser ersten Studie, allerdings wurden die Therapien in der Kontrollbedingung dieser Studie von Expert*innen der Seattle Psychoanalytic Society durchgeführt (Community Treatment by Experts, CTBE) und Suizidversuche wurden gesondert von nicht suizidalem selbstverletzendem Verhalten betrachtet. Während der zweijährigen Untersuchungsphase unternahmen DBT-Patient*innen mit 50% geringerer Wahrscheinlichkeit einen Suizidversuch als Teilnehmende in der Expertenbehandlung (23% bei DBT vs. 46% bei CTBE). Unter denjenigen, die einen Suizidversuch unternahmen, war die medizinische Letalität des Versuchs in der DBT-Bedingung signifikant geringer als in der CTBE-Bedingung. DBT-Patient*innen blieben außerdem mit signifikant höherer Wahrscheinlichkeit in Therapie als diejenigen in Expertenbehandlung (81% bei DBT vs. 43% bei CTBE) und wurden signifikant seltener in eine psychiatrische Klinik eingewiesen. Hinsichtlich Suizidgedanken, Depression und Gründen für das Leben zeigten beide Gruppen vergleichbare Verbesserungen. Die Ergebnisse dieser zweiten Studie bestätigen also die Ergebnisse der ersten DBT-Studie.

DBT scheint somit ein vielversprechender Ansatz zur Prävention von Suizidversuchen zu sein. Eine flächendeckende Umsetzung gestaltet sich jedoch schwierig, da die DBT sehr ressourcen- und zeitintensiv sowie vergleichsweise schwer zu erlernen ist. Entsprechend wurden Rufe nach kürzeren und weniger komplexen kognitiv-verhaltenstherapeutischen Behandlungsansätzen laut. Rudd, Joiner und Rajab (2001) gehörten zu den ersten klinisch Forschenden, die eine kurze, zeitlich begrenzte kognitive Verhaltenstherapie für suizidale Personen entwickelt haben. Basierend auf der *Fluid Vulnerability Theory* und dem Konzept des *Suizidalen Modus* (s. Kapitel 2) beinhaltet diese strukturierte ambulante Einzeltherapie Trainings in Strategien zur kognitiven Umstrukturierung und zum strukturierten Problemlösen sowie zur Emotionsregulation. Ein zentrales Element des Behandlungsansatzes von Rudd u. a. ist der Notfallplan. Diese Intervention legt die Schritte fest, die Patient*innen in Krisensituationen ergreifen sollten, um eine suizidale Krise zu bewältigen (der Notfallplan wird in Kapitel 10 genauer beschrieben). Abwandlungen des Notfallplans wurden in späteren Weiterentwicklungen kognitiver Verhaltenstherapien zur Prävention von Suizidversuchen beibehalten (z. B. Wenzel u. a. 2009). Auch der Notfallplan selbst wurde seitdem weiterentwickelt und für die Nutzung in verschiedenen Settings wie Notaufnahmen, geschlossenen Stationen, Ambulanzen, hausärztlichen Praxen und Krisentelefonen angepasst (Bryan u. a. 2017c; Stanley & Brown 2012). Der Fokus auf die effektive Nutzung von Skills als Reaktion auf Krisen ist zu einem Hauptbestandteil späterer Weiterentwicklungen von Therapien zur Prävention von Suizidversuchen geworden.

Empirische Arbeiten, die die Wirksamkeit kurzer, zeitlich begrenzter kognitiver Verhaltenstherapie zur Prävention von Suizidversuchen belegen, wurden zuerst von Brown und Kolleg*innen (2005b) publiziert. Sie setzten eine ambulante KVT mit zehn Sitzungen im Einzelsetting um, die auf dem Konzept des Suizidalen Modus basiert und Interventionen zur kognitiven Umstrukturierung, zum strukturierten Problemlösen und zur Emotionsregulation beinhaltet. Ähnlich dem von Rudd u. a. (2001) beschriebenen Ansatz spielt der Notfallplan in diesem kognitiven Behandlungsmanual eine zentrale Rolle (Stanley & Brown 2012). Brown u. a. (2005b) entwickelten darüber hinaus neue Interventionen, von denen das Survivalkit (s. Kapitel 15) und die Rückfallpräventionsübung (s. Kapitel 20) besonders hervorzuheben sind. In einer randomisierten klinischen Studie, bei der kognitive Therapie für suizidale Patient*innen (KT-SP) mit Treatment-as-Usual verglichen wurde, fanden Brown u. a. (2005b) Ergebnisse, die denen der früheren DBT-Studien sehr ähnlich waren: Teilnehmende, die die kognitive Therapie erhielten, unternahmen im 18-monatigen Untersuchungszeitraum mit 50% geringerer Wahrscheinlichkeit als TAU-Patient*innen einen Suizidversuch (24% bei kognitiver Therapie vs. 42% bei TAU); allerdings gab es nur minimale Unterschiede zwischen den Bedingungen hinsichtlich Depression, Hoffnungslosigkeit und Suizidgedanken. Auch verblieben Patient*innen in der kognitiven Therapiebedingung – ähnlich wie bei DBT – mit signifikant höherer Wahrscheinlichkeit in der Behandlung (88% bei kognitiver Therapie vs. 60% bei TAU in den ersten sechs Monaten), hinsichtlich der Hospitalisierungsrate innerhalb der 18-monatigen Follow-up-Phase unterschieden sich die Bedingungen

hingegen nicht voneinander (13% bei kognitiver Therapie vs. 8% bei TAU). Viele der Weiterentwicklungen und Verbesserungen des kognitiv-verhaltensbasierten Modells von Brown u. a. (2005b) wurden in der BCBT beibehalten.
Die Erkenntnisse von Brown u. a. (2005b) stellen einen wichtigen Meilenstein in der Entwicklung der Brief Cognitive Behavioral Therapy dar. So verweisen sie darauf, dass zeitlich begrenzte Behandlungen genauso wirksam sein können wie längere, komplexe kognitive Verhaltenstherapien. Man könnte zwar annehmen, dass zeitlich begrenzte Behandlungen gerade für Hochrisikopatient*innen, die häufig komplexe Komorbiditäten und eine geringe Therapienachfrage aufweisen (Rudd u. a. 1995), eher weniger geeignet sind. Gleichwohl weisen die Ergebnisse einer Metaanalyse darauf hin, dass länger dauernde kognitive Verhaltenstherapien nicht wirksamer (oder weniger wirksam) sind als kürzere (Tarrier u. a. 2008). Selbst innerhalb der DBT ist die Gesamtzahl an Sitzungen nicht mit klinischen Outcomes assoziiert (Linehan u. a. 1991; Linehan u. a. 2006b). Wenn also die Dauer einer Behandlung nur wenig mit der suizidpräventiven Wirkung kognitiver Verhaltenstherapie zu tun hat, was sind dann die relevanten Wirkfaktoren?

Gemeinsamkeiten wirksamer Psychotherapien zur Suizidprävention

Angesichts sich häufender Hinweise darauf, dass einige Formen von KVT hinsichtlich der Reduktion des Suizidversuchrisikos effektiver sind als andere, richtet sich das Forschungsinteresse auf die Wirkfaktoren oder relevanten »Zutaten« einer Behandlung. Was ist es, das manche Therapien wirksamer als andere macht? Die Antwort auf diese Frage ist entscheidend für die Entwicklung fokussierter und wirksamer Behandlungsansätze. In den letzten Jahren haben Forschende mehrere Faktoren identifiziert, die wirksame Therapien von weniger wirksamen unterscheiden (Rudd 2009; 2012). Diese Erkenntnisse schafften die Grundlage für die spezifischen Änderungen, die während der Entwicklung des BCBT-Protokolls, wie es in diesem Behandlungsmanual beschrieben wird, vorgenommen wurden. Wie im Manual immer wieder ersichtlich werden wird, basiert die BCBT auf all diesen Hauptzutaten.

Einfache, klinisch brauchbare theoretische Modelle

Wirksame Behandlungsansätze basieren alle auf einfachen und praxisnahen Modellen, die sich leicht in der klinischen Arbeit umsetzen lassen. Beispielsweise basiert die DBT auf dem biosozialen Modell des Suizids (Linehan 1993), während die kognitive Therapie zur Suizidprävention auf dem Konzept des Suizidalen

Modus beruht (Wenzel u. a. 2009). Ein verbindendes Element dieser Modelle ist ihr Fokus darauf, zu spezifizieren, wie Wechselwirkungen zwischen Gedanken, Emotionen und Verhalten zu suizidalen Gedanken und Verhaltensweisen beitragen. Um dem suizidalen Prozess entgegenzuwirken, müssen Therapeut*in und Patient*in die Verbindungen zwischen diesen Komponenten direkt in den Blick nehmen und verändern. Die Wirksamkeit einer Behandlung erhöht sich, wenn diese auf einem Modell basiert, welches genutzt werden kann, um Patient*innen leicht zu vermitteln, warum sie suizidal sind und weshalb bestimmte Interventionen helfen werden. Kurz gesagt bieten wirksame Therapien einen konzeptuellen Rahmen, der Patient*innen hilft, zu verstehen, »was falsch läuft« und »was man machen kann«. In Übereinstimmung mit diesem Prinzip basiert BCBT auf der *Fluid Vulnerability Theory* und dem Konzept des *Suizidalen Modus*, die beide in Kapitel 2 näher erläutert werden.

Behandlungsmanuale und Behandler*innenadhärenz

Wirksame Behandlungen sind manualbasiert. Das bedeutet, dass im Voraus festgelegt ist, wie Probleme oder Themen zu priorisieren sind und wie bestimmte Interventionen möglichst schnell und effektiv aneinandergereiht werden können. In wirksamen Behandlungen ist das Suizidrisiko der wichtigste klinische Fokus und alle Interventionen werden hierauf bezogen ausgewählt. Therapien, die das Suizidrisiko nur indirekt fokussieren (z. B. indem stattdessen eine diagnostizierte psychische Störung behandelt wird), sind hingegen weniger wirksam (Tarrier u. a. 2008). Die Idee einer manualisierten Behandlung ist für viele Therapeut*innen stark negativ konnotiert, da der Begriff »manualisiert« als gleichbedeutend mit »unflexibel« oder »starr« verstanden wird. In Wirklichkeit bieten Manuale jedoch viel Flexibilität hinsichtlich der individuellen Patient*innenbehandlung.
Um Abweichungen vom Manual zu minimieren, müssen Therapeut*innen intensiv geschult und supervidiert werden. Der Grad, zu dem Kliniker*innen dem Manual folgen, wird als Behandler*innenadhärenz bezeichnet. Behandlungen, bei denen eine hohe Adhärenz vorliegt (d. h. den Anweisungen gut gefolgt wird), führen zu besseren Ergebnissen als solche, bei denen eine niedrige Adhärenz besteht. Dies liegt daran, dass Adhärenz mit Beständigkeit einhergeht: Wenn Therapeut*innen dem Manual folgen, ist die Behandlung sowohl für eine zu behandelnde Einzelperson als auch über mehrere Patient*innen hinweg konsistent. Wie andere wirksame Behandlungen auch ist die BCBT eine manualisierte Therapie und es wird viel Wert auf Behandler *innenadhärenz gelegt. Das vorliegende Behandlungsmanual stellt die Interventionen und Verfahren vor, die sich bei der Prävention von Suizidversuchen als wirksam erwiesen haben. Da die

Behandler*innenadhärenz für eine effektive Behandlung so ausschlaggebend ist, befinden sich in Anhang B.1 BCBT-Adhärenzchecklisten. Behandler*innen können diese Checklisten nutzen, um den Grad ihrer Adhärenz zum BCBT-Protokoll festzustellen. Sie werden außerdem von zertifizierten BCBT-Behandler*innen eingesetzt, um Therapeut*innen beim Erlernen der Behandlung mit individuellem Feedback zu unterstützen.

Patient*innenadhärenz

Neben einer klaren Vorstellung davon, was von den Therapeut*innen erwartet wird, spezifizieren wirksame Behandlungen zudem Erwartungen an Patient*innen. Besonders wichtig ist dabei, wie sehr sich die Patient*innen auf die Behandlung einlassen. Wirksame Behandlungen formulieren daher klare Strategien für den Fall, dass Patient*innen Aufgaben nicht erfüllen, in Therapiesitzungen nicht mitarbeiten, unvorhergesehen die Behandlung abbrechen wollen oder anderes einer effektiven Behandlung entgegenstehendes Verhalten zeigen (vgl. Linehan 1993). Der Fokus auf Patient*innenadhärenz fußt auf Befunden, die belegen, dass wirksame Behandlungen Patient*innen deutlich besser »dabeihalten« als Vergleichsbehandlungen (Brown u. a. 2005b; Linehan u. a. 1991; Linehan u. a. 2006b). Bei der BCBT wird die Patient*innenadhärenz über den gesamten Behandlungsverlauf betont. Entsprechend wird eine neue Intervention, die Behandlungsvereinbarung, genutzt (s. Kapitel 11), um die Patient*innenadhärenz gezielt zu stärken.

Fokus auf Skillstraining

Auch wenn kognitive Verhaltenstherapien, vereinfacht gesagt, eine Form von »Gesprächstherapie« sind, begrenzt sich der Inhalt wirksamer Behandlungen nicht schlicht auf das Sprechen über Probleme und Lösungen. In wirksamen Behandlungen führen diese Gespräche zu Verhaltensänderungen, indem sie Skills vermitteln, die Fertigkeitendefizite, die zu suizidalen Krisen beitragen und diese aufrechterhalten, beheben oder kompensieren. Zusätzlich zu psychoedukativen Erläuterungen müssen Therapeut*innen ihren Patient*innen also explizit zeigen, was sie tun sollen, und sie müssen für das Einüben von Skills – und die Auseinandersetzung mit Problemen und Schwierigkeiten – genügend Zeit in den Sitzungen einplanen. Patient*innen sollen neue Fertigkeiten dann zwischen den Sitzungen üben und in den jeweiligen Folgesitzungen von ihren Fortschritten berichten. Die Thereapeut*innen wiederum fördern den Erwerb und den Einsatz der Skills und helfen den Patient*innen dabei, diese unter verschiedenen situativen Bedingungen anzuwenden. In der BCBT stellen die Therapeut*innen in jeder Sitzung eine neue Fertigkeit oder ein neues Konzept vor, demonstrieren deren Anwendung, üben sie in der Sitzung mit den Patient*innen ein und stellen einen Übungsplan für die Zeit zwischen den Sitzungen auf.

Patient*innenverantwortung und -autonomie

In traditionellen Ansätzen zur Behandlung von suizidgefährdeten Personen wird oft davon ausgegangen, dass Therapeut*innen die primäre Verantwortung für den Behandlungsfortschritt tragen. In wirksamen Behandlungen teilen sich Patient*in und Therapeut*in hingegen die Verantwortung. Diese Behandlungen betonen die Patient*innenautonomie und laden Patient*innen ein, sich vollumfänglich an Behandlungsplanung und Krisenmanagement zu beteiligen. Die Therapeut*innen tragen gleichwohl die primäre Verantwortung dafür, das Manual zuverlässig umzusetzen (Stichwort Behandler*innenadhärenz) und mögliche Non-Adhärenz aufseiten der Patient*innen zu thematisieren. Der Notfallplan (s. Kapitel 10) veranschaulicht die Verantwortung der Patient*innen für den Behandlungsverlauf in der BCBT. Er zielt darauf ab, Patient*innen aufzuzeigen, wie sie Krisen effektiv selbst bewältigen können. Auch Interventionen wie das *Means-Safety-Counseling* (s. Kapitrl 12), bei dem Patient*innen aufgefordert werden, den Zugang zu letalen Mitteln zu begrenzen, stellen die Autonomie der Patient*innen in den Vordergrund.

Klare Anleitung zur Krisenbewältigung

Wirksame Behandlungen zeigen Patient*innen auf, wie sie aufkommende Krisen identifizieren können, und geben ihnen klare Hilfen zu ihrer Bewältigung an die Hand. In Einklang mit dem Prinzip der persönlichen Verantwortung und Autonomie priorisieren solche Notfallpläne Strategien, die Patient*innen selbst anwenden können. Sollten individuell umgesetzte Bewältigungsstrategien fehlschlagen oder sich als unzulänglich erweisen, stellen wirksame Behandlungen außerdem sicher, dass Patient*innen wissen, wie sie professionelle Hilfe und/oder Notfalldienste in Anspruch nehmen können. Entscheidend ist, dass dem Einüben von Krisenbewältigungsfertigkeiten immer genügend Zeit eingeräumt wird. Wie bereits erwähnt, dient der Notfallplan in der BCBT dazu, den Patient*innen aufzuzeigen, wie sie Krisen identifizieren und effektiv bewältigen können. Gleichermaßen sind auch alle anderen Interventionen und Verfahren der BCBT darauf ausgelegt, die Krisenbewältigungsfertigkeiten der Patient*innen zu erweitern.

Individuelles Therapieformat

Den Ergebnissen einer Metaanalyse von 28 Studien zu kognitiven Verhaltenstherapien von Tarrier u. a. (2008) zufolge sind Behandlungen, die im Einzelsetting oder in Kombination mit Gruppensitzungen bereitgestellt werden (z. B. DBT), mit einer signifikanten Reduktion von Suizidversuchen sowie Suizidgedanken assoziiert. Therapien, die nur im Gruppenformat stattfinden, sind nicht mit besseren Outcomes assoziiert. Obwohl die genauen Gründe hierfür noch nicht vollständig erforscht sind, gibt es Hinweise darauf, dass Gruppentherapien mit einem herkömmlichen interpersonalen Ansatz nicht ausreichend auf das Skillstraining ausgerichtet sind. Aufgrund dieser Erkenntnisse wurde die BCBT als Therapie im Einzelsetting konzipiert.

Zusammenfassung

In Bezug auf wirksame Behandlungen zur Suizidprävention haben sich verschiedene Aspekte herauskristallisiert. Erstens haben wirksame kognitive Verhaltenstherapien mehrere Elemente gemein, die für die Suizidprävention essenziell erscheinen: ein leicht vermittelbares theoretisches Modell, Manualisierung und Behandler*innenadhärenz, Betonung der Patient*innenadhärenz, Skillstraining, Respekt gegenüber der Autonomie der Patient*innen, Krisenbewältigungsfertigkeiten sowie ein individuelles Therapieformat. Zweitens reduziert KVT das Risiko eines Suizidversuchs bis 18 Monate nach Behandlungsende um bis zu 50%. Drittens sind die medizinischen Folgen von Suizidversuchen, so sie dennoch auftreten, tendenziell weniger schwerwiegend, was bedeutet, dass Patient*innen mit größerer Wahrscheinlichkeit überleben. Viertens reduzieren wirksame kognitive Verhaltenstherapien das Suizidversuchsrisiko, obwohl sie hinsichtlich der Reduktion psychischer Symptome oder von Suizidgedanken nicht notwendigerweise besser sind als andere Behandlungen. Dies passt zu der Annahme, dass ein psychiatrisch-syndromales Modell zum Verständnis suizidalen Verhaltens nicht angemessen ist. Es deutet zudem darauf hin, dass psychische Symptome und selbst Suizidgedanken nur schlechte Indikatoren für das klinische Outcome, den Behandlungsverlauf und das Suizidrisiko sind. Fünftens verbleiben Patient*innen mit höherer Wahrscheinlichkeit in wirksamen KVT-Behandlungen. All dies, gepaart mit Hinweisen darauf, dass die Behandlungsdauer sowie die Gesamtzahl an Sitzungen nicht mit dem Outcome korrelieren, deutet darauf hin, dass KVT die Hoffnungslosigkeit von Patient*innen hinsichtlich der Behandlung und ihrer Veränderungsmöglichkeiten effektiver »aushebelt«. Und schließlich verhindern wirksame kognitive Verhaltenstherapien Suizidversuche, während Patient*innen gleichzeitig mit geringerer Wahrscheinlichkeit stationär aufgenommen werden müssen. Dies verweist darauf, dass eine ambulante Therapie auch im Vergleich mit intensiveren Behandlungssettings sicher und wirksam ist.

1.2 Die Wirksamkeit der Brief Cognitive Behavioral Therapy (BCBT) zur Suizidprävention

Wie bereits erwähnt, ist das BCBT-Protokoll, wie es in diesem Behandlungsmanual beschrieben wird, ein weiterer Schritt in der Entwicklung von Psychotherapien zur Suizidprävention. Innerhalb der letzten 25 Jahre hat der kognitiv-verhaltensbasierte Ansatz bei der Prävention von Suizidversuchen kontinuierliche Fortschritte gemacht: von einer 32%igen Risikoreduktion (Linehan u.a. 1991) hin zu einer 50%igen Risikoreduktion (Brown u.a. 2005b; Linehan u.a. 2006a). Da in der BCBT viele Elemente beibehalten wurden, die sich in anderen kognitiven Verhaltenstherapien als wirksam herausgestellt haben, weist sie viele Ähnlichkeiten zur DBT und zur kognitiven Therapie für suizidale Patient*innen (KT-SP) auf. Die BCBT enthält jedoch auch einige Weiterentwicklungen und neue Komponenten zur Verbesserung der Behandlungswirksamkeit. Diese Weiterentwicklungen und Zusätze werden in den folgenden Kapiteln erläutert und begründet.

Eine erste randomisiert-kontrollierte Studie zur Wirksamkeit des BCBT-Protokolls wurde vor einigen Jahren abgeschlossen und veröffentlicht (Rudd u.a. 2015). An der Studie nahmen 152 Militärangehörige im aktiven Dienst (85% männlich) teil, die in der Woche vor Behandlungsbeginn Suizidgedanken gehabt und/oder im vorangegangenen Monat einen Suizidversuch unternommen hatten. Sämtliche Teilnehmenden wurden nach Entlassung aus stationärer Behandlung an die Studie verwiesen. Die Hälfte von ihnen wurde zufällig der BCBT-Bedingung zugeteilt, die andere Hälfte einer Treatment-as-Usual-Bedingung (TAU). Die TAU-Behandlung wurde dabei durch die ursprünglichen Behandler*innen der Patient*innen (d.h. zugelassene Psycholog*innen/Psychiater*innen) durchgeführt. TAU beinhaltete Einzel- und Gruppenpsychotherapie, Psychopharmakatherapie, Behandlung von Substanzmissbrauchsstörungen und/oder den Besuch von Selbsthilfegruppen. Zusätzlich zu TAU erhielten die Teilnehmer*innen der BCBT-Bedingung zwölf ambulante BCBT-Sitzungen im Einzelsetting, die in wöchentlichem oder zweiwöchigem Rhythmus stattfanden. Die erste Sitzung hatte dabei einen Umfang von neunzig Minuten, alle folgenden Sitzungen dauerten sechzig Minuten. Die

BCBT wurde durch zwei klinische Sozialarbeiter*innen mit unterschiedlichem beruflichem Erfahrungsschatz durchgeführt: Eine hatte gerade ihren Master abgeschlossen, die andere übte den Beruf bereits seit über zwanzig Jahren aus. Hinsichtlich der Outcomes erwiesen sich die Ergebnisse als vergleichbar mit denen früherer klinischer Studien. Wie in Abbildung 1.1 zu sehen ist, zeigten sich im Hinblick auf die Rate an Suizidversuchen signifikante Unterschiede zwischen den Behandlungsbedingungen, die bis zu zwei Jahre nach Therapiebeginn anhielten. Im Verlauf der zweijährigen Studie unternahmen Teilnehmende der BCBT-Bedingung im Vergleich zu denen in der TAU-Bedingung mit 60% geringerer Wahrscheinlichkeit einen Suizidversuch (14% bei BCBT vs. 40% bei TAU). Hinsichtlich der Schwere der psychischen Symptomatik berichteten Teilnehmende der BCBT-Bedingung von tendenziell weniger schweren Symptomen im Vergleich zu denen in der TAU-Bedingung, allerdings waren diese Unterschiede statistisch nicht signifikant (s. Abb. 1.2). Dieses Ergebnismuster stimmt also mit früheren Studien zu DBT und kognitiver Therapie zur Suizidprävention (KT-SP) überein. Im Gegensatz zu diesen früheren Studien begleitete die BCBT-Studie die Teilnehmer*innen jedoch für bis zu zwei Jahre – der bis dato längste Follow-up-Zeitraum einer Psychotherapiestudie zur Suizidprävention. Sie ist zudem die erste Studie, in der eine mehrheitlich männliche Stichprobe behandelt wurde; die Ergebnisse verweisen somit auf die Wirksamkeit der Behandlung insbesondere für Männer.

ABB. 1.1: Überlebenskurven für die Zeit bis zum ersten Suizidversuch für BCBT-Patient*innen (durchgezogene Linie) und TAU-Patient*innen (gestrichelte Linie)

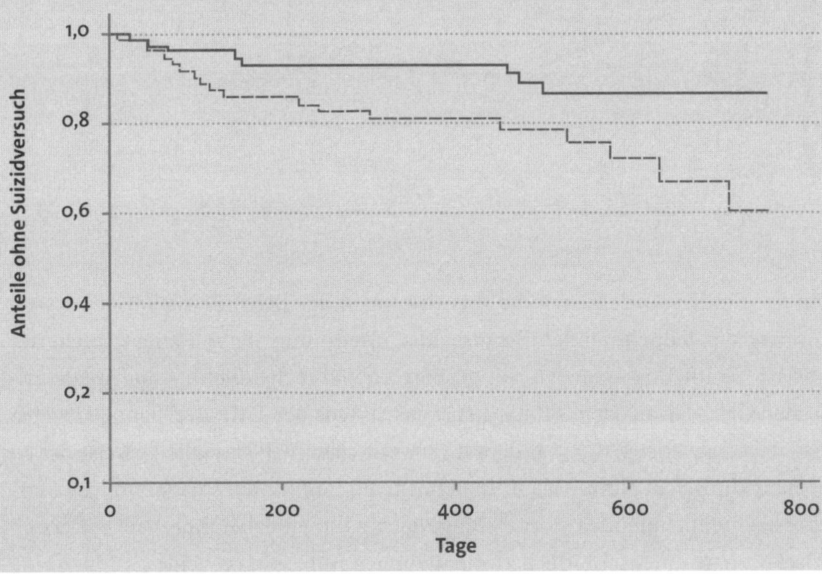

Abb. 1.2: Unterschiede in der Schwere von Suizidgedanken, Depression und Hoffnungslosigkeit bei BCBT-Patient*innen (durchgezogene Linie) und TAU-Patient*innen (gestrichelte Linie). BSSI: Beck-Suizidgedanken-Skala, BDI-II: Beck-Depressions-Inventar; BHS: Beck-Hoffnungslosigkeits-Skala

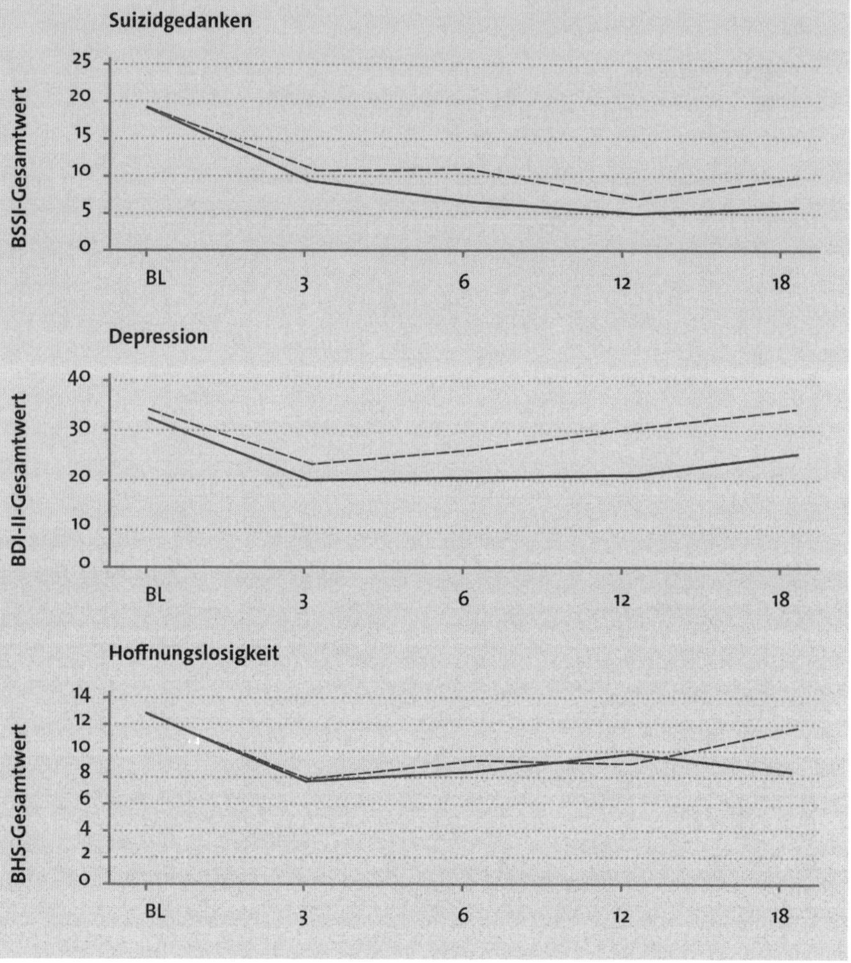

In der Studie wurden auch die Auswirkungen der Behandlung auf den Karriereweg der teilnehmenden Berufssoldat*innen untersucht. Patient*innen der BCBT-Bedingung schieden mit geringerer Wahrscheinlichkeit aus medizinischen Gründen aus dem Militärdienst aus als jene der TAU-Bedingung (27% bei BCBT vs. 42% bei TAU), was darauf verweist, dass BCBT möglicherweise neben einem klinischen Nutzen auch einen positiven Einfluss auf sozioberufliche Marker hat. Teilnehmende beider Bedingungen nahmen dabei innerhalb der ersten drei Monate durchschnittlich zwölf Sitzungen wahr, sodass beide Gruppen eine vergleichbare »Dosis« an Einzeltherapie erhielten. Es zeigten sich während der gesamten Studie keine Unterschiede hinsichtlich der Inanspruchnahme zusätzlicher Therapieangebote (z. B. Gruppentherapie, Selbsthilfe, Behandlung von Substanzmissbrauchsstörungen, Medikation), allerdings verbrachten BCBT-Patient*innen signifikant weniger Tage in stationärer Behandlung (drei Tage bei BCBT vs. acht bei TAU). Dies deckt sich mit früheren Befunden zur DBT. Nach Studienende wurden verschiedene weiterführende Analysen durchgeführt, um die potenzielle Rolle von Dosis-Wirkungs-Effekten zu untersuchen (Bryan & Rudd 2015). Unter Patient*innen, die weniger als zwölf individuelle Therapiesitzungen in Anspruch genommen hatten, lag die Suizidversuchsrate im Nachuntersuchungszeitraum bei 0% in der BCBT-Bedingung und bei 26,3% in der TAU-Bedingung. Bei denjenigen, die mehr als zwölf individuelle Therapiesitzungen erhalten hatten, lag die Rate an Suizidversuchen während der Follow-up-Phase bei 19,7% in der BCBT-Bedingung und bei 43,8% in der TAU-Bedingung. Hervorzuheben ist, dass Suizidversuche in der BCBT-Bedingung sogar bei denjenigen, die insgesamt eine sehr viel geringere Zahl an Sitzungen erhalten hatten, drastisch reduziert waren (s. Tab. 1.1), was darauf hindeutet, dass auch eine geringe Zahl an BCBT-Sitzungen wirksamer ist als eine größere Zahl an TAU-Sitzungen.

In weiteren Analysen wurde überprüft, ob BCBT möglicherweise für verschiedene Patient*innengruppen mehr oder weniger effektiv ist. Die Ergebnisse dieser Analysen sind in Tabelle 1.2 zusammengefasst. Es zeigte sich, dass BCBT unabhängig vom Geschlecht, von der Anzahl lebenszeitlicher Suizidversuche sowie der Diagnose einer psychischen Störung mit einem reduzierten Risiko für zukünftige Suizidversuche einhergeht. Dies verweist auf die Wirksamkeit der Behandlung über verschiedene Patient*innenmerkmale hinweg.

TABELLE 1.1: Geschätzte Wahrscheinlichkeiten eines Suizidversuchs im Nachuntersuchungszeitraum bei BCBT und TAU in Abhängigkeit von der Gesamtzahl wahrgenommener Therapiesitzungen

Anzahl Therapiesitzungen	BCBT (in %)	Treatment-as-Usual (in %)
0–12	0,0	25,5
13–24	11,5	38,5
25–48	20,9	21,0
49+	18,6	51,0

TABELLE 1.2: Geschätzte Wahrscheinlichkeiten eines Suizidversuchs bei BCBT und TAU in Abhängigkeit von verschiedenen Patient*innenmerkmalen

Patient*innengruppe	BCBT (in %)	Treatment-as-Usual (in %)
Geschlecht		
Frauen	9	58
Männer	14	34
Diagnose		
Posttraumatische Belastungsstörung	14	34
Substanzmissbrauch	21	47
Borderlinestörung	0	51
Frühere Suizidversuche		
Nein	0	54
Ja	15	32

Zusammengefasst replizierten die Ergebnisse von Rudd u. a. (2015) weitgehend die von Brown u. a. (2005b) und bestätigten die Wirksamkeit von BCBT als wirksame Alternative zu längeren und zeitintensiveren Behandlungen wie der DBT. Von besonderer Bedeutung scheint die Tatsache, dass die 60%ige Reduktion des Suizidversuchsrisikos von BCBT-Patient*innen die größte Risikoreduzierung darstellt, die bislang für ein Psychotherapieverfahren gezeigt werden konnte. Es ist nicht auszuschließen, dass sich die Wirksamkeit der kognitiven Verhaltenstherapie in Zukunft weiter schrittweise verbessern wird. Auch wenn die BCBT fortlaufend weiterentwickelt wird, stellt das hier beschriebene Manual die aktuellste und wirksamste Behandlung zur psychotherapeutischen Prävention von Suizidversuchen dar.

1.3 Überblick über das Manual zur kurzen kognitiven Verhaltenstherapie

Dieses Manual beschreibt alle Prinzipien und Interventionen des BCBT-Protokolls, die von Rudd u. a. (2015) getestet wurden.
Im ersten Teil werden die theoretischen und konzeptuellen Grundlagen der BCBT und ihrer Umsetzung diskutiert. Zunächst werden die *Fluid Vulnerability Theory* des Suizids und die darin enthaltene Idee des *Suizidalen Modus* detailliert erläutert.

Als Nächstes werden die Kernprinzipien und -strategien zur Herstellung einer wirksamen therapeutischen Allianz mit Hochrisikopatient*innen vorgestellt. Anschließend wird erläutert, wie ein informierte Einwilligung herzustellen ist. Das darauffolgende Kapitel beschreibt Strategien und gibt Hinweise zur Risikobeurteilung und Dokumentation des Suizidrisikos. Danach werden verschiedene Methoden zur Evaluation des Behandlungsfortschritts, inklusive empfohlener Methoden zur Ansprache von Suizidversuchen und Klinikeinweisungen im Behandlungsverlauf, vorgestellt. Teil I endet mit einem Überblick über die BCBT und einer Diskussion von zwei Aspekten, die häufig von Behandler*innen in der Arbeit mit suizidgefährdeten Personen als schwierig erlebt werden: Substanzkonsum und der Gebrauch von Psychopharmaka.

Der zweite Teil des Manuals konzentriert sich auf die erste Sitzung der BCBT, die am stärksten vorstrukturierte Sitzung der gesamten Behandlung. Die Kapitel in diesem Abschnitt beschreiben die therapeutische Vorgehensweise in der ersten Sitzung in ihrer spezifische Reihenfolge: Vorstellen der BCBT, Durchführen eines narrativen Interviews zu suizidalen Krisen, Erklären des Behandlungstagebuchs, gemeinsame Entwicklung des Fallkonzepts sowie Erstellung eines Notfallplans.

Im dritten Teil werden die Verfahren und Interventionen der ersten Therapiephase der BCBT, die üblicherweise die Sitzungen 2–5 umfasst, beschrieben. Diese Behandlungsphase beginnt mit der Entwicklung eines Behandlungsplans und beinhaltet eine Zustimmung zur Behandlungsvereinbarung. Letzteres ist hochrelevant für die Patient*innenadhärenz. Als Nächstes wird die Zugangsbeschränkung zu letalen Mitteln (Means-Safety-Counseling) mit Patient*innen besprochen, um die Sicherheit der Patient*innen zu erhöhen. Die darauffolgenden Kapitel stellen verschiedene Verfahren und Interventionen der ersten Phase der BCBT vor: Stimuluskontrolle und Schlafhygiene, Entspannung, Achtsamkeit, Gründe für das Leben sowie das sogenannte Survivalkit. All diese Interventionen dienen dem übergeordneten Konzept der BCBT, die Emotionsregulations- und Krisenbewältigungsfertigkeiten in den Vordergrund zu rücken, um die Symptombelastung und das Suizidversuchsrisiko auf diese Weise schnell zu reduzieren. Im Gegensatz zu anderen manualisierten Therapien, die eine bestimmte Abfolge von Interventionen vorgeben, können die Interventionen in der BCBT entsprechend den Bedürfnissen und Zielen der Patient*innen flexibel gewählt werden. So können die Therapeut*innen die Reihenfolge bestimmter Interventionen an den individuellen Bedarf ihrer Patient*innen anpassen und gleichzeitig dem Behandlungsprotokoll folgen. Trotz dieser Flexibilität hat sich gezeigt, dass eine bestimmte Reihenfolge von Interventionen gegenüber anderen Varianten überlegen ist. Die Beschreibung in diesem Teil des Manuals folgt daher der Reihenfolge von Interventionen, die sowohl für Patient*innen als auch für Therapeut*innen am besten geeignet zu sein scheint.

In Teil IV werden die Verfahren und Interventionen der zweiten Phase der BCBT, die üblicherweise die Sitzungen 6–10 umfasst, vorgestellt. In dieser Behandlungsphase liegt der Fokus auf dem suizidalen Kognitionsmuster von Patient*innen. Dieses Kognitionsmuster setzt sich zusammen aus spezifischen automatischen Gedanken, Annahmen und Grundüberzeugungen, welche zur Entstehung und Aufrechterhaltung von Suizidgedanken und suizidalem Verhalten beitragen. Wie in Kapitel 2 herausgearbeitet werden wird, ist das suizidale Kognitionsmuster vermutlich ein zentraler Vulnerabilitätsfaktor, welcher dem Risiko zukünftigen suizidalen Verhaltens zugrunde liegt. Die in diesem Abschnitt beschriebenen Interventionen basieren auf den von Resick u. a. (2017) entwickelten Arbeitsblättern für die *Cognitive Processing Therapy* der Posttraumatischen Belastungsstörung (PTBS). Die Arbeitsblätter dienen dazu, Patient*innen aufzuzeigen, wie sie Zusammenhänge zwischen Lebensumständen, Glaubenssätzen und negativen Emotionen identifizieren und hilfreiche Alternativgedanken erproben können: Im Einzelnen dienen hierzu das ABC-Arbeitsblatt und die Arbeitsblätter »Hilfreiche Fragen« und »Problematische Denkmuster«. Weiterhin werden Arbeitsblätter für die Planung von Aktivitäten und zur Alltagsbewältigung vorgestellt, zwei Verhaltensstrategien, die die kognitive Umstrukturierung unterstützen. Die Kapitel in diesem Abschnitt sind wieder in der Reihenfolge dargestellt, die für Patient*innen sowie für Therapeut*innen am besten zu funktionieren scheint. Es steht Letzteren aber frei, eine alternative Abfolge zu wählen.

Der fünfte Teil dieses Manuals beschäftigt sich mit der einzigen Intervention der dritten und letzten Therapiephase der BCBT: der Rückfallpräventionsübung. Diese ist eine angeleitete Imaginationsübung, die sich typischerweise über die Sitzungen 11 und 12 erstreckt. Mit dieser Intervention können Patient*innen erproben, ob sie in der Lage sind, die in der BCBT gelernten Skills anzuwenden, um emotionale Krisen erfolgreich zu bewältigen und die Wahrscheinlichkeit zukünftigen suizidalen Verhaltens zu reduzieren. Es wird in diesem Teil zudem erläutert, wie sich einschätzen lässt, ob Patient*innen so weit sind, die Therapie zu beenden, und wie das Therapieende gestaltet werden kann.

Das Manual endet mit zwei Anhängen, die spezielle Materialien und Ressourcen für die erfolgreiche Anwendung der BCBT beinhalten. In Anhang A befinden sich alle Patient*innenarbeitsblätter, die in der Therapie verwendet werden, in Anhang B Materialien für Behandler*innen wie Adhärenzchecklisten, Kopiervorlagen für die Einschätzung des Suizidrisikos sowie Skripte für Entspannungs- und Achtsamkeitsübungen.

Alle Materialien können zudem heruntergeladen werden, siehe unter **Downloadmaterialien**, S. 12. Das Passwort für den Downloadbereich lautet: »Brief-CBT-2025«

Um Therapeut*innen beim Erlernen der BCBT zu unterstützen, werden die beschriebenen Konzepte und Verfahren durch wörtliche Anleitungen, die als Orientierungshilfe dienen sollen, illustriert. Diesen Anleitungen muss nicht notwendigerweise Wort für Wort gefolgt werden, vielmehr dienen sie als Formulierungsbeispiele. Zusätzlich werden verschiedene Fallvignetten vorgestellt und immer wieder aufgegriffen, um beispielhaft aufzuzeigen, wie BCBT bei Personen mit unterschiedlich großem Suizidrisiko und unterschiedlich komplexem klinischem Bild eingesetzt werden kann. Diese Fallvignetten basieren auf echten Patient*innen, die eine BCBT-Behandlung gemacht haben; Einzelheiten wurden zum Schutz der Privatsphäre jedoch geändert. Außerdem enthält das Manual Abschnitte mit Tipps und Hinweisen, die wichtige Erkenntnisse aus der Forschung und die Erfahrungen der Autoren aus der Supervision und der BCBT-Behandlung suizidaler Personen einbringen.

2 Suizidales Erleben und Verhalten konzeptionalisieren

2.1 Der Suizidale Modus (Suicidal Mode)

Wie im ersten Kapitel beschrieben, basieren wirksame Behandlungen auf einem einfachen und praktikablen theoretischen Modell. Die meisten dieser Modelle betrachten Suizid als Ergebnis einer Wechselwirkung zwischen Ereignissen im Leben von Betroffenen, ihrem psychischen Zustand (d. h. Kognition und Emotion) und ihrem Verhalten. Suizid kann somit als Folge des Zusammenspiels von Faktoren auf individueller und externer Ebene verstanden werden. Die BCBT basiert auf dem Konzept des *Suizidalen Modus*, das in die *Fluid Vulnerability Theory* eingebettet ist (Rudd 2006). Der folgende Kasten gibt einige Kernannahmen der Fluid Vulnerability Theory wieder, wobei der Annahme, dass dem Suizidrisiko stabile wie auch dynamische Eigenschaften zugrunde liegen, die größte Bedeutung zukommt. Diese konstituieren das Basis- und das Akutrisiko einer Person.

ABB. 2.1: Grundannahmen der Fluid Vulnerability Theory

1.	Das Suizidrisiko setzt sich aus stabilen und dynamischen Eigenschaften zusammen, die das Basis- und Akutrisiko einer Person konstituieren. Das Basisrisiko umfasst chronische oder persistierende Aspekte, während das Akutrisiko state-artige oder vorübergehende Aspekte umfasst.
2.	Suizidale Episoden sind zeitlich begrenzt.
3.	Das Basisrisiko variiert von Person zu Person und basiert auf der individuellen Konstellation autobiografischer und entwicklungsbezogener Prädispositionen. Diese prädisponierenden Faktoren bestimmen den individuellen Schwellenwert, ab dem es in Reaktion auf auslösende Ereignisse zur Aktivierung suizidalen Verhaltens kommt.
4.	Akute suizidale Krisen treten bei vulnerablen Personen auf, wenn diese mit einem hinreichend belastenden Auslöser konfrontiert werden.
a	Personen mit einem hohen Basisrisiko weisen eine niedrige Aktvierungsschwelle auf und erleben daher bereits bei geringer Belastung häufige und lang anhaltende suizidale Episoden.

b	Personen mit einem niedrigen Basisrisiko weisen eine hohe Aktivierungsschwelle auf und erleben daher auch unter massiver Belastung selten suizidale Episoden.
5.	Multiple Suizidversuche und nicht-suizidales selbstverletzendes Verhalten sind die offensichtlichsten Marker eines erhöhten Basisrisikos und einer Vulnerabilität für persistierende Suizidalität.
6.	Das akute Suizidrisiko klingt ab, wenn aggravierende Faktoren, die die Aktivierung des Suizidalen Modus aufrechterhalten, eliminiert oder reduziert werden.
7.	Nach der Bewältigung einer akuten suizidalen Krise kehrt die Person auf ihr basales Risikoniveau zurück.

Das *Basisrisiko* beschreibt den »Ausgangspunkt«, die generelle Neigung einer Person, suizidal zu werden oder einen Suizidversuch zu unternehmen. Hier geht es um biografische und trait-artige Faktoren, die langfristig konstant bleiben oder nur schwer zu verändern sind. Risikofaktoren wie Geschlecht, Traumatisierungen sowie früheres suizidales Verhalten sind unveränderbare Aspekte in der Vorgeschichte der Person; Affektlabilität, kognitive Reaktivität und Problemlösestil sind trait-artige Faktoren, die nur schwer zu verändern sind. Zusätzlich zu den Risikofaktoren, die mit einer erhöhten Suizidvulnerabilität verbunden sind, kann auch das Nichtvorhandensein protektiver Faktoren zum Basisrisiko beitragen. Dazu gehören das soziale Netzwerk, eine optimistische Grundeinstellung sowie kognitive Flexibilität. Die Fluid Vulnerability Theory nimmt an, dass das Basisrisiko von Person zu Person unterschiedlich ist. Es basiert auf der individuellen Zusammensetzung von Risiko- und Schutzfaktoren. Es ist somit bei Personen, die viele prädisponierende Risikofaktoren und nur wenige protektive Faktoren aufweisen, erhöht und umgekehrt bei Personen mit wenigen Risiko- und vielen Schutzfaktoren gering. Die Wahrscheinlichkeit eines Suizidversuchs infolge belastender Erlebnisse ist bei Personen mit einem hohen Basisrisiko höher als bei solchen mit einem geringen Basisrisiko. Das Basisrisiko definiert somit den stabilen Anteil des Suizidrisikos, der tendenziell über die Zeit bestehen bleibt.

Das *Akutrisiko* bezieht sich hingegen auf kurzzeitige Schwankungen des Suizidrisikos, die in Reaktion auf externe Ereignisse wie Stressoren oder akute Auslöser auftreten. Das Akutrisiko umfasst relativ flüchtige, zustandsabhängige Gedanken (z. B. »Das ist ungerecht«, »Ich habe es schon wieder vermasselt«, »Ich halte es nicht mehr aus«), Emotionen (z. B. Depression, Wut, Schuldgefühle) und körperliche Empfindungen (z. B. Agitation, Schlafstörungen, körperliche Schmerzen), die mit der Stressreaktion in Verbindung stehen. Das Akutrisiko ist zudem mit der verhaltensbezogenen Antwort der Person auf diese Stressreaktion assoziiert (z. B. Substanzmissbrauch, sozialer Rückzug). Die entsprechenden Verhaltensweisen zielen häufig darauf ab, emotionalen Stress zu reduzieren oder diesem zu entfliehen, auch wenn sie nicht unbedingt die effektivsten Strategien zur Erreichung dieses Ziels sein mögen. Im Gegensatz zu den Basisrisikofaktoren sind die Akutrisikofaktoren dynamisch und prinzipiell veränderbar. Die Fluid Vulnerability Theory postuliert, dass sich eine akute suizidale Krise am effektivsten dadurch bewältigen lässt, dass die Akutrisikofaktoren in den Behandlungsfokus genommen werden, die am unmittelbarsten mit der Krise in Verbindung stehen. Die akute Dimension entspricht somit dem dynamischen Risikoanteil, der sich von Moment zu Moment ändert.

In den letzten Jahrzehnten wurden Hunderte, wenn nicht Tausende von Risiko- und Schutzfaktoren für suizidales Erleben und Verhalten identifiziert. Ohne ein einfaches theoretisches Modell kann die schiere Anzahl dieser Faktoren das Verstehen von suizidalem Erleben und Verhalten als eine nicht zu bewältigende Aufgabe erscheinen lassen. Die BCBT organisiert Risiko- und Schutzfaktoren daher mithilfe des Konzepts des Suizidalen Modus (s. Abb. 2.1). In Anhang A.1 findet sich ergänzend eine grafische Darstellung, die Behandler*innen bei ihrer Arbeit mit suizidgefährdeten Patient*innen nutzen können. Das Modell kann dabei helfen, Fälle in »Echtzeit« zu konzeptionalisieren und klinische Informationen zu strukturieren.

Der Suizidale Modus bietet einen kognitiv-verhaltenstherapeutischen Rahmen für die Beschreibung der Eigenschaften und Merkmale suizidaler Krisen (die einen Suizidversuch beinhalten können, jedoch nicht müssen) und dient als theoretische Grundlage für die BCBT. Er teilt sich in die kognitive, die behaviorale, die emotionale und die körperliche Domäne auf. Diese vier Domänen stehen in Wechselwirkung miteinander. Sie werden auf zwei Ebenen abgebildet, die der stabilen (d.h. Basis-) und der dynamischen (d.h. Akut-)Risikodimension der Fluid Vulnerability Theory entsprechen. Alle Domänen umfassen somit sowohl stabile als auch dynamische Aspekte. Die Diagnose einer affektiven Störung stellt beispielsweise einen Basisrisikofaktor dar, da sie mit der Vorgeschichte der Person und ihrer Anfälligkeit für Stimmungsschwankungen in Verbindung steht. Weil die Stimmung sich über die Zeit verändert (man hat mal einen guten und mal einen schlechten Tag), ist eine Depression jedoch auch ein Akutrisikofaktor. In Abbildung 2.1 ist »psychische Störung« daher in der emotionalen Domäne des Basisrisikos und »Depression« in der des Akutrisikos aufgeführt.

Die Basisdimension des Suizidalen Modus umfasst somit relativ stabile, langfristig bestehende Risikofaktoren. Die Basisrisikofaktoren der *kognitiven Domäne* beinhalten internalisierte und implizite Selbstbewertungen wie Scham, Selbsthass und vermeintliche Unvollkommenheit, Defizite in der kognitiven Flexibilität, die exekutive Funktionen beeinträchtigen und die Fähigkeit herabsetzen, kurzfristig Lösungen für Probleme zu finden, Defizite beim strukturierten Problemlösen wie die Tendenz, frühere Erfahrungen außer Acht zu lassen und kurzfristige Belohnungen größeren, langfristigen Belohnungen vorzuziehen, sowie eine pessimistische Grundhaltung, die die Wahrscheinlichkeit positiver Entwicklungen unterschätzt. Die Basisrisikofaktoren der *behavioralen Domäne* umfassen Skilldefizite in den Bereichen Stresstoleranz, Emotionsregulation und zwischenmenschliche Kommunikation. Jeder dieser Faktoren erhöht dabei die Wahrscheinlichkeit, dass maladaptive Copingstrategien als Antwort auf Belastungen genutzt werden. Die Basisrisikofaktoren der *emotionalen Domäne* umfassen eine Vorgeschichte psychischer Störungen, insbesondere wiederkehrender oder chronischer Erkrankungen wie psychotische und affektive Störungen, sowie Affektlabilität, die mit Störungen der Hypothalamus-Hypophysen-Nebennierenrinden-Achse (HPA-Achse) in Verbindungen stehen kann. Die Basisrisikofaktoren der *körperlichen Domäne* beinhalten demografische und/oder biografische Merkmale wie Geschlecht, Ethnie, sexuelle Orientierung, erlebte Traumata, genetische und biologische Prädispositionen beispielsweise in Verbindung mit dem *SKA2*-Gen und der grauen Substanz des Putamen sowie medizinische Beschwerden wie etwa chronische Schmerzen.

Weiterhin enthält der Suizidale Modus zustandsbasierte oder dynamische Faktoren, die als Reaktion auf situative Faktoren und Auslöser schwanken. Diese akuten Faktoren können ebenfalls in die kognitive, die behaviorale, die emotionale und die körperliche Domäne eingeordnet werden.

Die Akutrisikofaktoren der *kognitiven Domäne* beinhalten automatische Gedanken und Annahmen, die als Reaktion auf belastende Situationen aufkommen, etwa Hoffnungslosigkeit, das Gefühl, gefangen oder eine Belastung zu sein, sowie Selbstabwertung. In der *behavioralen Domäne* beinhalten die Akutrisikofaktoren jene Copingstrategien, die eine Person nutzt, um emotionalen Stress zu vermeiden oder zu reduzieren, wie Substanzmissbrauch, sozialen Rückzug oder Vorbereitungen eines Suizidversuchs (z. B. Abzählen von Tabletten, eine Schlinge knüpfen, mögliche Suizidorte aufsuchen). Die Akutrisikofaktoren der *emotionalen Domäne* umfassen dysphorische und belastende Emotionen, die im suizidalen Zustand häufig auftreten, beispielsweise Depression, Schuldgefühle und Wut. Die Akutrisikofaktoren der *körperlichen Domäne* umfassen somatische Empfindungen, die häufig mit emotionaler Belastung assoziiert sind, wie Agitiertheit, Schlaflosigkeit, Schmerzen und Muskelverspannungen.

Diese verschiedenen Domänen interagieren miteinander, sodass die Auslösung einer Domäne oft zur Auslösung einer weiteren führt. Die Risikofaktoren sind somit miteinander verknüpft und wirken als Teile eines komplexen Netzwerks ständig aufeinander ein. Diese Wechselwirkungen, in Abbildung 2.1 durch die vierspitzigen Pfeile zwischen den vier Domänen verbildlicht, sind verantwortlich

ABB. 2.2: Der Suizidale Modus

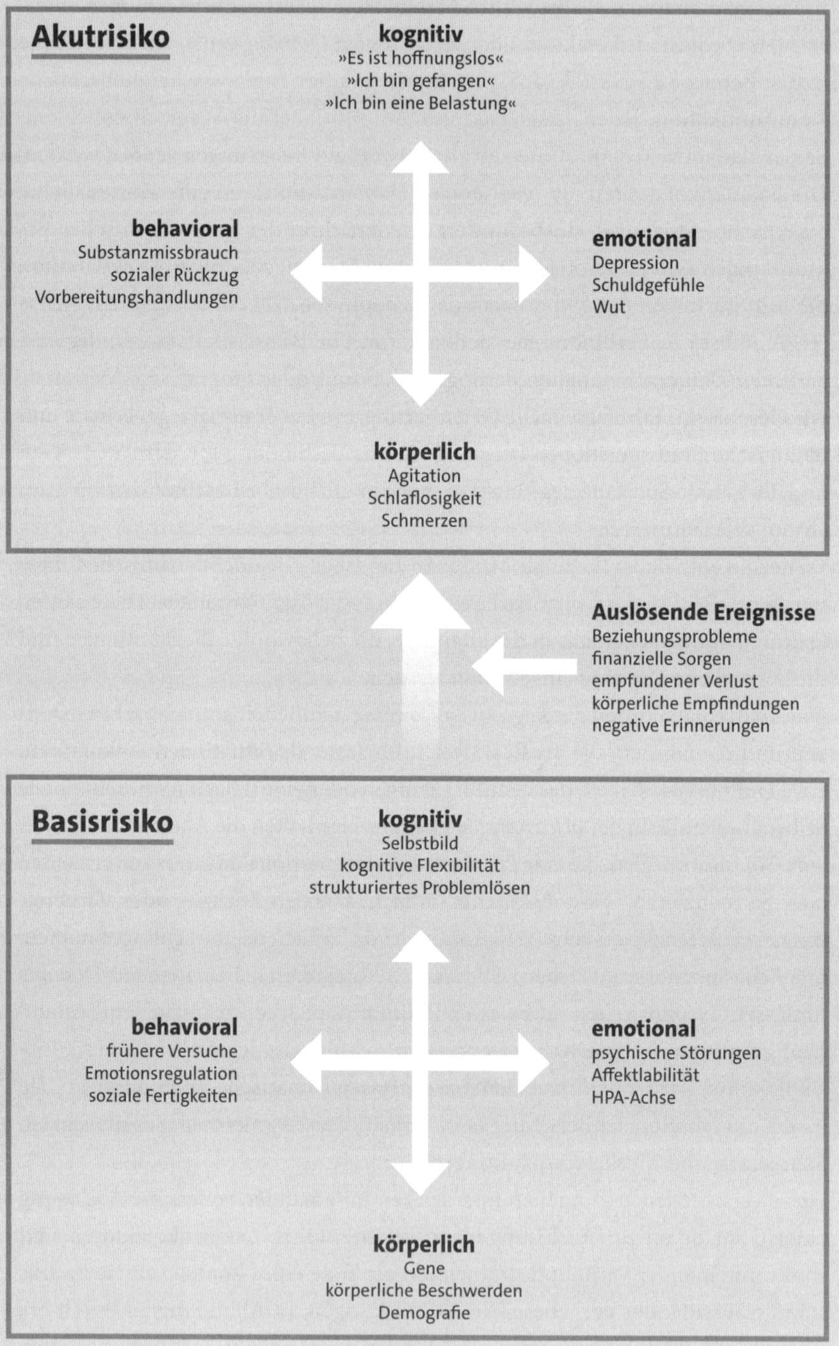

für die »Abwärtsspirale« bzw. den »Schneeballeffekt«, den viele suizidale Personen beschreiben. Es ist diese Abfolge von Gedanken, Emotionen, körperlichen Empfindungen und Verhaltensreaktionen, die zu einer suizidalen Krise führt. Während die Wechselwirkungen der verschiedenen Domänen des Suizidalen Modus zu einem Kaskadeneffekt führen können, der in suizidales Verhalten mündet, kann dieser Effekt auch für die Behandlung genutzt werden: Die Deaktivierung einer Risikodomäne kann eine Deaktivierung weiterer Domänen zur Folge haben. Dieser letzte Punkt unterstreicht den Grundgedanken des Ansatzes, den die BCBT verfolgt: Verbesserungen in einem Bereich führen in der Regel zu Verbesserungen in anderen Bereichen. Indem sie mehrere Risikodomänen in den Blick nimmt, kann die BCBT die langfristige Vulnerabilität für das erneute Entstehen suizidalen Verhaltens senken.

Auslöser und Risikosensitivierung

Der Fluid Vulnerability Theory zufolge führen Prädispositionen nur dann zu einer akuten Suizidkrise, wenn ein situativer Auslöser, manchmal auch »Trigger« genannt, sie aktiviert oder »einschaltet«. Auslöser umfassen externe Stressoren, wie Beziehungsprobleme, finanzielle Sorgen oder empfundene Verluste, sowie interne Faktoren, wie körperliche Empfindungen (z. B. Schmerzen) oder psychisches Erleben (z. B. traumatische Erinnerungen, negative Emotionen). Die Verbindungen zwischen den Basisrisikofaktoren, den Auslösern und den Akutrisikofaktoren sind in Abbildung 2.2 durch zwei Pfeile dargestellt. Der erste Pfeil zeigt vom Basisrisiko auf das Akutrisiko und repräsentiert die Vulnerabilität, Suizidgedanken und suizidales Verhalten zu erleben, die sich aus der individuellen Zusammensetzung stabiler Risikofaktoren einer Person ergibt. Dies bedeutet, dass die strukturellen Merkmale einer suizidalen Krise häufig mit den stabilen Risikofaktoren einer Person assoziiert sind. Bei Personen mit chronischen körperlichen Beschwerden resultiert eine akute suizidale Krise beispielsweise mit sehr viel höherer Wahrscheinlichkeit aus medizinischen oder gesundheitlichen Sorgen als bei Personen ohne entsprechende Beschwerden. Die Akutrisikofaktoren einer so betroffenen Person können somatische Symptome wie Schmerzen oder andere körperliche Beschwerden umfassen, ein Selbstbild, das von vermeintlicher Unvollkommenheit oder dem Gefühl, »kaputt« zu sein, geprägt ist, sowie den Einsatz von Medikamenten (z. B. Betäubungsmitteln) als Copingstrategie. In vergleichbarer Weise ist bei Personen, die eine Traumatisierung erlebt haben, das Vorliegen von Akutrisikofaktoren wahrscheinlich, die stabile traumaassoziierte Aspekte widerspiegeln: selbstunsichere und -abwertende Kognitionen (z. B. »Es ist alles meine Schuld«), Schlaflosigkeit aufgrund von Albträumen, Schuld- und

Schamgefühlen sowie Zurückweisung angebotener sozialer Unterstützung aufgrund von Vertrauensproblemen.

Der zweite Pfeil in Abbildung 2.2 weist von den Auslösern auf den Pfeil, der die Basis- und die Akutrisikofaktoren miteinander verbindet. Hiermit wird zum Ausdruck gebracht, dass die Basisrisikofaktoren einer Person voraussichtlich nur im Kontext hinreichender Auslöser zu einer akuten suizidalen Krise führen. Anders gesagt hängt die Wahrscheinlichkeit der Entstehung einer suizidalen Krise von der Zahl der auslösenden Ereignisse bzw. der Schwere eines einzelnen entsprechenden Ereignisses ab. Suizidale Krisen treten also nur dann auf, wenn die Belastung, die von einem auslösenden Ereignis ausgeht, die Toleranzschwelle der jeweiligen Person überschreitet. Personen mit vielen Basisrisikofaktoren haben niedrigere Toleranzschwellen, weshalb sie dazu tendieren, auch auf vermeintlich geringfügige Stressoren mit häufigen und langfristigen suizidalen Krisen zu reagieren. Im Gegensatz dazu haben Personen mit nur wenigen Basisrisikofaktoren eine höhere Toleranzschwelle und sind suizidalen Krisen gegenüber, auch unter extremen Belastungen, somit eher resilient. Bei hinreichend belastenden oder lang andauernden auslösenden Ereignissen können jedoch auch Personen mit niedrigem Basisrisiko eine akute suizidale Krise erleben. Um zu verstehen, weshalb manche Personen suizidal werden, andere hingegen nicht, muss beachtet werden, wie eine Person einen oder mehrere Auslöser im Kontext ihrer individuellen Basisrisikofaktoren erlebt.

Suizidale Kognitionsmuster und persistierendes Risiko

Die Fluid Vulnerability Theory spricht behavioralen und kognitiven Risikofaktoren in der Behandlung besondere Bedeutung zu, da Veränderungen in diesen Domänen das Basissuizidrisiko unmittelbar und zuverlässig senken können. Hierdurch senkt sich wiederum die Wahrscheinlichkeit zukünftiger Suizidversuche. In der Konsequenz bedeutet dies, dass Patient*innen, die keine ausreichenden Veränderungen in diesen zwei Domänen erreichen, auch nach Therapieabschluss ein erhöhtes Basisrisiko aufweisen werden. Es wird daher davon ausgegangen, dass Veränderungen in der behavioralen und der kognitiven Domäne einer der Hauptwirkmechanismen der BCBT sind. Diese Annahme wird durch Studien unterstützt, die zeigen, dass ein reduziertes Suizidversuchsrisiko nach kognitiver Therapie mit verbessertem strukturiertem Problemlösen und einer Reduktion leichtfertig oder impulsiv getroffener Entscheidungen einhergeht (Ghahramanlou-Holloway u. a. 2012). Es finden sich zudem Hinweise darauf, dass internalisierte und implizite negative Selbsteinschätzungen einschließlich Scham, Selbsthass und Gefühlen vermeintlicher Unvollkommenheit bessere Prädiktoren zukünftiger

Suizidversuche sind als Akutrisikofaktoren wie Depression und Suizidgedanken (Bryan u. a. 2014d; Nock u. a. 2010) und das diese Faktoren zwischen Personen, die einen Suizidversuch unternommen haben und solchen, die nicht-suizidales selbstverletzendes Verhalten gezeigt haben, differenzieren können. Insbesondere dieser letzte Befund deutet auf suizidspezifische kognitive Risikofaktoren hin, wie den Eindruck, eine Last für andere zu sein (z. B. »Die Welt wäre ohne mich besser dran«), Selbsthass (z. B. »Ich verdiene es, bestraft zu werden«; »Ich bin es nicht wert, geliebt zu werden«) und vermeintliche Inkompetenz (z. B. »Ich schaffe das nicht«, »Ich kann einfach gar nichts«). Da diese suizidspezifischen kognitiven Schemata die Wahrscheinlichkeit der Aktivierung des Suizidalen Modus erhöhen und ihn langfristig aufrechterhalten, werden sie in der BCBT unter dem Begriff »suizidale Kognitionsmuster« zusammengefasst.

Beispiel Das folgende Beispiel soll die Bedeutung der prädisponierenden kognitiven und behavioralen Risikofaktoren für die langfristige Risikoreduktion illustrieren: Marie, eine junge Frau, mit eingeschränkten Stressmanagementskills und zahlreichen negativen Selbstschemata (z. B. »Ich bin eine Versagerin«; »Ich bin es absolut nicht wert, geliebt zu werden«, »Ich verdiene es nicht, dass mir meine Fehler verziehen werden«; »Ich bin wertlos«) hat nach einem größeren Streit mit ihrem Partner eine Überdosis Schlaftabletten genommen. Nach einer darauffolgenden ärztlichen Erstversorgung wird sie kurzzeitig stationär behandelt.

Während ihres Klinikaufenthaltes können Marie und ihr Partner den Konflikt klären und Maries emotionale Belastung kehrt auf ihr Basisniveau zurück. Da Marie nicht länger suizidgefährdet ist, wird sie entlassen. Auch wenn sie nun »stabil« ist, weist Marie weiterhin behaviorale (d. h. schlechte Stressmanagementskills) und kognitive (d. h. suizidale Kognitionsmuster) Prädispositionen auf. Obwohl der aktive Suizidale Modus deaktiviert wurde, »schlummert« Maries langfristiges Suizidrisiko somit weiterhin als anhaltende Vulnerabilität unter der Oberfläche und wird bis zum nächsten auslösenden Ereignis – welches mit hoher Wahrscheinlichkeit zu einer erneuten suizidalen Krise führen wird – größtenteils unbemerkt bleiben. Sollte Marie jedoch grundlegende Stressmanagementskills (z. B. Entspannung, Achtsamkeit) erlernen und ihre kritischen Selbstbewertungen durch optimistischere Denkmuster (z. B. »Alles wird gut«), einem Gefühl von Selbstwirksamkeit (z. B. »Ich kann das schaffen«) und Stolz (z. B. »Ich habe Respekt verdient«) ersetzen, werden zukünftige Suizidversuche als Reaktion auf spezifische Auslöser deutlich unwahrscheinlicher (Bryan u. a. 2014a; Bryan u. a. 2013d, 2013e; Hirsch & Conner 2006). Diese Veränderungen würden Maries Basissuizidrisiko senken, was wiederum zu einer langfristigen Reduktion der Wahrscheinlichkeit erneuter Suizidversuche führen würde. ■

Die BCBT wurde speziell dafür entwickelt, das Basissuizidversuchsrisiko zu senken, welches sich selbst dann langfristig halten kann, wenn die betreffende Person keinen akuten Belastungen ausgesetzt ist. Die BCBT verfolgt dieses Ziel, indem sie sich auf die Aneignung neuer Skills und Copingstrategien, die es Patient*innen möglich macht, Stressoren (d. h. behavioralen Prädispositionen) wirksamer entgegenzutreten, konzentriert sowie suizidale Kognitionsmuster (d. h. kognitive Prädispositionen) durch positive adaptive Schemata ersetzt, die die Resilienz fördern und die Vulnerabilität für suizidale Krisen senken.

Implikationen für die Praxis

Der Suizidale Modus dient als zentrale, strukturierende Basis des BCBT-Manuals. Die Beschreibung des Suizidalen Modus macht Patient*innen auf einfache Weise verständlich, weshalb sie sich suizidieren wollen und/oder einen Suizidversuch unternommen haben, und ermöglicht eine logische Ableitung sämtlicher Verfahren und Interventionen der Behandlung. Dementsprechend sollten Therapeut*innen bei der Einführung neuer Interventionen das jeweilige Konzept oder die zu erlernende Fertigkeit direkt mit dem Suizidalen Modus verbinden. Patient*innen, die verstehen, weshalb sie einen Skill erlernen sollen und wie dieser wirkt, setzen ihn mit größerer Wahrscheinlichkeit effektiv ein.

Die Fluid Vulnerability Theory ist zudem wichtig, um zu verstehen, wie eine suizidale Eskalation entsteht und wieder abklingt. Wie zuvor erwähnt, wird der Suizidale Modus bei Personen, die viele Basisrisikofaktoren aufweisen, schneller ausgelöst als bei denjenigen mit wenigen Basisrisikofaktoren. Zudem klingt eine suizidale Krise bei jenen langsamer ab. Diese Dynamiken werden in Abbildung 2.3 dargestellt: Abgebildet sind Schwankungen des Suizidrisikos für eine Person A mit geringem Basisrisiko (durchgezogene Linie) und eine Person B mit hohem Basisrisiko (gestrichelte Linie).

ABB. 2.3: Entstehung und Reduktion des Suizidrisikos über die Zeit für eine Person A mit geringem Basisrisiko (durchgezogene Linie) und eine Person B mit hohem Basisrisiko (gestrichelte Linie)

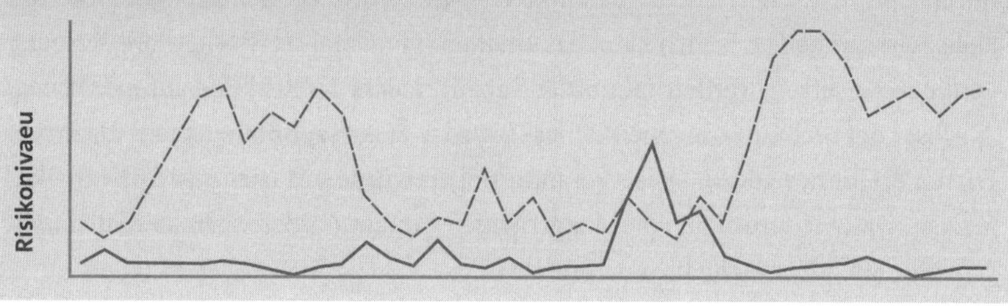

Wie zu sehen ist, bleiben beide Personen auf ihrem jeweiligen Basisrisikoniveau, bis ein Auslöser zu einer akuten suizidalen Krise führt. Die relative Schwere der Krise ist für beide Personen gleich, jedoch hat Person B ein höheres Gesamtrisiko, da ihr Eingangsrisiko bereits höher war. Nach der Krise kehren beide Personen zu ihrem jeweiligen Basisrisikoniveau zurück, wobei Person A dieses schneller erreicht, da sie weniger Basisrisikofaktoren aufweist und somit »besser gerüstet« ist, die Krise zu bewältigen. Diese Abbildung hebt eine entscheidende Annahme der Fluid Vulnerability Theory hervor: Selbst auf Basisrisikoniveau hat Person B ein höheres Gesamtrisiko als Person A. Auch ist das Risiko von Person A während einer akuten suizidalen Krise nicht viel höher als das von Person B außerhalb einer akuten Krise. Somit hat Person B in ihrer relativ »besten« Verfassung ein nur wenig geringeres Suizidversuchsrisiko als Person A in ihrer relativ »schlechtesten« Verfassung. Daraus ergibt sich eine wichtige Implikation für die Anwendung der Fluid Vulnerability Theory: Bei der Abschätzung des Suizidrisikos einer Person (z. B. während eines Risikoassessments) sollten Behandler*innen sowohl das Basis- als auch das Akutrisiko betrachten – und nicht nur das akute –, denn das Akutrisiko kommt zum Basisrisiko noch hinzu; Personen mit hohem Basisrisiko haben auch in ihrer relativen Bestverfassung weiterhin ein hohes Risiko.

Umfangreiche Forschungsergebnisse, die engere Zusammenhänge von Suizidgedanken/-versuchen mit stabilen Risikofaktoren als mit Akutrisikofaktoren zeigen, untermauern die Bedeutung des Basisrisikos. Frühere Suizidversuche und nicht-suizidales selbstverletzendes Verhalten sind beispielsweise – neben anderen Faktoren – die stärksten Prädiktoren aktueller und zukünftiger Suizidversuche und erwiesen sich im Vergleich zu Akutrisikofaktoren wie Depression und Hoffnungslosigkeit in Studien immer wieder als bedeutsamer (Bryan u. a. 2014b; Joiner u. a. 2005; Klonsky u. a. 2013). Zahlreiche Belege weisen darauf hin, dass insbesondere Personen mit zwei oder mehr früheren Suizidversuchen das höchste Suizidrisiko aufweisen. Multiple Suizidversuche gelten daher als zentrale Marker eines erhöhten Basisrisikos (Bryan & Rudd 2006), da eine solche Vorgeschichte im Allgemeinen stellvertretend für weitere relevante Basisrisikofaktoren steht, einschließlich Psychopathologie, eingeschränkter Problemlösefertigkeiten sowie Defiziten bei der Emotionsregulation (Forman u. a. 2004; Rudd u. a. 1996). Neuere Forschungsergebnisse weisen zudem darauf hin, dass nicht-suizidales selbstverletzendes Verhalten ebenfalls als Marker eines erhöhten Basisrisikos gewertet werden sollte (Bryan u. a. 2015a; Bryan u. a. 2014e; Guan u. a. 2012; Wilkinson u. a. 2011).

In Anbetracht der großen Rolle, die das Basisrisiko bei der Entstehung suizidaler Gedanken und Verhaltensweisen spielt, sollten Therapeut*innen darauf achten, das Risikoniveau ihrer Patient*innen nicht zu unterschätzen, indem sie stabilen Risikofaktoren kein ausreichendes Gewicht beimessen.

Eine weitere Kernannahme der Fluid Vulnerability Theory ist, dass Personen nach einer akuten suizidalen Episode zu ihrem Basisrisikoniveau zurückkehren. Dies mag offensichtlich erscheinen, hat jedoch weitreichende Implikationen für die Arbeit mit Personen mit hohem Basisrisiko. Abbildung 2.3 zeigt, dass das Gesamtrisiko von Person B erhöht bleibt, auch nachdem beide Personen nach der akuten suizidalen Episode zu ihrem jeweiligen Basisrisikoniveau zurückgekehrt sind. Wie bereits erwähnt, ist das Basisrisiko von Person B nicht viel geringer als das Risiko von Person A auf seinem Höhepunkt. Dies weist darauf hin, dass die »beste« Verfassung von Person B sich nur wenig von der »schlechtesten« Verfassung von Person A unterscheidet. Im Hinblick auf die Behandlungsplanung kann dies dazu führen, dass Behandler*innen (und Patient*innen), die die Bedeutung des Basisrisikos unterschätzen, unrealistische oder unerfüllbare Erwartungen oder Behandlungsziele aufstellen. Zum Beispiel erleben einige Patient*innen mit hohem Basisrisiko (insbesondere diejenigen mit multiplen früheren Suizidversuchen) auch außerhalb einer Krise häufig schwache Suizidgedanken (z. B. »Ich denke Hunderte Male am Tag an Suizid, aber die Gedanken gehen so schnell wieder weg, wie sie gekommen sind«). Für entsprechende Patient*innen könnte durch ein Behandlungsziel wie »keine Suizidgedanken mehr erleben« ein Scheitern bereits vorprogrammiert werden – da ein solches Ziel für sie unrealistisch ist, selbst dann, wenn es ihnen vergleichsweise gut geht. Im Vergleich dazu ist ein Behandlungsziel wie »ein reduziertes Suizidversuchsrisiko haben« unabhängig vom Basisrisikoniveau deutlich realistischer und erreichbarer – und dies unabhängig vom Basisrisikoniveau.

Die beschriebenen Aspekte implizieren die Annahme, dass das Suizidrisiko in seiner Natur dynamisch ist. Auch im Behandlungskontext selbst wird das Suizidrisiko – teils sehr schnell und unerwartet – in seiner Intensität schwanken. Es mag offensichtlich sein, gleichwohl sei betont, dass das Suizidrisiko auch dann, wenn es im Lauf einer Behandlung zu einer grundsätzlichen Reduktion suizidalen Erlebens gekommen ist, vorübergehend wieder ansteigen kann. Solche Schwankungen sind besonders häufig zu erwarten bei Patient*innen, die bereits mehrere Suizidversuche unternommen haben (Bryan & Rudd 2018). Therapeut*innen sollten darauf gefasst sein, dass die *meisten* Patient*innen einen belastenden Rückfall während der Behandlung erleben werden, *viele* Patient*innen neue Fähigkeiten oder Ideen nicht so schnell wie gewünscht werden umsetzen können, *manche* Patient*innen erneute suizidale Krisen erleben und einige *wenige* Patient*innen einen Suizidversuch unternehmen werden. In sehr seltenen Fällen kann es passieren, dass eine betroffene Person innerhalb des Behandlungszeitraums durch einen Suizid stirbt. Angesichts dieser verunsichernden und beängstigenden Realität der klinischen Arbeit mit suizidgefährdeten Patient*innen wurde die BCBT so entwickelt, dass flexibel auf die Bedürfnisse von Patient*innen reagiert werden kann, unabhängig davon, an welchem Punkt des suizidalen Prozesses – vor, in oder nach einer Krise – Patient*innen sich befinden.

2.2 Konzeptionelle Überschneidungen anderer Suizidtheorien mit der Fluid Vulnerability Theory

Die BCBT basiert größtenteils auf der Fluid Vulnerability Theory und der Idee des Suizidalen Modus. Gleichwohl sind auch andere Suizidtheorien für die BCBT relevant. Die Interpersonale Theorie suizidalen Verhaltens (Joiner 2005) und das Integrative Motivational-Volitionale Modell suizidalen Verhaltens (O'Connor 2011) haben die klinische Forschung im letzten Jahrzehnt maßgeblich beeinflusst. Beide Modelle gehören – vergleichbar mit der Fluid Vulnerability Theory – zu den sogenannten Ideation-to-Action-Ansätzen (Klonsky & May 2015). Das bedeutet, dass die Modelle Suizidgedanken klar von suizidalen Verhaltensweisen und den zugehörigen (distinkten) Risikofaktoren differenzieren. May und Klonsky (2016) haben darauf hingewiesen, dass viele gut dokumentierte Risikofaktoren mit Suizidgedanken korrelieren, aber nicht zwischen Personen, die über einen Suizid nachdenken, und solchen, die tatsächlich einen Suizidversuch unternehmen, differenzieren. Ideation-to-Action-Theorien stellen insofern einen wichtigen Fortschritt im Bereich der Suizidprävention im Allgemeinen und der Therapie suizidgefährdeter Patient*innen im Besonderen dar, als dass sie eine Erklärung für ein auffallend konsistentes Muster bieten: Behandlungen, einschließlich der BCBT, die das Auftreten suizidalen Verhaltens signifikant senken, sind im Hinblick auf die Reduktion von Suizidgedanken und anderen psychischen Symptomen anderen Behandlungen nicht unbedingt überlegen (Brown u. a. 2005b; Gysin-Maillart u. a. 2016; Linehan u. a. 1991, 2006; Rudd u. a. 2015). Wirksame Behandlungen beeinflussen suizidale Verhaltensweisen und Gedanken somit auf ganz spezifische Weise.

Die Interpersonale Theorie suizidalen Verhaltens und das Integrative Motivational-Volitionale Modell bieten zwar alternative Perspektiven für das Verstehen suizidalen Verhaltens, weisen aber gleichzeitig auch beachtliche Überschneidungen mit der Fluid Vulnerability Theory auf. Zu beachten ist, dass diese alternativen Ansätze nicht zwangsläufig konkurrierende Ideen darstellen, sondern vielmehr verschiedene Wege einer Person von Suizidgedanken hin zu suizidalem Verhalten beschreiben. Daher hat jedes Modell seine ganz eigenen Implikationen für die Behandlung suizidgefährdeter Personen, die für die Anwendung der BCBT entscheidend sind. Im Folgenden sollen beide Modelle und ihre Implikationen für die BCBT kurz skizziert werden.

Die Interpersonale Theorie

Joiners (2005) Interpersonale Theorie suizidalen Verhaltens ist wohl die bekannteste der aktuellen Suizidtheorien. Ihr zufolge unterliegt suizidales Verhalten zwei Bedingungen: dem Wunsch, sich zu suizidieren, sowie der Befähigung dazu. Keine dieser beiden Bedingungen gilt als für sich allein ausreichend. Die Interpersonale Theorie bietet daher einen einfachen Ansatz, zwischen Personen, die unter Suizidgedanken leiden, und solchen, die einen Versuch unternehmen werden, zu unterscheiden. Der Theorie zufolge resultiert ein Suizidwunsch (d. h. Suizidgedanken) aus zwei wesentlichen Erlebensweisen: dem Eindruck, eine Last für andere zu sein (perceived burdensomeness), und mangelndem sozialem Zugehörigkeitserleben (thwarted belongingness). Perceived burdensomeness meint den Eindruck, eine Last für andere zu sein, und/oder dass andere von der eigenen Nichtexistenz oder dem eigenen Tod profitieren würden (z. B. »Die Welt wäre ohne mich besser dran«). Ein mangelndes Zugehörigkeitsgefühl (thwarted belongingness) beschreibt hingegen den Eindruck, isoliert, allein zu sein und/oder nirgendwo dazuzugehören (z. B. »Niemand interessiert sich für mich«). Wenn eine Person den Eindruck gewinnt, sowohl eine Belastung für andere zu sein als auch nirgendwo dazuzugehören, und sie darüber hinaus kein Ende dieser Zustände absehen kann (z. B. »Es wird sich nie etwas ändern«), dann steigt der Theorie zufolge die Wahrscheinlichkeit, dass aktive Suizidgedanken aufkommen. Ein Suizidwunsch ergibt sich somit aus der Kombination des Eindrucks, eine Last für andere zu sein, des Gefühls mangelnder sozialer Zugehörigkeit und einer hierauf bezogenen Hoffnungslosigkeit. All diese Wahrnehmungen sind auch Merkmale der kognitiven Domäne des Suizidalen Modus.

Aus Sicht der Interpersonalen Theorie reichen Suizidgedanken allein jedoch nicht aus, um eine Person einen Suizidversuch unternehmen zu lassen; hierfür muss sie außerdem die Befähigung zum Suizid (capability for suicide) besitzen. Mehrere Faktoren spielen hierbei eine Rolle: Zum einen wird die Bildung einer Suizidabsicht erleichtert, wenn eine Person sich nicht vor dem Tod fürchtet (fearlessness of death). Zum anderen wird ein Übergang von der Suizidabsicht zu suizidalem Verhalten wahrscheinlicher, wenn eine betroffene Person über eine erhöhte Schmerztoleranz (pain tolerance) verfügt (van Orden u. a. 2008). Diese beiden Konstrukte, die der Befähigung zum Suizid zugrunde liegen – Furchtlosigkeit vor dem Tod und erhöhte Schmerztoleranz – betreffen mehrere Domänen des Suizidalen Modus: kognitive Bewertungsprozesse, die sich auf – körperliches wie psychisches – Bedrohungserleben und Unwohlsein beziehen, emotionale Prozesse (einschließlich Affektregulation) und Verhaltensweisen, die als Reaktion auf diese kognitiven, affektiven und körperlichen Erfahrungen erfolgen (insbesondere Annäherung oder Vermeidung).

Es wurde zunächst davon ausgegangen, dass sich die Befähigung zum Suizid über die Zeit und infolge schmerzhafter und angstprovozierender Erfahrungen, wie beispielsweise Gewalt, Aggression und Traumatisierungen (Joiner 2005; Selby u. a. 2010; van Orden u. a. 2008), entwickelt. In prospektiven Studien konnte diese Annahme jedoch zuletzt nicht bestätigt werden. Studienergebnisse weisen vielmehr darauf hin, dass die Befähigung zum Suizid trait-ähnliche Eigenschaften besitzt, d. h. langfristig und auch nach gewaltvollen oder potenziell traumatischen Erlebnissen stabil bleibt (z. B. Bryan u. a. 2016c). Diese neueren Erkenntnisse legen nahe, dass sich die Befähigung zum Suizid mit dem Konzept des Basisrisikos in der Fluid Vulnerability Theory deckt. Mehrere der Vulnerabilitätsfaktoren, die die Fluid Vulnerability Theory nennt, wie Emotionsregulation (d. h. Angstfreiheit, Schmerztoleranz) und kognitive Bewertung (d. h. der Eindruck, eine Belastung zu sein, mangelndes Zugehörigkeitsgefühl), spielen auch beim Konzept der Suizidbefähigung eine Rolle. Die Interpersonale Theorie ist somit mit der Fluid Vulnerability Theory und dem darin enthaltenen Konzept des Suizidalen Modus kompatibel.

Aus klinischer Perspektive unterstreicht die Interpersonale Theorie die Notwendigkeit, den Suizidwunsch und/oder die Suizidbefähigung therapeutisch anzugehen. Der ersten dieser beiden Aufgaben wurde von Kliniker*innen und Forscher*innen viel Aufmerksamkeit gewidmet. Sie kann durch kognitive Interventionen erreicht werden, die darauf abzielen, die Wahrnehmung, eine Last für andere zu sein und nirgendwo dazuzugehören, infrage zu stellen (z. B. Joiner u. a. 2009a). Die zweite Aufgabe, die Verringerung der Suizidfähigkeit, hat im Vergleich dazu sehr wenig klinische oder empirische Aufmerksamkeit erhalten. Allerdings wird der Zugangsbeschränkung zu letalen Mitteln, insbesondere zu Schusswaffen, bereits seit einigen Jahren ein zunehmend höherer Stellenwert beigemessen (Britton u. a. 2016; Bryan u. a. 2011). In Einklang mit diesen Annahmen enthält die BCBT kognitive Interventionen zur Reduktion suizidaler Kognitionen (inkl. des Eindrucks, eine Last für andere zu sein, und mangelnden sozialen Zugehörigkeitserlebens), erarbeitet Notfallpläne und nutzt Beratungsstrategien, um Betroffene zur Sicherung des Zugangs zu letalen Mitteln zu motivieren.

Das Integrative Motivational-Volitionale Modell

Viele theoretische Modelle sind in ihrer Aussagekraft durch einen relativ engen Fokus auf einen einzelnen Risikofaktor oder eine kleine Zahl an Risikofaktoren erheblich eingeschränkt (O'Connor 2011). Baumeister (1990) betont beispielsweise die Bedeutung der »Flucht vor dem Selbst« als Hauptmotiv suizidalen Verhaltens, wohingegen Wenzel und Beck (2008) Hoffnungslosigkeit und andere kognitive Schemata fokussieren. Das Integrative Motivational-Volitionale (IMV-)Modell suizidalen Verhaltens (O'Connor 2011) wurde entwickelt, um diese Limitierungen aufzulösen und mehrere Modelle suizidalen Verhaltens zu vereinen. Dabei weist das Modell viele Ähnlichkeiten zur Fluid Vulnerability Theory und dem Konzept des Suizidalen Modus auf.

In Einklang mit anderen Ideation-to-Action-Theorien versucht das IMV-Modell die Entstehung von Suizidgedanken und den Übergang von Suizidgedanken zu suizidalem Verhalten zu erklären. Das Modell teilt sich in drei Phasen auf: prämotivational, motivational und volitional. Die *prämotivationale Phase* bezieht sich auf Hintergrundfaktoren (z. B. demografische Merkmale und Persönlichkeitseigenschaften, frühere Traumatisierungen), Umweltbedingungen (z. B. soziale Unterstützung, Hilfsressourcen) und Lebensereignisse (z. B. Beziehungsprobleme, finanzielle Probleme), die bereits vor der Entstehung von Suizidgedanken und suizidalem Verhalten vorliegen. Diese prämotivationalen Faktoren interagieren miteinander und sind entscheidend dafür, ob Suizidgedanken auftreten werden. Das Modell nimmt an, dass es – ähnlich zum Basisrisiko der Fluid Vulnerability Theory – individuelle Auslöseschwellen gibt, die zu großen Teilen durch Hintergrundfaktoren, insbesondere frühere suizidale Krisen, bestimmt werden. Personen, die bereits einmal suizidal waren, sind somit anfälliger für erneute suizidale Krisen. Ebenso sind erneute Suizidversuche wahrscheinlicher bei Personen, die in der Vergangenheit bereits einen Suizidversuch unternommen haben.

Die zweite Phase, die *motivationale Phase*, betrifft die Entstehung von Suizidgedanken und die Bildung einer Suizidabsicht. Hierbei wird davon ausgegangen, dass vorwiegend Defeat und Entrapment zu suizidalem Erleben führen. Defeat bezieht sich dabei auf das Gefühl, eine persönliche Niederlage erlebt und/oder eigene Ziele verfehlt zu haben, während Entrapment sich auf das Gefühl bezieht, gefangen zu sein und keinen Ausweg zu sehen. Insbesondere Personen, die ein erhöhtes Basisrisiko aufweisen, sind anfällig dafür, etwas als Niederlage (z. B. »Ich bin ein Versager«) und Demütigung (z. B. »Ich schäme mich«) zu bewerten. Stark perfektionistische Personen interpretieren beispielsweise Rückschläge oder Schwierigkeiten eher als Zeichen, versagt zu haben, und erleben mit höherer Wahrscheinlichkeit Gefühle von Demütigung, Schuld und/oder Scham (O'Connor &

Noyce 2008; O'Connor & O'Connor 2003; O'Connor u. a. 2010). Diese Emotionen können – in Kombination mit weiteren verstärkenden Faktoren – den Eindruck auslösen, in einer ausweglosen Situation gefangen zu sein (z. B. »Ich sehe keinen Weg aus meiner aktuellen Situation heraus«). Solche verstärkend wirkenden Faktoren werden im IMV-Modell als »Threat-to-Self«-Moderatoren bezeichnet und umfassen Variablen wie Schwierigkeiten beim strukturierten Problemlösen, Copingdefizite und Grübeln (Rumination). Entrapment führt dann zu Suizidgedanken und -absichten, wenn es mit kognitiv-affektiven Faktoren, wie mangelndem Zugehörigkeitsgefühl, dem Eindruck, eine Last für andere zu sein, Hoffnungslosigkeit und fehlendem Optimismus sowie begrenzter sozialer Unterstützung, einhergeht. Diese Faktoren werden auch als motivationale Moderatoren (motivational moderators) bezeichnet. Die motivationale Phase entspricht dabei dem Suizidalen Modus der Fluid Vulnerability Theory insofern, als dass die Interaktionen zwischen den Risikodomänen (kognitiv, emotional, behavioral, körperlich) die Entstehung von Suizidgedanken bedingen und die Schwere einer Krise verstärken sollen.

Die dritte Phase des Modells, die volitionale Phase, beschreibt den Übergang von Suizidgedanken zu suizidalem Verhalten. Dem IMV-Modell zufolge werden Personen ihre Suizidgedanken dann umsetzen, wenn sie hinreichend viele oder starke volitionale Moderatoren (volitional moderators), d. h. Variablen und Faktoren aufweisen, die die Suizidabsicht stärken oder die Hemmschwelle, Suizidgedanken umzusetzen, herabsetzen, beispielsweise Furchtlosigkeit vor Tod und Sterben, erhöhte Schmerztoleranz, Impulsivität, Zugang zu letalen Mitteln sowie Vorbereitungen auf den Suizid.

Das Integrative Motivational-Volitionale Modell ähnelt der Interpersonalen Theorie somit in seinen Annahmen zum Übergang von Suizidgedanken zu suizidalem Verhalten. Therapeutisch geht es darum, mangelndes Zugehörigkeitserleben und den Eindruck, eine Last für andere zu sein, zu reduzieren. Das Modell beinhaltet darüber hinaus mehrere kognitiv-affektive Faktoren, die in der Interpersonalen Theorie nicht enthalten sind: Defeat, Demütigungserleben und Entrapment. Diese Konstrukte fallen in die kognitive und die affektive Domäne des Suizidalen Modus und lassen sich mithilfe kognitiver Interventionen, wie sie in der zweiten Therapiephase der BCBT genutzt werden, behandeln. Zusätzlich zu Methoden der kognitiven Umstrukturierung betont das IMV-Modell die Bedeutung von Skills zum strukturierten Problemlösen und zur Emotionsregulation. Hierbei handelt es sich um zwei der Hauptmechanismen, die den Effekten von BCBT auf suizidales Verhalten vermutlich zugrunde liegen.

2.3 Vorstellung der Fallvignetten

Zur Veranschaulichung der Konzepte und Prinzipien der BCBT werden im Folgenden drei Personen – John, Mike und Janice – vorgestellt, die eine BCBT-Behandlung durchlaufen haben. In den Darstellungen wurden Einzelheiten zum Schutz der Privatsphäre verändert. Im Verlauf des Manuals werden wir immer wieder auf diese drei Fälle zurückkommen, um zu erläutern, wie eine BCBT-Behandlung bei verschiedenen Patient*innen umgesetzt werden kann.

John

John ist ein 22-jähriger Hispanoamerikaner, der momentan beim US-Militär arbeitet. Etwa eine Woche vor einem angesetzten Therapietermin kam es am Telefon zum Streit mit seiner Frau, während diese zu Besuch bei ihrer Familie war. Im Streit warf sie ihm vor, dass er nicht zuhöre und sich nicht »wie ein guter Ehemann« verhalte. John wurde wütend und frustriert. Er sei »es leid gewesen, dass sie immer nur negative Dinge sagt«. Noch während des Telefonats ging John in den Keller und holte sein Gewehr. Seine Frau hörte, was er tat, und flehte ihn an, aufzuhören. John achtete nicht darauf, nahm das Gewehr mit in die Wohnung, legte die Patronen auf den Sofatisch und setzte sich mit dem Gewehr auf den Boden. Seine Frau bat ihn inständig aufzuhören und kündigte an, dass sie einen Freund anrufen werde. John berichtet, dass er daraufhin plötzlich »wieder klar geworden sei«. Er habe seine Frau gebeten, den Freund anzurufen. Dieser kam sofort und brachte John in die örtliche psychiatrische Klinik. Dort wurde er untersucht, aber nicht längerfristig stationär aufgenommen. Am nächsten Morgen wurde er entlassen, woraufhin er einen Termin in einer ambulanten Einrichtung vereinbarte. Bei John liegt keine Diagnose einer psychischen Störung vor, und er gibt an, vor dem Vorfall noch nie Suizidgedanken gehabt oder einen Suizidversuch unternommen zu haben. Er fühle sich schuldig und es sei ihm peinlich, dass andere von dem Vorfall wissen.

Mike

Mike ist ein 55-jähriger weißer Amerikaner, der als Polizeibeamter gearbeitet hat. Vor etwa 15 Jahren sei er von Vorgesetzten, die er als »manipulative, hinterhältige Dreckskerle« bezeichnet, dazu »gezwungen« worden, seine Stelle zu kündigen. Er habe seitdem mehrere Jobs gehabt, sei nun aber bereits seit einigen Jahren als Sicherheitskraft auf Teilzeitbasis in einem Einkaufszentrum angestellt. Er beschreibt seine Arbeit als unbefriedigend und »erniedrigend«, er könne aber nicht kündigen, da »die Rechnungen ja irgendwie bezahlt werden müssen«. Seit einigen Jahren führen seine Frau und er ihre Ehe mit Unterbrechungen. Nachdem sie eine Zeit lang zusammengewohnt hätten, sei er, nach einem Streit, vor einigen Monaten ausgezogen. Seine Frau hätte in dem Streit Zweifel über ihre gemeinsame Zukunft geäußert. Mike sei bei seiner Mutter in eine Kellerwohnung gezogen. Er fände es demütigend, ein erwachsener Mann zu sein, »der noch bei Mama wohnt«. Er berichtet, regelmäßig und in größeren Mengen Alkohol zu konsumieren. Er habe das Gefühl, seine Emotionen seien außer Kontrolle, und er »kann nicht ertragen«, wer er geworden sei. Nachdem er seiner Schwester spätabends einige SMS geschickt hatte, in denen er von seiner schweren Depression, Hoffnungslosigkeit und der Tatsache, dass er mit einer Pistole im Bett schlafe, berichtet hatte, ermutigte diese ihn dazu, sich behandeln zu lassen. In seiner ersten Sitzung ist es Mike offensichtlich unbehaglich zumute, er ist nervös und den Tränen nahe, spricht mit belegter Stimme. Immer, wenn ihm Tränen in die Augen schießen, senkt er den Blick und beginnt, nervös mit dem Bein zu wippen. Er gibt zu, depressiv und wütend zu sein sowie an extremer Schlaflosigkeit zu leiden, er verneint aber die Frage nach aktuellen oder früheren Suizidgedanken.

Janice

Janice ist eine 42-jährige weiße Amerikanerin. Sie wurde in der Vergangenheit mehrmals von ihrem damaligen Ehemann vergewaltigt, woraufhin eine Posttraumatische Belastungsstörung (PTBS) sowie eine Borderlinestörung diagnostiziert wurden. Im Rahmen der PTBS unternahm Janice, vor ihrer Entlassung aus dem Militärdienst, einen beinah tödlichen Suizidversuch mittels einer Medikamentenüberdosis. Zwei Jahre später unternahm sie einen zweiten Suizidversuch, ebenfalls mit Medikamenten. In der Folge lag sie eine Woche im Koma. Sie wurde bereits mit verschiedenen Antidepressiva, Phasenprophylaktika sowie Anxiolytika behandelt und hat in den letzten fünf Jahren mehrere Therapien zur Behandlung ihrer PTBS, Depression, Angststörung und Borderlinestörung durchlaufen. Ihrer Sozialarbeiterin gegenüber gab Janice an, einen Suizidplan zu haben. Sie betonte, dass sie den Plan bereits seit Jahren habe und »die ganze Aufregung« deshalb nicht verstehen könne. Die Sozialarbeiterin überwies sie dennoch zur Therapie, um »das chronische Suizidrisiko und die PTBS« behandeln zu lassen. Janice gibt an, »konstant« an Suizid zu denken.

3 Grundsätze der Behandlung suizidaler Patient*innen

Im Jahr 2006 formulierte das amerikanische Suicide Prevention Resource Center 24 klinische Kernkompetenzen für die Beurteilung und Behandlung suizidgefährdeter Patient*innen. Diese lassen sich in sieben Bereiche unterteilen: Einstellungen und Haltung zu Suiziden, Suizide verstehen, Erhebung präziser Informationen zur Risikoabschätzung, Risikoformulierung, Entwicklung eines Behandlungsplans, Behandlungsmanagement und Wissen um rechtliche Aspekte im Umgang mit suizidalen Patient*innen. Diese Kompetenzen bilden die Basis einer wirksamen Behandlung suizidaler Patient*innen. Die BCBT berücksichtigt diese Kernkompetenzen und stellt durch ihre Stuktur und die beschriebenen Interventionen sicher, dass Therapeut*innen alle 24 Kompetenzen beherrschen. Auf diese Weise kann eine hochqualitative und effiziente Behandlung gewährleistet werden. Obwohl eine ausführliche Diskussion der klinischen Kernkompetenzen den Rahmen dieses Kapitels sprengen würde, verdienen drei Themen im Zusammenhang mit diesen Kernkompetenzen besondere Aufmerksamkeit für Kliniker*innen, die BCBT mit suizidalen Patient*innen anwenden: Sprache, therapeutische Allianz und informierte Zustimmung.

3.1 Suizid und Sprache

Ein Faktor, der hauptsächlich für unser eingeschränktes Verständnis darüber, wie Suizidversuche verhindert werden können, verantwortlich ist, ist der inkonsistente Gebrauch von Sprache und Terminologie. Die Begriffe, mit denen suizidale Gedanken und Verhaltensweisen beschrieben werden, sind erstaunlich vielfältig und variieren je nach Setting und Profession stark (Silverman 2006). Silvermann (2006) hebt hervor, dass die derzeitige Literatur mindestens elf unterschiedliche Definitionen von Suizid kennt sowie Dutzende Begriffe für suizidassoziierte Phänomene, von denen für viele keine formale Definition vorliegt. Im englischen Sprachraum wird beispielsweise der Begriff der »Suizidgeste« (»suicide gesture«) häufig verwendet, für den keine formale Definition existiert. Der Gebrauch des Begriffs unterscheidet sich zwischen Behandler*innen so stark, dass er nahezu keine Verbindlichkeit oder klinische Bedeutung hat (Bryan & Tomchesson 2007). Es ist entsprechend unwahrscheinlich, dass zwei Therapeut*innen in ihrem Verständnis darüber, was eine Suizidgeste ist und was nicht, übereinstimmen würden. Im klinisch-therapeutischen Kontext stellt dies eine erhebliche Herausforderung für die Behandlungskoordination über verschiedene Settings und Behandler*innen hinweg dar.

Im Forschungskontext behindern begriffliche Inkonsistenzen wiederum den Erkenntnisfortschritt und die Identifikation der effektivsten Methoden zur Prävention von Suizidversuchen. Diese Inkonsistenzen lassen sich beispielsweise an den in den vorherigen Kapiteln vorgestellten klinischen Studien zu kognitiver Verhaltenstherapie festmachen. In der ersten randomisierten klinischen Studie zur DBT berichteten Linehan u. a. (1991) von einem 33%igen Rückgang des Risikos für Parasuizide bei behandelten Patient*innen. In der Studie wurde der Begriff »Parasuizid« verwendet, um sowohl Suizidversuche als auch andere Formen absichtlicher Selbstverletzungen, deren Ziel nicht der Tod sein muss (d. h. nicht-suizidales selbstverletzendes Verhalten, s.u.), zu erfassen. In der Studie von 2006 betrachteten Linehan u. a. Suizidversuche hingegen getrennt von nicht-suizidalem selbstverletzendem Verhalten und fanden einen 50%igen Rückgang des Suizidversuchsrisikos, während sie keinen Effekt auf nicht-suizidales selbstverletzendes Verhalten zeigen konnten. Eine mögliche Erklärung für die unterschiedlichen Ergebnisse der beiden Studien ist, dass sich die DBT im Anschluss an die erste Studie verbessert hat und es so zu besseren Outcomes gekommen ist (d. h. ein 50%iger Rückgang vs. einen 33%igen Rückgang). Eine andere Erklärung ist, dass die DBT unterschiedliche Effekte auf Suizidversuche und nicht-suizidales selbstverletzendes Verhalten hat, sich dies jedoch nur in der zweiten Studie zeigen konnte. Die Kombination von Suizidversuchen und anderen Formen selbstverletzenden Verhaltens könnte somit die Ergebnisse »verwässert« haben. In der Konsequenz kann es sein, dass in der ersten Studie die Effekte auf Suizidversuche unterschätzt wurden. Leider lässt sich dies nicht abschließend beantworten. Unser Verständnis der Wirkmechanismen der DBT ist deshalb so eingeschränkt, weil diese beiden richtungsweisenden Studien unterschiedliche Arten der Erfassung selbstverletzenden Verhaltens vorgenommen haben.

In Anbetracht dieser Probleme gibt es mittlerweile Bemühungen, Sprache und Begrifflichkeiten zum Thema Suizid zu harmonisieren. Hieraus sind inzwischen formale Definitionen für den Gebrauch in Forschungs- und Therapiekontexten hervorgegangen. Diese Definitionen sind vom amerikanischen Center for Disease Control and Prevention, dem amerikanischen Verteidigungs- und dem Kriegsveteranenministerium übernommen worden und finden zunehmende Verbreitung unter Forschenden wie auch Therapeut*innen. Für Behandler*innen ist bei der Anwendung der BCBT insbesondere die Unterscheidung zwischen einem Suizidversuch und nicht-suizidalem selbstverletzendem Verhalten relevant:

- **Suizidversuch:** Ein nicht tödliches, auf die eigene Person gerichtetes, potenziell selbstverletzendes Verhalten, das mit der Absicht, durch das Verhalten zu sterben, ausgeführt wurde. Suizidversuche können, müssen aber nicht mit körperlichen Verletzungen einhergehen.
- **Nicht-suizidales selbstverletzendes Verhalten:** Absichtsvolles Verhalten, das auf die eigene Person gerichtet ist, mit Verletzungen einhergeht oder das Potenzial für Verletzungen hat. Es gibt weder implizite noch explizite Hinweise auf eine suizidale Absicht.

Die Definitionen machen deutlich, dass Suizidversuche und nicht-suizidales selbstverletzendes Verhalten sich insofern ähnlich sind, als dass beide absichtlich und selbstinitiiert sind und nicht-tödliche körperliche Schäden nach sich ziehen können. Der differenzierende Faktor ist die zugrunde liegende Absicht: Suizidversuche werden von dem Wunsch, durch die Handlung zu sterben, geleitet, wohingegen nicht-suizidales selbstverletzendes Verhalten durch andere Gründe, vornehmlich emotionale Entlastung (Nock & Prinstein 2005), motiviert ist. Auch wenn beide Verhaltensweisen somit Ähnlichkeiten aufweisen und sich teilweise überschneiden, lässt sich ein gegebenes Verhalten mithilfe der genannten Definitionen eindeutig klassifizieren: Besteht eine Suizidabsicht oder nicht? Eine Suizidabsicht liegt vor, wenn es implizite oder explizite Belege dafür gibt, dass die betreffende Person zum Zeitpunkt der Handlung die Absicht hatte, sich zu suizidieren, oder den Wunsch hatte, zu sterben, und sich der möglichen Konsequenzen der Handlung bewusst war. Suizidabsicht wird dabei auf binäre Weise betrachtet: Sie liegt entweder vor oder nicht. Wenn eine – zumindest minimale – Absicht vorliegt, dann wird die Handlung als Suizidversuch klassifiziert, andernfalls handelt es sich um nicht-suizidales selbstverletzendes Verhalten. Für Behandler*innen ergibt sich hieraus eine Einschätzungssicherheit, selbst dann, wenn Patient*innen Ambiguität oder Ambivalenz in Bezug auf selbstverletzendes Verhalten zum Ausdruck bringen (z. B. »Ich weiß nicht so recht, ob ich wirklich sterben wollte« oder »Wahrscheinlich wollte ich irgendwie ein bisschen sterben«): Wenn die Suizidabsicht bei null liegt, wird die Handlung als nicht-suizidales selbstverletzendes Verhalten klassifiziert. Liegt die Absicht jedoch nicht absolut bei null, dann wird die Handlung als Suizidversuch gewertet.

Hervorzuheben ist, dass in beiden Definitionen die *Möglichkeit* einer körperlichen Verletzung als ausreichend angesehen wird, während eine tatsächliche körperliche Schädigung nicht eingetreten sein muss. Dies muss bei der

Klassifikation von Suizidversuchen unbedingt beachtet werden. So gehen viele Therapeut*innen davon aus, dass eine Handlung zu einer körperlichen Verletzung geführt haben muss, um als Suizidversuch gewertet werden zu können. Ein Suizidversuch muss jedoch keine Verletzungen nach sich ziehen. Wenn beispielsweise eine Patientin in den fließenden Verkehr läuft, ohne von einem Fahrzeug erfasst zu werden, dann hat sie einen Suizidversuch unternommen, sie hat aber keine Verletzungen davongetragen. Ebenso wird von einem Suizidversuch gesprochen, wenn eine Patientin eine nicht-tödliche Dosis Medikamente einnimmt, einschläft und ohne körperliche Schäden wieder aufwacht. In beiden Fällen erfüllt das Verhalten die Kriterien für einen Suizidversuch, auch wenn keine Verletzungen entstanden sind, da das Verhalten (1.) selbstiniitiert, (2.) potenziell körperlich schädigend und (3.) mit der Absicht, zu sterben, durchgeführt wurde.

Verschiedene Begriffe zu suizidalem Erleben und Verhalten gelten mittlerweile als unangebracht und sollten aufgrund konzeptueller Ungenauigkeiten oder negativer, abwertender Konnotationen in klinischen Settings nicht mehr genutzt werden (Crosby u.a. 2011).[2] Die Begriffe *vollzogener* Suizid und *erfolgreicher* Suizid sollten nicht verwendet werden, da sie ein Erreichen eines erwünschten Ergebnisses implizieren, obwohl das Resultat (d.h. der Tod) nicht als wünschenswert angesehen wird. Vom Standpunkt der BCBT aus gibt es keinen »erfolgreichen« Suizid. Empfohlen werden stattdessen die Begriffe Suizid oder Tod durch Suizid. Aus ähnlichen Gründen sollte auch nicht von einem *gescheiterten* Versuch gesprochen werden, da so angedeutet wird, dass der Tod das Erfolgskriterium ist, und der subjektive Eindruck der betreffenden Person, in allem zu versagen, verstärkt wird. Stattdessen sollte der Begriff Suizidversuch verwendet werden. *Parasuizid*, ein Sammelbegriff für alle Formen selbstverletzenden Verhaltens, und *Suizidalität*, ein Oberbegriff für das gesamte Spektrum suizidaler Gedanken und Verhaltensweisen, sind nicht akzeptabel, da sie zu ungenau sind. Je nach Kontext sollten die Begriffe Suizidgedanken, Suizidplan, Suizidversuch und nicht-suizidales selbstverletzendes Verhalten verwendet werden. Schließlich sind die Begriffe *Suizidgeste* und *Suiziddrohung* nicht angebracht, da sie eine herabsetzende Bewertung der Absichten und Beweggründe der betreffenden Person implizieren.

Die Sprache, die Behandler*innen verwenden, ist für ein gutes Behandlungsergebnis entscheidend, da sie langfristig Konsistenz in Behandlung und Dokumentation sicherstellt. Zudem wird die Wahrscheinlichkeit reduziert, dass

2 **Anmerkung der Herausgeber:** Im deutschen Sprachraum herrscht weitgehende Einigkeit darüber, dass der Begriff »Selbstmord« aufgrund seiner moralischen und justiziablen Konnotation nicht verwendet werden sollte.

Therapeut*innen abwertende Begriffe verwenden, die potenzielle iatrogene Schäden verursachen und die therapeutische Allianz beeinträchtigen können. Bei der Anwendung der BCBT sollten Therapeut*innen die empfohlene standardisierte Terminologie verwenden und unangebrachte Begriffe vermeiden.

3.2 Die therapeutische Allianz

Es ist von zentraler Bedeutung, dass Behandler*innen ihre eigenen Vorstellungen und Annahmen zum Thema Suizid reflektieren und ein Bewusstsein dafür entwickeln, wie diese Annahmen ihre behandlungebszogenen Entscheidungen beeinflussen. So wie die Annahmen von Patient*innen deren Entscheidungen und Handlungen beeinflussen, können auch die Vorstellungen und Annahmen von Therapeut*innen Auswirkungen darauf haben, welche Entscheidungen sie treffen. Daher sollten Therapeut*innen sich ihrer persönlichen Annahmen vor Beginn einer BCBT mit suizidgefährdeten Patient*innen bewusst werden. Hierzu können folgende Fragen genutzt werden:

- Weshalb suizidieren sich manche Menschen?
- Was sind meine persönlichen moralischen, spirituellen und/oder religiösen Vorstellungen über Suizide?
- Was für Menschen unternehmen einen Suizidversuch?
- Kann ein Suizid verhindert werden?
- Kenne ich jemanden, der suizidal war, einen Suizidversuch unternommen hat oder durch einen Suizid verstorben ist?
- Was habe ich für eigene Erfahrungen mit Suizidgedanken?
- Inwiefern haben Patient*innensuizide mich bei der Ausübung meines Berufs beeinflusst?
- Welche Verantwortung habe ich als Therapeut*in meinen Patient*innen gegenüber?

In Bezug auf all diese Fragen gibt es kein klares Richtig oder Falsch und möglicherweise sind auch nicht alle Fragen für alle Therapeut*innen relevant. Gleichwohl betreffen sie Aspekte, die den Behandlungsverlauf beeinflussen können. Auf einer basalen Ebene spielen solche Vorstellungen insbesondere für den Aufbau und Erhalt der therapeutischen Beziehung eine wichtige Rolle; sie bestimmen in erheblichem Maße, wie Therapeut*innen auf ihre Patient*innen emotional reagieren. Die Erkenntnis, dass sich eine tragfähige therapeutische Allianz positiv auf den Behandlungsverlauf auswirkt, wurde durch die Psychotherapieforschung sehr gut belegt (Martin u. a. 2000). Viele Behandler*innen glauben daher, dass die therapeutische Allianz der wichtigste oder sogar einzige Behandlungsfaktor sei, der zu guten Behandlungsergebnissen führt. Diese Vorstellung suggeriert wiederum, dass die Methoden und Interventionen, die in einer Behandlung genutzt werden, weniger wichtig oder sogar irrelevant seien. Studien deuten jedoch darauf hin, dass der Zusammenhang zwischen therapeutischer Allianz und suizidbezogenen Outcomes komplexer ist, als häufig angenommen wird (Bedics u. a. 2012; Bryan u. a. 2012b). So fand sich beispielsweise in einer Studie zu kurzen Interventionen in hausärztlichen Praxen kein Einfluss der therapeutischen Allianz auf Suizidgedanken (Bryan u. a. 2012b). Auch wenn die Gründe für das Fehlen eines entsprechenden Zusammenhangs unklar sind, mag es sein, dass der Zusammenhang zwischen therapeutischer Allianz und suizidbezogenen Outcomes von der Art der Behandlung abhängt.

In der DBT wird die therapeutische Allianz im Behandlungsverlauf tendenziell immer stärker und ist mit seltenerem nicht-suizidalem selbstverletzendem Verhalten assoziiert. In einer psychoanalytischen Behandlung wird die Allianz hingegen zunächst schwächer, um dann wieder auf ihr anfängliches Niveau zurückzukehren; es zeigte sich hierbei sogar ein Zusammenhang zwischen der therapeutischen Allianz und *häufigerem* nicht-suizidalem selbstverletzendem Verhalten (Bedics u. a. 2012). Bei gleichzeitiger Betrachtung der beiden Behandlungsansätze scheint es keinen Zusammenhang zwischen der therapeutischen Allianz und nicht-suizidalem selbstverletzendem Verhalten zu geben, dies jedoch nur deshalb, da sich die Art der Beziehung – wie beschrieben – unterscheidet: Für die DBT liegt ein positiver, für die Psychoanalyse ein negativer Zusammenhang vor. In Bezug auf eine spezifische Kurztherapie nach Suizidversuch (Attempted Suicide Short Intervention Program, ASSIP) stellten Gysin-Maillart u. a. (2016) fest, dass eine stabile therapeutische Allianz *nach der ersten Sitzung* mit einer signifikanten Reduktion von Suizidgedanken bei den Follow-up-Assessments nach zwölf und 24 Monaten einhergeht, die Qualität der therapeutischen Allianz *bei Therapieende* jedoch nicht mit der Häufigkeit von Suizidgedanken zusammenhängt. Dies deutet darauf hin, dass die therapeutische Allianz die Effekte bestimmter Behandlungen auf suizidbezogene Outcomes eher moderiert als mediiert. Für eine Reduktion des Suizidrisikos scheint daher eine Kombination aus effektiven Interventionen und einer stabilen therapeutischen Allianz notwendig zu sein.

In einem die Theorie und Empirie dominierenden Konzept der therapeutischen Allianz werden drei zusammenhängende, sich wechselseitig beinflussende, aber dennoch distinkte Aspekte unterschieden: Ziele (goals), Aufgaben (tasks) und Bindung (bond) (Horvath & Greenberg 1989). Die Zieldimension bezieht sich darauf, wie sehr Patient*in und Behandler*in hinsichtlich der grundlegenden

Therapieziele miteinander übereinstimmen. Die Aufgabendimension bezieht sich darauf, wie sehr sich Patient*in und Therapeut*in über die spezifischen Verfahren und Methoden zum Erreichen dieser Ziele einig sind. Die Bindungsdimension bezieht sich schlussendlich auf die emotionale Verbundenheit zwischen Patient*in und Therapeut*in. Da die emotionale Bindung mit Aspekten wie Empathie und Mitgefühl zusammenhängt, sehen viele die Bindung als zentrale Dimension der therapeutischen Allianz an. Entsprechend wichtig ist es, eigene Emotionen bei der Arbeit mit suizidalen Patient*innen bewusst wahrzunehmen.

Die Behandlung suizidaler Patient*innen kann sehr anstrengend sein und eine Reihe negativer Emotionen wie Beklommenheit, Angst, Frustration oder Wut hervorrufen. Diese Emotionen können wiederum Einfluss auf die therapeutische Entscheidungsbildung nehmen: Beklommenheit und Angst können beispielsweise dazu verleiten, immer »auf Nummer sicher« gehen zu wollen und die Behandlung intensiver als nötig zu gestalten – Patient*innen also etwa stationär unterzubringen, obwohl eine ambulante Behandlung ausreichende Sicherheit bieten würde. In der Konsequenz wird die Autonomie der Patient*innen unnötig eingeschränkt und die therapeutische Beziehung kann Schaden nehmen. Im Gegensatz dazu können Frustration und Wut dazu führen, dass Behandler*innen Risiken unterschätzen und/oder Patient*innen schlimmstenfalls sogar zurückweisen. Eine solche Zurückweisung kann sich in der therapeutischen Arbeit auf verschiedene Weise zeigen, etwa durch einen verfrühten Behandlungsabschluss, einen verspäteten Beginn von Sitzungen oder dadurch, dass Patient*innen, die nicht zu einer Sitzung erscheinen, nicht »hinterhertelefoniert« wird. Besonders anfällig für Wut und Ablehnung sind Therapeut*innen bei Patient*innen, die chronisch suizidal sind, die interpersonell schwierig sind und/oder während der Behandlung einen Suizidversuch unternehmen. Folgende Fragen können dabei helfen, festzustellen, ob man zu solch wenig hilfreichen Reaktionen neigt:

- Bei welchen Patient*innen fühle ich mich gestresst, wenn ich sehe, dass sie einen Termin haben?
- Bei welchen Patient*innen wünsche ich mir, sie würden von jemand anderem behandelt werden?
- Welche Patient*innen nerven mich oder »vermiesen« mir regelmäßig den Tag?
- Wie reagiere ich emotional darauf, wenn es bei Patient*innen zu keinen therapeutischen Fortschritten kommt?
- Was ist meine erste Reaktion, wenn Patient*innen während der Therapie einen Suizidversuch unternehmen?

Insgesamt häufen sich die Hinweise darauf, dass die therapeutische Allianz nicht, wie oft angenommen, ein »gemeinsamer Faktor« ist, der für alle Behandlungsarten gleichermaßen gilt. Vielmehr scheint die therapeutische Allianz eng mit der spezifischen Art der Behandlung verwoben zu sein. Dies könnte eine mögliche Erklärung für die differenziellen Zusammenhänge zwischen therapeutischer Allianz und nicht-suizidalem selbstverletzendem Verhalten bei Patient*innen sein, die eine DBT oder eine psychoanalytische Behandlung in Anspruch genommen haben (Bedics u. a. 2012). Kognitive Verhaltenstherapien wie die BCBT bieten möglicherweise einen hilfreichen Rahmen für die Entwicklung einer effektiven therapeutischen Allianz. Die kollaborative Herangehensweise spielt hierbei wahrscheinlich eine wichtige Rolle. Kollaboration kennzeichnet kognitive Verhaltenstherapien wie die BCBT. So werden Patient*innen explizit dazu eingeladen, aktiv an der Entwicklung von Behandlungszielen und der Umsetzung spezifischer Strategien zur Zielerreichung mitzuarbeiten. Der kollaborative Ansatz trägt auch deshalb zu einer starken emotionalen Bindung bei, da er dabei hilft, einen der Arbeit mit suizidgefährdeten Patient*innen innewohnenden Konflikt zu lösen: Während das Hauptziel von Patient*innen darin besteht, psychisches Leiden zu reduzieren, besteht das Hauptziel der Behandler*innen darin, einen Suizid zu verhindern. Als eine Behandlung, die Suizid explizit als Bewältigungsstrategie konzeptualisiert, umgeht die BCBT diesen Konflikt und schafft einen Rahmen, innerhalb dessen Therapeut*in und Patient*in das gemeinsame Ziel der Schmerzlinderung verfolgen können. Dies ermöglicht die Entwicklung einer konfliktfreien, kollaborativen Haltung, auf Basis derer gemeinsam Probleme, die zum Suizidrisiko beitragen und es aufrechterhalten, angegangen werden.

3.3 Patient*innenautonomie respektieren und unterstützen

Traditionelle Behandlungskonzepte für suizidgefährdete Patient*innen sind explizit auf das Verhindern von Suiziden ausgerichtet – ein nachvollziehbares und berechtigtes Ziel. Häufig verleitet diese Schwerpunktsetzung allerdings dazu, dass Entscheidungen getroffen werden, die die Autonomie und Eigenverantwortung von Patient*innen einschränken. Die Angst vor Autonomieverlust kann jedoch die Bereitschaft von Patient*innen mindern, ihre Gedanken und Gefühle offen mitzuteilen – und dies gilt insbesondere für solche Gedanken und Gefühle, die, wie suizidale Gedanken und Verhaltensweisen, von größtem Interesse für Therapeut*innen sind. Dieses Spannungsfeld zwischen dem Ziel der Behandler*innen, einen Suizid zu verhindern, und dem der Patient*innen, psychische Belastungen

zu lindern – wenn nötig, durch einen Suizid –, kann sowohl die therapeutische Allianz als auch den Erfolg einer Behandlung negativ beeinflussen.
Diese Diskrepanz löst die BCBT durch die Umsetzung eines interpersonalen Ansatzes, der die Autonomie der Patient*innen priorisiert und fördert. Die Patient*innen werden als Expert*innen ihrer Erfahrungen gesehen und daher aktiv in alle Aspekte der Behandlungsplanung und klinischen Entscheidungsfindung einbezogen. Eine unbequeme und (beunruhigende) Realität der klinischen Arbeit mit suizidgefährdeten Patient*innen wird durch die BCBT anerkannt und akzeptiert: Suizide können vorkommen. Im Umkehrschluss bedeutet dies allerdings auch, dass Patient*innen sich dazu entscheiden können, weiterleben zu wollen. BCBT lässt sich als eine Behandlung charakterisieren, die Menschen dabei unterstützt, trotz Widrigkeiten und Belastungen eine Entscheidung für das Leben zu treffen. Damit Patient*innen sich hierzu in der Lage sehen und sie (erneut) einen Sinn im Leben finden können, müssen Patient*innen das Gefühl haben, selbst »das Sagen zu haben«. Wenn Betroffene nicht den Eindruck haben, Entscheidungen, die ihr Leben betreffen, selbst fällen zu können, dann werden sie nur mit geringer Wahrscheinlichkeit neue Informationen und Fertigkeiten, die ihrer Suizidvulnerabilität entgegenwirken, internalisieren. Die Patient*innenautonomie zu respektieren und zu unterstützen, ist daher entscheidend sowohl für eine schnelle Besserung als auch für die langfristige Reduktion des Suizidrisikos.

3.4 Informierte Einwilligung und rechtliche Implikationen

Jedes Jahr nutzen weniger als 15% der US-amerikanischen Allgemeinbevölkerung Angebote der psychischen Gesundheitsversorgung (Substance Abuse and Mental Health Services Administration 2014). Im Vergleich dazu nutzen pro Jahr über die Hälfte derjenigen, die von Suizidgedanken berichten, psychische Gesundheitsdienste (Substance Abuse and Mental Health Services Administration 2014). Es wird zudem davon ausgegangen, dass sich bis zu 50% aller Personen, die sich suizidieren, zum Zeitpunkt ihres Todes in laufender Behandlung befanden (Fawcett 1999). Dies widerspricht der allgemeinen Vorstellung, dass Suizidant*innen keine professionelle Behandlung oder Hilfe erhalten hätten. Tatsächlich erhält die Mehrheit suizidgefährdeter Personen in irgendeiner Form therapeutische Unterstützung. Die Tatsache, dass so viele Personen während einer Behandlung durch einen Suizid sterben, sollte jedoch nicht zu dem Schluss verleiten, dass die

Inanspruchnahme einer Behandlung Suizide *begünstigen* würde. Vielmehr spiegelt dies den Umstand wider, dass Personen, die sich in Behandlung begeben, psychische Probleme haben, welche wiederum ihr Suizidrisiko erhöhen. Anders gesagt, sind diejenigen, die sich in Behandlung begeben (d. h. Menschen mit psychischen Störungen und/oder solche, die unter großer emotionaler Belastung leiden), auch diejenigen, die mit höherer Wahrscheinlichkeit durch einen Suizid sterben. Suizidversuche und Suizide sind daher ein sehr realer möglicher Ausgang für Patient*innen in psychosozialer Behandlung. Es ist nicht überraschend, dass die Wahrscheinlichkeit eines Suizidversuchs (und eines Suizids) während oder unmittelbar nach einer Behandlung mit der Schwere und/oder Komplexität des klinischen Bilds der betroffenen Person zunimmt. Patient*innen mit einer Vorgeschichte multipler Suizidversuche haben hierbei das höchste Risiko. Nur wenige Therapeut*innen besprechen diese Themen mit ihren Patient*innen, oft aus Sorge, dass diese nicht mit dem Thema umgehen können (VandeCreek 2009) und/oder dass das Sprechen über Behandlungsrisiken emotionalen Stress und Hoffnungslosigkeit auslösen könnte (Cook 2009). Therapeut*innen sind jedoch dazu verpflichtet, sowohl den Nutzen als auch die Risiken einer Behandlung mit ihren Patient*innen zu besprechen (Bennett u. a. 2006). Pomerantz und Handelsman (2004) schlagen vor, Patient*innen mindestens über die folgenden Themen aufzuklären:

- Name der angebotenen Behandlung
- Wie wurde der*die Therapeut*in in der Anwendung der Behandlung ausgebildet?
- Was macht die Behandlung im Vergleich zu anderen Behandlungen aus?
- Wie wirkt die Behandlung ?
- Behandlungshäufigkeit und -dauer
- Mögliche Risiken der Behandlung
- Der Anteil von Patient*innen, denen es im Behandlungsverlauf besser geht, inklusive einer Information darüber, in welcher Hinsicht es Patient*innen besser geht und von welcher Quelle diese Informationen/Daten stammen
- Der Anteil von Patient*innen, denen es im Behandlungsverlauf schlechter geht, inklusive einer Information darüber, in welcher Hinsicht es Patient*innen schlechter geht und von welcher Quelle diese Informationen/Daten stammen
- Der Anteil von Patient*innen, denen es ohne Behandlung sowie im Verlauf anderer Behandlungen besser bzw. schlechter geht
- Was zu tun ist, wenn Patient*innen das Gefühl haben, dass die Behandlung nicht wirkt

Ein Patient*innenblatt, in dem diese Punkte detailliert und spezifisch für die BCBT beschrieben werden, findet sich in Anhang A.2. Das Arbeitsblatt kann dazu genutzt werden, ein Gespräch über den Nutzen und die Risiken einer BCBT-Behandlung zu erleichtern.

Obwohl offene und klare Diskussionen der potenziellen Risiken (und des potenziellen Nutzens) psychotherapeutischer Behandlungen integraler Bestandteil der informierten Einwilligung sind, wurden Verfahren zur Sicherstellung der informierten Einwilligung in Bezug auf suizidales Erleben und Verhalten lange Zeit nur wenig thematisiert (Rudd u. a. 2009b). Angesichts der Häufigkeit von Suiziden und Suizidversuchen während psychiatrisch-psychotherapeutischer Behandlungen ist dies überraschend. Zum Beispiel suizidieren sich etwa 2% der schwer depressiven Patient*innen in ambulanter und 9% derjenigen in stationärer Behandlung (Bostwick & Pankratz 2001). Aggregierte Daten aus klinischen Studien weisen darauf hin, dass bis zu 50% der Patient*innen, die zu Behandlungsbeginn akute Suizidgedanken erleben oder eine Vorgeschichte von Suizidversuchen haben, während oder unmittelbar nach der Behandlung einen Suizidversuch unternehmen werden. Dieses Risiko ist bei Patient*innen, die DBT (Linehan u. a. 1991; Linehan u. a. 2006b), kognitive Therapie (Brown u. a. 2005b) oder BCBT (Rudd u. a. 2015) erhalten, allerdings um mindestens die Hälfte reduziert. Zusammengenommen verweisen diese Daten jedoch auf mehrere entscheidende Punkte: Erstens sind Suizidversuche bei Patient*innen in psychologisch-psychiatrischer Behandlung nicht ungewöhnlich, insbesondere nicht bei denjenigen, die bereits einen oder mehrere Versuche unternommen haben und/oder zu Behandlungsbeginn suizidal sind. Zweitens werden manche Patient*innen auch trotz Behandlung durch einen Suizid sterben; allerdings kommen Suizide deutlich seltener vor als Suizidversuche. Drittens reduzieren manche Behandlungen das Suizidversuchsrisiko mehr als andere.

Dieser letzte Punkt unterstreicht eine wichtige, aber sicher zu wenig beachtete Komponente der informierten Einwilligung: eine Diskussion des Nutzens und der Risiken einer Behandlung *im Vergleich zu ihren Alternativen*. Leider werden zu wenige Patient*innen über Behandlungsalternativen aufgeklärt, geschweige denn über die Risiken und den Nutzen der verschiedenen Behandlungsoptionen. Die meisten Behandler*innen tendieren dazu, nur den Nutzen (nicht aber die Risiken) der gewählten Behandlung sowie die Risiken (aber nicht den Nutzen) alternativer Behandlungen aufzuzeigen. Im Fall suizidaler Patient*innen beinhalten diese Behandlungsalternativen sowohl psychotherapeutische als auch medikamentöse Optionen.

Informierter Konses lässt sich am besten als ein fortlaufender Prozess und nicht als eine einzelne Intervention verstehen. In der BCBT beginnt die Etablierung einer informierten Einwilligung in der ersten Sitzung mit der Besprechung der Risiken und des Nutzens der Behandlung und setzt sich über die gesamte restliche

Behandlung in Form von Diskussionen über die Art und Umsetzung bestimmter Interventionen fort. Patient*innen verpflichten sich zu Therapiebeginn im Rahmen der Behandlungsvereinbarung beispielsweise dazu, bestimmten Erwartungen an ihr Verhalten, die während der Therapie an sie gestellt werden, gerecht zu werden (s. Kapitel 11). Bei der Einführung neuer Skills oder neuer Konzepte beschreiben Therapeut*innen diese zunächst, erläutern detailliert die dahinterstehenden Überlegungen und beantworten Fragen hierzu. Dieser Ablauf wiederholt sich bis zum Abschluss der BCBT, wenn Therapeut*innen vor der Durchführung der Rückfallpräventionsübung die Risiken (d. h. emotionaler Stress, unangenehme Erinnerungen) und den Nutzen (d. h. Beherrschen von Skills) dieser letzten Intervention erläutern und Patient*innen die Möglichkeit geben, etwaige Bedenken zu äußern. In diesem Sinne setzt sich der Prozess der informierten Einwilligungsfindung kontinuierlich über den gesamten Behandlungsverlauf hinweg fort – auch wenn die Dokumentation der informierten Einwilligung zu Behandlungsbeginn erfolgt.

In Einklang mit Empfehlungen von Rudd u. a. (2009b) sollten in der BCBT dabei die folgenden Informationen vermittelt werden:

1. Das Suizidrisiko nimmt über den Behandlungsverlauf tendenziell ab.
   Bei Patient*innen, die zuvor bereits einen Suizidversuch unternommen haben oder zu Behandlungsbeginn suizidal sind, kann das Suizidrisiko gleichwohl über den gesamten Behandlungsverlauf hinweg fortbestehen. Patient*innen, die multiple Suizidversuche unternommen haben, haben das höchste Risiko, während einer Behandlung einen erneuten Versuch zu unternehmen.
2. Bis zu 50% der Patient*innen, die einen Suizidversuch unternommen haben oder zu Behandlungsbeginn Suizidgedanken erleben, werden während der Behandlung einen Suizidversuch unternehmen.
3. Weniger als 2% der ambulant behandelten Patient*innen suizidieren sich während einer Behandlung.
4. Die Behandlung beinhaltet Gespräche über emotional aufwühlende Themen, wodurch sich die Belastung von Patient*innen kurzfristig erhöhen kann.
   Diese Belastung hält zumeist nur kurz an, es kann in dieser Zeit aber zu einer kurzfristigen Verstärkung eines Suizidwunsches von Patient*innen kommen. Behandler*innen und Patient*innen werden gemeinsam daran arbeiten, dass die Patient*innen solche Zeiten unbeschadet überstehen.
5. Um das Suizidrisiko in belastenden Zeiten niedrig zu halten, werden Patient*innen und Therapeut*innen gemeinsam Krisenmanagementskills erarbeiten, die Patient*innen bei der Auseinandersetzung mit Problemen nutzen können.

6. Die Behandlung umfasst das Erproben neuer Skills, um Probleme zu lösen, ohne auf suizidales Verhalten zurückzugreifen.
7. Kernziel der BCBT ist die Prävention von Suizidversuchen.
8. Das Suizidversuchsrisiko ist bei BCBT-Patient*innen um die Hälfte niedriger als bei Patient*innen, die nicht diese spezifische Behandlung erhalten. Patient*innen können dennoch andere Behandlungsoptionen, einschließlich anderer Formen von Psychotherapie und/oder Medikation, vorziehen. Viele Patient*innen entscheiden sich beispielsweise dazu, zusätzlich zur BCBT eine Behandlung mit Psychopharmaka in Anspruch zu nehmen.
9. Um die Behandlungsziele zu erreichen, müssen Therapeut*in und Patient*in die Behandlung gemeinschaftlich gestalten.

Die entsprechenden Informationen vermittelt und dokumentiert zu haben, kann sich auch dann positiv auswirken, wenn es zu einer Anzeige wegen eines etwaigen Behandlungsfehlers kommen sollte. Bei der Beurteilung von Behandlungsfehlern sind die sogenannten Behandlungsstandards (Berman 2006) von zentraler Bedeutung. Diese werden von Sachverständigen festgelegt und dienen dazu, zu beurteilen, ob eine Behandlung angemessen und sinnvoll war. »Angemessen und sinnvoll« bedeutet in diesem Zusammenhang, dass sich auch andere vergleichbar ausgebildete Fachkräfte für ein entsprechendes Vorgehen entschieden hätten. Ein Behandlungsfehler liegt dann vor, wenn festgestellt wird, dass Behandler*innen ihre Sorgfaltspflicht gegenüber Patient*innen verletzt haben. Die Sorgfaltspflicht umfasst die Verpflichtung von Behandler*innen, sich so zu verhalten, dass Patient*innen keinen Schaden nehmen. Ein Behandlungsfehler liegt gleichermaßen vor, wenn Therapeut*innen Patient*innen direkt (d. h. durch aktives Handeln) Schaden zufügen oder wenn Therapeut*innen keine Schritte ergreifen, um einen absehbar möglichen Schaden von Patient*innen abzuwenden (d. h. eine Unterlassungshandlung).

Die Beurteilung, ob die Behandlungsstandards eingehalten wurden oder ob ein Behandlungsfehler vorliegt, wird dabei von zwei Faktoren geleitet: Vorhersehbarkeit und Sorgfalt. Vorhersehbarkeit bezieht sich typischerweise auf die Art der Suizidrisikobeurteilung, die durchgeführt wurde. Im Kern geht es bei der Vorhersehbarkeit um die Frage, ob ein bestimmtes Ergebnis, in diesem Fall ein Suizid, aufgrund der der behandelnden Person vorliegenden Informationen mit einer gewissen Wahrscheinlichkeit im Behandlungsverlauf hätte erwartet werden können. Obwohl es bei der Vorhersehbarkeit vor allem darum geht, ob Kliniker*innen eine Risikoabschätzung vorgenommen und dokumentiert haben, kann dem Kriterium der Vorhersehbarkeit auch dadurch begegnet werden, dass eine informierte Einwilligung – in dem auf das bestehende Suizidrisiko eingegangen wurde – zu Therapiebeginn hergestellt wurde. So kann im Falle einer Behandlungsfehlerklage glaubhaft deutlich gemacht werden, dass Therapeut*in wie Patient*in von Beginn an klar war, dass (1) Suizidversuche und ein Suizid im Behandlungsverlauf auftreten können, (2) ein solches Verhalten bei manchen Patient*innen mit höherer Wahrscheinlichkeit zu erwarten ist als bei anderen und (3) dass das Suizidversuchsrisiko durch spezifische Behandlungen gesenkt werden kann. Therapeut*innen können also dadurch, dass sie das Suizidrisiko zu Behandlungsbeginn ansprechen und offen mit ihren Patient*innen diskutieren, im Falle einer Anzeige eines Behandlungsfehlers das Risiko einer Verurteilung reduzieren.

4 Risikoassessment und Dokumentation

In vielen klinischen Settings findet der erste Kontakt zwischen Therapeut*innen und suizidgefährdeten Patient*innen im Rahmen eines Erstgesprächs statt. In diesem Gespräch werden zumeist Anamnesebögen und erste Screening- und Assessmentergebnisse gesichtet, der Vorstellungsgrund wird besprochen und die grundlegenden Behandlungsziele werden geklärt. In diesem Gespräch können Therapeut*innen wertvolle Informationen über die suizidbezogene Vulnerabilität von Patient*innen erheben, zum Beispiel hinsichtlich früherer Traumatisierungen, Suiziden in der Familie, aktuellen und früheren körperlichen Beschwerden sowie früheren Suizidgedanken und suizidalem Verhalten. Suizidscreening- und Risikoassessmentmethoden sollten bei allen Patient*innen und in allen Behandlungssettings zur Anamneseroutine gehören. Ein Erstgespräch muss immer, auch wenn es sich nicht um eine Krisen- oder Akutbehandlung handelt, eine Risikoeinschätzung beinhalten – auf eine Einschätzung zu verzichten verstößt gegen den Behandlungsstandard einer psychosozialen Behandlung. In Kapitel 5 werden Messinstrumente zur Erfassung klinisch relevanter Indikatoren des Suizidrisikos und zur Erfassung der Behandlungsansprache vorgestellt und reflektiert.
Nach der Anamneseerhebung müssen Behandler*innen die erfragten Risiko- und Schutzfaktoren sowie eine Einschätzung des Suizidrisikos dokumentieren. In diese Dokumentation sollten Angaben aus allen vorhandenen Informationsquellen integriert werden, insbesondere aus Anamnesebögen, psychometrischen Tests und Symptomchecklisten sowie dem klinischen Interview und weiteren Quellen.

4.1 Hintergrund

Die Dokumentation des Suizidrisikos verfolgt klinische und juristische Ziele. Unter einer klinischen Perspektive dient das Risikoassessment als Grundlage für die Behandlungsplanung. Zudem baut die fortlaufende Risikodokumentation auf diesem ersten Assessment auf. Unter einer juristischen Perspektive ist die Dokumentation des Suizidrisikos notwendig, um die Einhaltung von Behandlungsstandards zu belegen. Wie im letzten Kapitel bereits erörtert, fußt das rechtliche

Konzept der Behandlungsstandards auf Gesetzen und Gerichtsentscheidungen, die in verschiedenen Rechtssystemen divergieren können. Häufig liegen den Behandlungstandards gleichwohl Überlegungen zu den Aspekten Vorhersehbarkeit und Sorgfalt zugrunde (Berman 2006). Die Risikodokumentation belegt in diesem Rahmen, dass Behandler*innen eine Beurteilung relevanter Faktoren vorgenommen haben. Wenn keine Dokumentation vorliegt, steht unmittelbar infrage, ob Behandler*innen überhaupt ein Risikoassessment vorgenommen haben – nach dem Motto: »Wenn es nicht dokumentiert wurde, dann hat es auch nicht stattgefunden«.

Abgesehen von diesen klinischen und juristischen Zwecken dient die Risikodokumentation dazu, die Informationen aus verschiedenen Quellen miteinander zu verbinden. Auf diese Weise können im Behandlungsverlauf informierte Entscheidungen getroffen werden. Informationen mit besonderer Relevanz für das Suizidrisiko können dabei in zwei Kategorien, die sich empririsch bewährt haben, unterteilt werden (Joiner u. a. 1997; Minnix u. a. 2007): Suizidwunsch und aktive Planung. In die Kategorie *Suizidwunsch* fallen Hinweise auf Lebensmüdigkeit, Sterbewünsche, passive Suizidgedanken (z. B. die Vorstellung, sich aus einer potenziell lebensbedrohlichen Situation nicht zu befreien) und einen Mangel an Schutzfaktoren. Im Gegensatz dazu fallen in die Kategorie *aktive Planung* Hinweise auf aktive Suizidgedanken (z. B. Nachdenken über Suizidmethoden), die Ausformulierung eines konkreten Suizidplans, vorhandene Gelegenheiten zur Selbsttötung, die Annahme, die Befähigung oder den Mut zu haben, einen Suizidversuch zu unternehmen, sowie vorbereitende Aktivitäten und »Generalproben« für einen Suizid. Auch wenn beide Faktoren mit einem erhöhten Suizidrisiko in Verbindung stehen, sind Merkmale der Kategorie *aktive Planung* etwas stärker mit Suizid(versuchen) assoziiert. Behandler*innen sollten daher auf Hinweise aktiver Planung besonders achten und sie stärker als Variablen der Kategorie *Suizidwunsch* gewichten (Bryan & Rudd 2006; Joiner u. a. 1999). Darüber hinaus sollten die Risiko- und Schutzfaktoren den verschiedenen Domänen des Suizidalen Modus zugeordnet und dokumentiert werden (s. Tab. 4.1): Basisrisikofaktoren (insb. frühere Suizidversuche), auslösende Ereignisse, affektive und körperliche Symptome, suizidale Kognitionen, Impulskontrolle und Verhaltensstörungen sowie protektive Faktoren.

Falls Patient*innen kürzlich einen Suizidversuch unternommen haben, sollten Behandler*innen zudem die subjektiven und objektiven Indikatoren einer Suizidabsicht dokumentieren. Eine Suizidabsicht lässt sich aus expliziten wie impliziten Hinweisen darauf ablesen, dass sich die betreffende Person in jenem Moment suizidieren wollte und sich bewusst war, dass der Tod eine wahrscheinliche Folge ihres Handelns sein würde (Crosby u. a. 2011). Die *subjektive Absicht* umfasst

TABELLE 4.1: Bereiche der Risikodokumentation

Domäne	Variablen
Basisrisikofaktoren	• frühere Suizidversuche • Diagnose(n) einer psychischen Störung • männliches Geschlecht • Missbrauchs- oder Traumatisierungserfahrungen • Suizide in der Familie (Hinweis auf genetisches Risiko)
Auslösende Ereignisse	• Beziehungsprobleme • Geldsorgen • rechtliche Schwierigkeiten • akute gesundheitliche Probleme • anderer bedeutsamer Verlust (objektiv oder subjektiv)
Symptome (emotional und körperlich)	• Depression • Schuldgefühle • Wut • körperliche Agitiertheit • Schlafprobleme • Halluzinationen • Schmerzen
Suizidale Kognitionen	• Hoffnungslosigkeit • Eindruck, eine Last für andere zu sein • Scham • Selbsthass • soziale Isolation oder mangelndes Zugehörigkeitsgefühl • Entrapment
Impulskontrolle und Verhaltensstörungen	• nicht-suizidales selbstverletzendes Verhalten • Substanzmissbrauch • Aggressivität
Protektive Faktoren	• Gründe für das Leben • Hoffnung • Lebenssinn • Optimismus • soziale Unterstützung

dabei, was die Person explizit über ihre Beweggründe aussagt (z. B. »Ich wollte sterben« oder »Ich dachte nicht, dass mir wirklich etwas passieren würde«). Die *objektive Absicht* bezieht sich hingegen auf situative, kontextuelle oder verhaltensbezogene Faktoren, die indirekt oder implizit Aufschluss über die Beweggründe geben. Objektive Indikatoren einer hohen Suizidabsicht sind beispielsweise die sorgfältige Planung eines Suizidversuchs, Schritte, um eine Rettung zu verhindern, und/oder das Einüben des Suizidversuchs. Während die subjektive Absicht stark mit emotionaler Belastung assoziiert ist, korreliert die objektive Absicht stärker mit der Letalität des Suizidversuchs (Horesh u. a. 2012). Die objektive Absicht ist daher ein besserer Indikator für die Wahrscheinlichkeit eines Suizides und sollte von Behandler*innen dementsprechend stärker gewichtet werden. Für die Risikodokumentation ergibt sich daraus, dass die subjektive Absicht mit dem Suizidwunsch zusammenhängt, während die objektive Absicht mit aktiver Planung zusammenhängt. Sollte also beispielsweise eine Patientin berichten, dass sie sich unter Alkoholeinfluss eine Waffe an den Kopf gehalten hat, gleichzeitig aber eine subjektive Suizidabsicht abstreiten (z. B. »Ich war dumm und betrunken, ich wollte mich nicht wirklich umbringen«), so sollten Behandler*innen sie – vor dem Hintergrund, dass es klare Hinweise auf eine objektive Absicht und aktive Planung gibt – dennoch als Hochrisikopatientin einstufen.

Zudem sollten Behandler*innen darauf achten, das Risiko von Patient*innen, die Fragen nach aktuellen oder kurz zurückliegenden Suizidgedanken verneinen, nicht unterschätzen. Die Forschung hat gezeigt, dass die Mehrheit derer, die einen Suizidversuch unternehmen oder durch einen Suizid sterben, Suizidgedanken oder -absichten in den Terminen unmittelbar vor ihrem Versuch oder Tod verneint haben (Busch u. a. 2003; Coombs u. a. 1992; Hall u. a. 1999; Kovacs u. a. 1976). Tatsächlich lassen Aussagen zu Suizidgedanken oder zu einer Suizidabsicht keine Schlüsse darauf zu, welche Patient*innen sich suizidieren werden und welche nicht. Agitiertheitssymptome sind hingegen gute Indikatoren einer Suizidabsicht (Poulin u. a. 2014). Darüber hinaus sind suizidale Kognitionen wie Schuld, Scham und Selbstabwertung signifikant bessere Prädiktoren zukünftiger Suizidversuche als Suizidgedanken und frühere Versuche (Bryan u. a. 2014d). Therapeut*innen sollten daher das Suizidrisiko von Patient*innen, die Agitiertheitssymptome berichten (oder zeigen) und/oder suizidale Kognitionen äußern, nicht unterschätzen, selbst dann nicht, wenn diese Suizidgedanken oder -absichten abstreiten.

4.2 Das Risikoassessment in der Praxis

Nach der Anamnesesitzung werden vorhandene genauso wie nicht vorhandene Risiko- und Schutzfaktoren in der Patient*innenakte dokumentiert. Auch wenn die BCBT keine bestimmte Dokumentationsstruktur verlangt, kann es hilfreich sein, standardisierte Vorlagen zu nutzen (s. Anhang B.2). Solche Vorlagen sind in zweifacher Hinsicht nützlich. Zum einen können sie als Checkliste genutzt werden, um sicherzustellen, dass auch Risiko- und Schutzfaktoren, die im narrativen Interview nicht zur Sprache gekommen sind, abgefragt werden. Wenn Patient*innen im narrativen Interview beispielsweise nichts zu Alkohol- oder Substanzmissbrauch gesagt haben, dann kann ein kurzer Blick auf die Checkliste Therapeut*innen daran erinnern, hier noch einmal nachzufragen: »Mir ist aufgefallen, dass Sie bisher nichts zu Ihrem Alkoholkonsum gesagt haben. Hat Alkohol während Ihrer suizidalen Krise eine Rolle gespielt?« Zweitens sorgt eine standardisierte Vorlage dafür, dass die erhobenen Informationen vollständig sind, und minimiert so die Wahrscheinlichkeit, dass wichtige Faktoren übersehen oder ausgelassen werden. Auf der Vorlage zur Risikodokumentation können Behandler*innen nicht nur das (Nicht-)Vorhandensein wichtiger Risiko- und Schutzfaktoren dokumentieren, sondern auch weitere detailliertere Informationen ergänzen. Wenn möglich, sollte der exakte Wortlaut der Patient*innen dokumentiert werden. Die Vorlage kann ausgedruckt oder für die Nutzung in elektronischen Patient*innenakten konvertiert werden. In der BCBT muss nicht unbedingt zu jeder Sitzung die gesamte Vorlage ausgefüllt werden. Nach jedem Termin sollten jedoch zumindest Veränderungen von Risiko- und Schutzfaktoren dokumentiert werden, um so den Behandlungsfortschritt (ob positiv oder negativ) abzubilden.

Dabei sollte auch ein »Gesamtrisikoniveau« festgelegt werden, das als Grundlage für Behandlungsentscheidungen dient. Die Zuweisung eines Risikoniveaus kann für Behandler*innen sehr herausfordernd sein, da es hierfür keine empirisch bewährte Methode gibt. Verschiedene Entscheidungsfaktoren, die auf Expert*innenkonsens und Best-Practice-Empfehlungen beruhen, haben sich jedoch herausgebildet (z. B. Bryan & Rudd 2006). Erstens sollte das Risiko von Patient*innen mit multiplen Suizidversuchen höher eingeschätzt werden als von Personen, die keinen oder einen Suizidversuch unternommen haben. Dies gilt auch dann, wenn sich Erstere in ihrer relativ »besten« Verfassung befinden. Zweitens sollten Indikatoren einer objektiven Absicht und aktiver Planung stärker gewichtet werden als Indikatoren einer subjektiven Absicht und eines Suizidwunsches. Drittens wird die Sicherheit ambulanter Patient*innen von kontextuellen Faktoren beeinflusst, die sich von Situation zu Situation unterscheiden können. So haben zum Beispiel Behandlungseinrichtungen, deren Patient*innenklientel vor allem unter schweren, chronischen psychischen Störungen leiden und nur eingeschränkten Zugang zu medizinischen Behandlungen haben, andere Sicherheitsanforderungen als Kliniken mit Patient*innenklientel, die über niedrigschwelligen Zugang zu medizinischen Behandlungen verfügen und unter weniger schweren Beschwerden leiden. Viertens sollte die Verfügbarkeit von Schusswaffen (bzw. anderen letalen Mitteln) bei der Risikoeinschätzung und bei Überlegungen zur Sicherheit ambulanter Patient*innen berücksichtigt werden. Schließlich gibt es in vielen Behandlungssettings die Möglichkeit, die Behandlungsintensität unterschiedlich zu gestalten, zwischen wöchentlichen ambulanten Sitzungen bis hin zu stationärer Behandlung. So können Termine zweimal statt einmal pro Woche angesetzt werden oder es kann zwischen den Sitzungen telefoniert werden. Therapeut*innen sollten grundsätzlich erwägen, die Intensität oder »Dosis« einer ambulanten Behandlung zu erhöhen, statt unmittelbar eine stationäre Aufnahme vorzubereiten. Tabelle 4.2 gibt, basierend auf der Anzahl an Indikatoren für aktive Planung und Suizidwunsch, Hinweise zur Operationalisierung verschiedener Suizidrisikoniveaus.

TABELLE 4.2: Operationalisierung von Suizidrisikoniveaus

	Risikoniveau	
Kriterien	**Multiple Suizidversuche**	**Kein oder ein Suizidversuch**
• keine aktive Planung • kein Suizidwunsch	niedrig	nicht erhöht
• keine aktive Planung • weniger als zwei Indikatoren eines Suizidwunsches	moderat	niedrig
• keine aktive Planung • mehr als zwei Indikatoren eines Suizidwunsches	hoch	moderat
• jegliche aktive Planung • weniger als zwei Indikatoren eines Suizidwunsches	hoch	moderat
• jegliche aktive Planung • mehr als zwei Indikatoren eines Suizidwunsches	hoch	hoch

In Einklang mit allgemeinen Empfehlungen sollte insbesondere eine Vorgeschichte multipler Suizidversuche in der Risikobewertung berücksichtigt werden. Dies bedeutet, dass das Risiko von Patient*innen mit multiplen Suizidversuchen und wenig Indikatoren von aktiver Planung und Suizidwunsch grundsätzlich höher eingeschätzt werden sollte als das Risiko von Patient*innen ohne eine entsprechende Vorgeschichte. Therapeut*innen sollten eine klar definierte Methode für die Zuweisung von Risikoniveaus verwenden, um so eine Zu- und Abnahme des Risikos über den Behandlungsverlauf hinweg leicht identifizieren zu können. Das zugewiesene Risikoniveau sollte in der Patient*innenakte dokumentiert werden. Hierzu gehört auch eine kurze Aussage darüber, ob und warum eine stationäre Aufnahme zum jeweiligen Zeitpunkt (nicht) angezeigt ist. Daraus resultiert eine wichtige Frage für die Arbeit mit suizidgefährdeten Patient*innen: Wann ist die Schwelle für eine Klinikeinweisung überschritten? Leider gibt es hierauf bislang keine eindeutige Antwort. In der BCBT gründet diese Entscheidung größtenteils darauf, ob die Sicherheit von Patient*innen in einer ambulanter Behandlung gewährleistet werden kann. Insbesondere dann, wenn sich die Rahmenbedingungen einer ambulanten Therapie nicht ausreichend anpassen lassen, um so die Sicherheit von Patient*innen sicherzustellen (z. B. durch eine erhöhte Sitzungsfrequenz oder einen eingeschränkten Zugang zu Schusswaffen / letalen Mitteln), kann eine stationäre Behandlung bei Hochrisikopatient*innen angezeigt sein. Ist dies hingegen möglich, können auch Hochrisikopatient*innen ambulant behandelt werden.

4.3 Die Dokumentation der Fallvignetten

In Tabelle 4.3 werden Auszüge aus den Dokumentationen der beiden Patienten John und Mike sowie der Patientin Janice dargestellt. Diese beispielhaften Notizen können als Muster für eine narrative Dokumentationsmethode genutzt werden. Eine solche Methode steht im Gegensatz zu den »Lückentexten«, der oben erwähnten Vorlagen, wie sie von vielen Behandler*innen genutzt werden. Die Notizen stammen aus dem Erstgespräch und jeweils einem weiteren Therapietermin. In jedem Beispiel listet der jeweilige Therapeut Risiko- und Schutzfaktoren auf und berücksichtigt dabei, falls relevant, weitere Informationsquellen. Darüber hinaus dokumentiert der Therapeut Zu- und Abnahmen des Suizidrisikos und liefert eine Begründung für eine ambulante bzw. stationäre (Weiter-)Behandlung. Schließlich wird zwischen verschiedenen Risikodimensionen, insbesondere zwischen subjektiver und objektiver Suizidabsicht, differenziert.

TABELLE 4.3: Beispieltexte für das Risikoassessment zu den drei BCBT-Patient*innen

Sitzung Nr.	Beispieltext
Anamnese	John Risikofaktoren beinhalten männliches Geschlecht, Eheprobleme, Depression, Wut, Schuldgefühle. Bislang keine Diagnose einer psychischen Störung, keine Vorgeschichte von Suizidgedanken und -versuchen. Vor Kurzem abgebrochener Suizidversuch mit eigener Schusswaffe bei minimaler Vorausplanung, jedoch hoher objektiver und subjektiver Absicht. Keine Hinweise auf Halluzinationen, psychotische Symptome oder Substanzmissbrauch. Schusswaffe zeitweilig von Freund verwahrt. Weitere Risiko- und Schutzfaktoren auf Anamnesebögen vermerkt. Notfallplan gemeinsam mit Patienten entwickelt; dieser hat aktiv mitgearbeitet und die Verwendung zugesagt. Basierend auf dieser Kombination von Risiko- und Schutzfaktoren wird das Gesamtrisiko als moderat eingeschätzt. Die Sicherheit einer ambulanten Behandlung wird aktuell als ausreichend eingeschätzt. Eine stationäre Aufnahme ist derzeit nicht angezeigt.

3	Depression und Schuldgefühle klingen weiter ab. Patient verneint erneute Suizidgedanken oder einen Suizidwunsch, keine Hinweise auf Vorbereitungs- oder Planungsverhalten. Keine weiteren Veränderungen der Risiko- und Schutzfaktoren. Basierend auf dieser Kombination von Faktoren wird das Gesamtrisiko als niedrig eingeschätzt. Die Sicherheit einer ambulanten Behandlung wird als ausreichend eingeschätzt. Eine stationäre Aufnahme ist derzeit nicht angezeigt.
Anamnese	Mike Risikofaktoren beinhalten männliches Geschlecht, mittleres Alter, Beziehungsprobleme, Wut, Depression, Selbstkritik und Eindruck fehlender Emotionskontrolle. Patient berichtet starken Alkoholkonsum. Suizidale Kognitionen umfassen Hoffnungslosigkeit und Selbsthass (»Ich kann nicht ertragen, wer ich geworden bin«). Erhöhtes Niveau körperlicher Agitiertheit; Patient berichtet von Schlaflosigkeit. Er gibt an, Schusswaffen im Haus zu haben, diese seien aber von seiner Schwester »weggeschlossen« worden. Er verneint Suizidgedanken und -absichten sowie eine Vorgeschichte suizidalen Verhaltens. Trotzdem wird das Suizidrisiko als hoch bewertet, weshalb gemeinsam mit dem Patienten ein Notfallplan entwickelt wurde. Der Patient bewertet diesen als sehr hilfreich und schätzt die Wahrscheinlichkeit, diesen zu nutzen, als hoch ein. Basierend auf dieser Kombination von Risiko- und Schutzfaktoren wird das Gesamtrisiko als hoch bewertet. Dennoch wird die Sicherheit einer ambulanten Behandlung als aktuell ausreichend eingeschätzt; eine stationäre Aufnahme ist derzeit nicht angezeigt.
2	Patient gibt an, seit der letzten Sitzung keinen Alkohol konsumiert zu haben. Wut und Depression infolge der Anwendung des Notfallplans leicht reduziert. Patient gibt an, dass der Notfallplan ihm dabei helfe, seine Emotionen besser unter Kontrolle zu haben. Keine Veränderung bei anderen Risikofaktoren. Patient verneint weiterhin Suizidgedanken und -absichten. Basierend auf dieser Kombination von Risiko- und Schutzfaktoren wird das Gesamtrisiko weiterhin als hoch eingeschätzt. Die Sicherheit einer ambulanten Behandlung wird weiterhin als ausreichend eingeschätzt; eine stationäre Aufnahme ist derzeit nicht angezeigt.
Anamnese	Janice Risikofaktoren beinhalten die Diagnosen PTBS und Borderline-Persönlichkeitsstörung; multiple Suizidversuche mittels Medikamentenüberdosis. Bei beiden Versuchen hohe subjektive wie objektive Suizidabsicht, einschließlich Vorkehrungen zur Verhinderung einer Rettung. Patientin gibt an, sie habe »den Plan jetzt seit Jahren – was soll die ganze Aufregung?«, sie verneint eine aktuelle Suizidabsicht. Sie denke »konstant« an Suizid. Alkoholkonsum und Vorhandensein von Schusswaffen im Haus werden verneint. Es wurde gemeinsam mit der Patientin ein Notfallplan entwickelt; diesen bewertet sie als sehr hilreich und sie schätzt die Wahrscheinlichkeit, diesen zu nutzen, als hoch ein. Basierend auf dieser Kombination von Risiko- und Schutzfaktoren wird das Gesamtrisiko als moderat bewertet. Die Sicherheit einer ambulanten Behandlung wird als aktuell ausreichend eingeschätzt; eine stationäre Aufnahme ist derzeit nicht angezeigt.

4	Trotz beständiger Abnahme der Risikofaktoren im Behandlungsverlauf berichtet die Patientin von einem Suizidversuch mittels Medikamentenüberdosis in der vergangenen Woche. Im Gegensatz zu früheren Suizidversuchen wies der aktuelle Versuch eine moderate subjektive und eine niedrige objektive Suizidabsicht auf. Depression, Schlaflosigkeit, suizidale Kognitionen und Intensität von Suizidgedanken erhöht. Der Notfallplan wurde gemeinsam überarbeitet und es wurden Strategien zur Verbesserung der Wirksamkeit des Plans und der Nutzungsmotivation der Patientin entwickelt. Seit dem Suizidversuch sind das allgemeine Belastungsniveau wie auch die subjektive Suizidabsicht gesunken. Das Gesamtrisiko wird als hoch eingeschätzt. Die Patientin erklärt sich bereit, die Sitzungsfrequenz so lange zu erhöhen, bis ihr Risiko wieder auf moderatem Niveau ist. Angesichts dieser Anpassung der Behandlungsintensität ist eine stationäre Aufnahme derzeit nicht angezeigt, das Risikoniveau wird jedoch häufiger überprüft werden, um die Passung des Behandlungssettings zu prüfen.

Tipps und Hinweise für die Risikodokumentation

Anamnesebögen und Assessmentskalen nutzen. Behandler*innen sollten Daten aus Anamnesebögen, Symptomskalen und anderen Quellen nutzen, um ihre Suizidrisikobeurteilung zu vervollständigen. Diese Informationsquellen können in die Dokumentation integriert werden.

Zwischen subjektiver und objektiver Suizidabsicht unterscheiden. Bei der Bewertung und Dokumentation der Suizidabsicht betrachten Therapeut*innen häufig nur die subjektive Suizidabsicht. Wie zuvor erwähnt, besteht die Suizidabsicht jedoch aus einer subjektiven und einer objektiven Komponente; letztere ist stärker mit dem aktuellen und dem zukünftigen Suizidrisiko assoziiert. Therapeut*innen sollten daher beiden Dimensionen Aufmerksamkeit schenken und auf dieser Basis Entscheidungen treffen. Zudem sollte ihre Dokumentation beide Dimensionen separat widerspiegeln.

Checklisten und Dokumentationsvorlagen nutzen, um unabsichtliche Auslassungen zu vermeiden. Der größte praktische Nutzen von Checklisten und Dokumentationsvorlagen liegt wohl darin, dass sie es Behandler*innen erleichtern, keine Aspekte der Risikodokumentation zu übersehen und/oder auszulassen. Im Kontext der BCBT können Checklisten das narrative Assessment ergänzen. So kann mithilfe der Checkliste am Ende des narrativen Assessments schnell überprüft werden, ob wichtige Risiko- oder Schutzfaktoren unerwähnt geblieben sind. Sollte dem so sein, können die Patient*innen behutsam aufgefordert werden, weitere Informationen zu diesen Aspekten zu liefern.

5 Monitoring des Behandlungsverlaufs

Viele Therapeut*innen, die BCBT lernen, fragen sich, wie der Behandlungsfortschritt in der BCBT am besten im Blick behalten werden kann – und dies insbesondere im Hinblick auf Veränderungen des Suizidrisikos. Das Monitoring des Suizidrisikos und des Behandlungsfortschritts ist ein essenzieller Bestandteil der BCBT. Es finden sich Hinweise darauf, dass das Monitoring des Suizidrisikos zur suizidpräventiven Wirkung einer Therapie beitragen kann. So konnte bereits mehrfach gezeigt werden, dass ein Monitoring der Behandlungsansprache mithilfe standardisierter Assessmentskalen den Therapieerfolg dann verbessert, wenn sowohl Therapeut*innen als auch Patient*innen die Ergebnisse des Monitorings kennen (z. B. Crits-Christoph u. a. 2012; Harmon u. a. 2007; Simon u. a. 2013; Slade u. a. 2008). Die Ergebnisse einer Metaanalyse, in der die Ergebnisse von sechs klinischen Studien, in denen Psychotherapien mit Monitoring- und Feedbacksystem mit solchen ohne entsprechendes Monitoring verglichen wurden, weisen darauf hin, dass ein Monitoring bei Patient*innen mit einer ursprünglich schlechten Behandlungsprognose einen besonders positiven Effekt hatte. Bei solchen Hochrisikopatient*innen wurde die Rate klinischer Verschlechterung durch Monitoring- und Feedbacksysteme um die Hälfte reduziert. Gleichzeitig verdoppelte sich die Rate der Patient*innen mit positiven Outcomes (Shimokawa u. a. 2010). Zudem zeigten die Ergebnisse, dass Patient*innen, die eine klinische Verschlechterung aufwiesen und/oder langsamer als erwartet auf die Behandlung ansprachen, durch Monitoring- und Feedbacksysteme dabei geholfen wurde, »aufzuholen«.

Entsprechende Befunde zeigen sich über verschiedene klinische Settings (z. B. ambulante Psychotherapie, stationäre Psychiatrie) hinweg. Monitoring- und Feedbacksysteme erweisen sich auch dort als erfolgreich, wo bislang keine solchen Systeme eingesetzt wurden und/oder ihnen gegenüber Skepsis bestand. Der Nutzen solcher Systeme scheint jedoch stark davon abzuhängen, dass Behandler*innen ein entsprechendes Feedback erhalten. Ein Monitoring des Behandlungsfortschrittes bietet Patient*innen, die langsam oder gar nicht auf die Behandlung ansprechen, keine Vorteile (Lambert u. a. 2001), wenn ihre Therapeut*innen keine Rückmeldung aus dem Monitoring erhalten. Monitoring- und Feedbacksysteme scheinen das Behandlungsoutcome zu verbessern, indem sie es allen Beteiligten

ermöglichen, eine suboptimale Therapieansprache früh zu erkennen und gegenregulierende Schritte einzuleiten (Lambert u. a. 2001).
In unserer ersten BCBT-Studie (Rudd u. a. 2015) werteten die Studientherapeut*innen in jeder Sitzung eine Reihe klinisch relevanter Variablen aus und entschieden auf dieser Basis über die Gestaltung des weiteren Therapieverlaufs. Angesichts der beschriebenen Vorteile von Monitoring- und Feedbacksystemen ist es vorstellbar, dass die suizidpräventive Wirkung der BCBT zum Teil in der Nutzung solcher Systeme begründet ist. Es wurden zwar noch keine Monitoring- und Feedbacksysteme speziell für die BCBT entwickelt, die regelmäßige Erfassung verschiedener Konstrukte und Variablen scheint jedoch besonders hilfreich zu sein: Suizidgedanken, subjektive Schlafqualität, suizidale Kognitionen und allgemeine Symptombelastung. Diese Konstrukte wurden aus verschiedenen Gründen ausgewählt. Zum einen handelt es sich um empirisch gut belegte Risikofaktoren, die somit eine gute Basis für die kontinuierliche Überwachung des Suizidrisikos bieten. Dies ist sowohl für die informierte Entscheidungsfindung als auch die Erfüllung juristischer Anforderungen relevant. Zum anderen differenzieren mehrere dieser Variablen (suizidale Kognitionen, Alkoholkonsum) zwischen Personen, die über Suizid nachdenken, und solchen, die suizidales Verhalten zeigen. Wie bereits erwähnt, wurde die BCBT entwickelt, um drei der Hauptmechanismen anzugehen, die für die Transition von Suizidgedanken zu suizidalem Verhalten als relevant erachtet werden: Emotionsregulation, kognitive Bewertungen und Problemlösestrategien. Suizidbezogene Kognitionsmuster, die die Bewertungen von Patient*innen in Bezug auf diese drei Mechanismen umfassen, differenzieren zwischen Personen, die an Suizid denken, und denjenigen, die einen Suizidversuch unternommen haben. Zudem sind solche Kognitionen – wie bereits erwähnt – ein besserer Prädiktor für Suizidversuche als Suizidgedanken und andere Marker psychologischer oder emotionaler Belastung (Bryan u. a. 2014e). Dies gilt auch für Alkoholkonsum (Kessler u. a. 1999; Nock u. a. 2008; May & Klonsky 2016), welcher den Übergang von Suizidgedanken zu Handlungen ebenfalls erleichtert (Bagge u. a. 2015; Bryan u. a. 2016a). Dies hängt wahrscheinlich damit zusammen, dass Alkohol, wie suizidales Verhalten auch, eine Copingstrategie darstellt. Schwankungen des Alkoholkonsums können – über den Therapieverlauf – somit als Indikator für Emotionsregulationsprozesse und die Wahrscheinlichkeit suizidalen Verhaltens dienen.
Zusätzlich zu den genannten Mechanismen können Behandler*innen auch weitere Faktoren, die in Verbindung mit den Behandlungszielen stehen, erheben. In der BCBT werden Outcome- und Fortschrittsvariablen in jeder Sitzung erfasst. Patient*innen werden hierzu vor jedem ihrer Termine gebeten, einen Assessmentbogen – auf Papier oder elektronisch – im Wartezimmer auszufüllen. Dies

nimmt normalerweise nicht mehr als fünf bis zehn Minuten in Anspruch. Zu Beginn der Sitzung werden die Werte dann von Therapeut*in und Patient*in gemeinsam besprochen. Ein besonderer Fokus liegt hierbei auf Veränderungen seit der letzten Sitzung und darauf, wie diese Veränderungen mit bestimmten Interventionen und der Anwendung neu erlernter Skills zusammenhängen. Auf diese Weise kann das Fortschrittsmonitoring genutzt werden, um (positive und negative) Schwankungen des Suizidrisikos zu überwachen und gleichzeitig die Behandlungsadhärenz zu verbessern.

5.1 Methoden und Strategien zum Monitoring des Therapieerfolgs

Zur Überwachung des Behandlungsverlaufs stehen Therapeut*innen eine Vielzahl von Assessmentskalen und -instrumenten zur Verfügung. Da eine Überlegenheit eines bestimmten Instruments gegenüber anderen Instrumenten bislang nicht nachgewiesen wurde, sind Behandler*innen bei der Auswahl und Entwicklung des für ihre Arbeit am besten geeigneten Monitoring- und Feedbacksystems flexibel. Grundsätzlich sollten valide und reliable Skalen, d. h. solche mit guten psychometrischen Eigenschaften, ausgewählt werden. Tabelle 5.1 gibt einen Überblick über verschiedene Assessmentinstrumente.
Die effizienteste Methode, den Fortschritt sitzungsbezogen zu erfassen, besteht darin, eine Skala auszuwählen, die gleich mehrere Faktoren erfasst. Depressionsskalen wie das Beck-Depressions-Inventar (BDI-II; Beck u. a. 1996) und der Gesundheitsfragebogen für Patienten PHQ-9 (Kroenke u. a. 2001) erfassen beispielsweise nicht nur die allgemeine Symptombelastung. Sie beinhalten zudem Items, die die Schlafqualität und Suizidgedanken messen. Die entsprechenden Suiziditems haben sich interessanterweise als signifikante Prädiktoren für Suizidversuche und Suizide herausgestellt (Green u. a. 2015; Simon G.E. u. a. 2013). Allgemeine Symptomskalen wie der Ergebnisfragebogen-45 (EB-45; Lambert u. a. 2004) und das Behavioral Health Measure-20 (BHM-20; Bryan u. a. 2012d; Kopta & Lowry 2002) messen ebenfalls die Symptombelastung, die Schlafqualität und Suizidgedanken. Inwieweit die hier verwendeten Suiziditems prädiktiv sind für suizidales Verhalten, muss jedoch noch empirisch untersucht werden. Es konnte allerdings schon gezeigt werden, dass das BHM-20 die Identifikation von suizidgefährdeten Patient*innen in Praxen ohne institutionelles Monitoring- und Feedbacksystem signifikant erhöht (Bryan u. a. 2008). Im Vergleich zu

TABELLE 5.1: Skalen, die zum Monitoring des Behandlungsfortschritts verwendet werden können

		Gemessene Outcomes				
Skala	Items	Suizidgedanken	Schlafqualität	Suizidale Kognitionen	Alkoholkonsum	Symptombelastung
Beck-Depressions-Inventar-II (BDI-II)	21	●	●			●
Gesundheitsfragebogen für Patienten (PHQ-9)	9	●	●			●
Ergebnisfragebogen-45 (EB-45)	45	●	●		●	●
Behavioral Health Measure-20 (BHM-20)	20	●	●		●	●
Beck-Suizidgedanken-Skala (BSS)	19	●				
Depressive Symptom Index – Suicidality Subscale (DSI-SS)	4	●				
Insomnia Severity Index (ISI)	7		●			
Medical Outcomes Study Sleep Scale (MOSSS)	12		●			
Pittsburgh Sleep Quality Index (PIQI)	19		●			
Alcohol Use Disorders Identification Test (AUDIT)	10/3[1]				●	
Interpersonal Needs Questionnaire (INQ)	15			●		
Suicide Cognitions Scale (SCS)	18/9[1]			●		

1 Anzahl Items der Gesamtskala und einer gekürzten Skala.
Anmerkung der Herausgeber: Alle hier genannten Fragebögen existieren auch in einer validierten deutschen Fassung.

Depressionsskalen erfassen allgemeine Symptomskalen oft eine größere Bandbreite an Symptomen und Risikofaktoren (z. B. Alkoholkonsum, Beziehungsprobleme), sodass sie Behandler*innen ein größeres Spektrum an Variablen bieten, die für die Beurteilung des Suizidrisikos relevant sind.

In manchen Fällen kann es sinnvoll sein, einen spezifischen Fragebogen zur Erfassung von Suizidgedanken, -absichten und -verhalten zu verwenden. Beispiele hierfür sind die Beck-Suizidgedanken-Skala mit 19 Items (BSS; Beck & Steer 1991), guten psychometrischen Gütekriterien und belegter prognostischer Validität (Beck u. a. 1997; Beck u. a. 1979; Brown u. a. 2000) oder die Suizidalitätssubskala des Depressive Symptom Index mit vier Items (DSI-SS; Joiner u. a. 2002). Diese Instrumente bieten den Vorteil, Suizidgedanken und/oder suizidale Verhaltensweisen umfassender zu dokumentieren, sodass sie ein differenziertes Verständnis von Risikoschwankungen ermöglichen. Faktorenanalysen der BSS haben gezeigt, dass diese mehrere Subskalen umfasst (z. B. Beck u. a. 1979, 1997), welche auf unterschiedliche Weise mit suizidalem Verhalten zusammenhängen.

Spezifische Messinstrumente zur Erfassung von Schlafqualität und Alkoholkonsum ermöglichen ebenfalls ein detaillierteres Verständnis dieser Konstrukte als allgemeine Symptomskalen. Für beides existieren mehrere kurze Messinstrumente. Der Insomnia Severity Index mit sieben Items (ISI; Bastien u. a. 2000), die Medical Outcomes Study Sleep Scale mit zwölf Items (Stewart u. a. 1978) und der Pittsburgh Sleep Quality Index mit 19 Items (PSQI; Buysse u. a. 1989) sind reliable und valide Instrumente zur Messung der Schlafqualität, die in der klinischen Praxis weitverbreitet sind. Das wohl meistgenutzte Messinstrument zur Erfassung von Alkoholkonsum ist der Alcohol Use Disorders Identification Test (AUDIT; Saunders u. a. 1993), der mit zehn Items Hinweise auf problematischen oder pathologischen Alkoholkonsum geben kann (Allen u. a. 1997). Der AUDIT erfasst Alkoholkonsum, Trinkverhalten und konsumassoziierte Probleme. Es existiert eine Kurzversion mit drei Items (AUDIT-C), die ähnliche psychometrische Eigenschaften aufweist wie die Originalversion (Bush u. a. 1998).

Die Erfassung und die Messung suizidaler Kognitionen sind eine relativ neue Entwicklung, die von erheblichem klinischem Nutzen sein kann. Zwei Skalen sind besonders erwähnenswert: der Interpersonal Needs Questionnaire (INQ; van Orden u. a. 2012) und die Suicide Cognitions Scale (SCS; Bryan u. a. 2014e). Beide wurden speziell für die Messung verschiedener Arten suizidaler Kognitionen entwickelt. Der INQ basiert auf der Interpersonalen Theorie suizidalen Verhaltens (Joiner 2005) und erfasst den Eindruck, eine Last für andere zu sein (perceived burdensomeness), sowie mangelndes Zugehörigkeitserleben (thwarted belongingness). In diversen Studien konnte gezeigt werden, dass diese beiden Wahrnehmungen eng mit Suizidgedanken und suizidalem Verhalten assoziiert sind. Im Lauf der Jahre wurden verschiedene Versionen der Skala (mit zehn, zwölf, 15, 18 und 25 Items) eingesetzt. Auch wenn all diese Versionen hinreichend reliabel und valide sind, weisen die Versionen mit zehn und 15 Items die besten psychometrischen Eigenschaften auf. Die Nutzung dieser Versionen wird daher empfohlen (Hill u. a. 2015). Im Unterschied zum INQ basiert die SCS mit 18 Items auf der Fluid Vulnerability Theory (Rudd 2006), die auch die konzeptuelle Basis für die BCBT bildet. Erste Analysen wiesen auf eine zweifaktorielle Struktur der SCS hin: *Minderwertigkeit* (unlovability) und *Unaushaltbarkeit* (unbearability) (Bryan u. a. 2014e). Spätere Arbeiten legten einen dritten Faktor, *Unlösbarkeit* (unsolvability), nahe (Bryan u. a. 2017b; Ellis & Rufino 2015). Die dreifaktorielle Lösung zeigte hierbei eine etwas höhere Modellpassung als die zweifaktorielle Lösung. Die SCS erfasst somit den Eindruck, hoffnungslos defizitär und unvollkommen zu sein (Minderwertigkeit), subjektiv überwältigende Schmerzen nicht ertragen zu können (Unaushaltbarkeit) und vor unlösbaren Problemen zu stehen (Unlösbarkeit). In Studien zeigte sich, dass die SCS auf neun Items (drei pro Subskala) gekürzt werden kann, ohne an Reliabilität, Validität oder klinischem Nutzen einzubüßen (Bryan u. a. 2017b). Im Rahmen einer BCBT-Behandlung können Skalen zur Erfassung suizidaler Kognitionen genutzt werden, um einen zentralen Mechanismus für den Übergang von Suizidgedanken zu suizidalem Verhalten im Blick zu behalten und Informationen über die Vulnerabilität von Patient*innen für suizidales Verhalten zu liefern. Diese Skalen können insbesondere in der zweiten Phase der BCBT hilfreich sein, da sie den Fokus auf besonders ausgeprägte oder schädliche suizidale Kognitionen lenken.

5.2 Juristische Bedeutung von Monitoringsystemen

Wie im vierten Kapitel bereits beschrieben, basieren Gerichtsentscheidungen zur Einhaltung von Behandlungsstandards und zu Behandlungsfehlern vor allem auf Überlegungen zu zwei Aspekten: Vorhersehbarkeit und Sorgfalt. Vorhersehbarkeit bezieht sich darauf, ob Therapeut*innen das Suizidrisiko akkurat eingeschätzt haben. Sorgfalt bezieht sich auf die Anwendung eines systematischen Behandlungsplans, der nicht signifikant von einer typischerweise zu erwartenden Therapieumsetzung abweicht (Berman 2006). Monitoring- und Feedbacksysteme, wie sie hier beschrieben wurden, verbessern nicht nur die Wirkung und Qualität einer Behandlung, sie unterstützen Behandler*innen auch darin, diesen Behandlungsstandards gerecht zu werden. Mit Blick auf den Aspekt der Vorhersagbarkeit belegt die Nutzung entsprechender Systeme, dass Behandler*innen Risikoschwankungen ihrer Patient*innen überwacht haben. Entsprechende Schwankungen sollten wiederum in klinische Entscheidungen münden und zu dokumentierten Veränderungen des Behandlungsplans beitragen (d. h. Erhöhung der Sitzungsfrequenz, Auswahl von Interventionen für relevante Risikofaktoren).

Wenn beispielsweise eine Patientin von einer Sitzung zur nächsten eine deutliche Zunahme von Suizidgedanken, Symptombelastung und Alkoholkonsum berichtet, dann können Therapeut*innen entscheiden, den Notfallplan anzupassen oder die Einübung eines Skills, den die Patientin noch nicht ausreichend einsetzt, zu wiederholen. Die Information kann zudem genutzt werden, um Entscheidungen zur Behandlungsintensität, insbesondere mit Blick auf eine etwaige stationäre Aufnahme, zu begründen. Wenn Entscheidungen auf Basis von Monitoring- und Feedbackergebnissen getroffen (und entsprechend dokumentiert) werden, dann macht dies deutlich, dass ein systematischer Entscheidungsprozess stattgefunden hat. Dies hat unmittelbare Bedeutung für die Sorgfaltspflicht.

Die Bedeutung der Dokumentation von Assessmentergebnissen und deren Einfluss auf klinische Entscheidungen können im Kontext von Behandlungsfehlern nicht genug betont werden. In vielen Fällen wird bei einer nicht vorhandenen Dokumentation davon ausgegangen, dass eine bestimmte Handlung nicht vorgenommen oder eine Entscheidung nicht getroffen wurde. Wenn keine Suizidrisikoeinschätzung dokumentiert wurde, wird angenommen, dass sie auch nicht stattgefunden hat. Behandler*innen sollten daher ein Dokumentationssystem entwickeln, um die Ergebnisse des sitzungsbezogenen Assessments und der sich daraus ergebenden Konsequenzen für die Therapie festzuhalten. Eine relativ unkomplizierte Methode ist die Dokumentation der Ergebnisse in der Patient*innenakte. So lässt sich die Risikobeurteilung von Patient*innen fortlaufend aktualisieren.

Fallvignette: Janice

Diese Überlegungen sollen im Folgenden an unserer Beispielpatientin Janice veranschaulicht werden. In Tabelle 5.2 werden die Werte der ersten vier BCBT-Sitzungen mit ihr dargestellt. Janice zeigte anfänglich in mehreren Bereichen – Depression, Suizidgedanken, suizidale Kognitionen und Schlafqualität – Verbesserungen. Ihr Therapeut plante daraufhin, in der vierten Sitzung Entspannungsskills als neue Intervention einzuführen. Während der vierten Sitzung füllte Janice wie immer die Fragebögen aus und gab sie dem Therapeuten. Auf die Frage, wie es ihr seit der letzten Sitzung ergangen sei, antwortete Janice, dass es ihr »okay« gehe. Diese Aussage stand jedoch im Widerspruch zu ihren Symptomwerten, die sich alle verschlechtert hatten. Der Therapeut machte sie hierauf aufmerksam und fragte, was in der Zwischenzeit geschehen sei. Janice gab an, einen heftigen Streit mit ihrem Mann gehabt zu haben, woraufhin sie, zwei Tage vor ihrem Behandlungstermin, ausgezogen sei und einen Suizidversuch unternommen habe. In der Folge hatte Janice nur wenig geschlafen, sie litt unter unkontrollierbaren Sorgen und fühlte sich sehr angespannt. Sie gab zudem an, dass ihre Suizidgedanken, insbesondere wenn sie nachts allein war, an Häufigkeit und Intensität zugenommen hätten. Ihr Therapeut fragte danach, ob Janice ihren Notfallplan, die Achtsamkeitsübungen und das Survivalkit genutzt hätte. Dies wurde von Janice verneint – und dies, obwohl sie diese Skills zuvor als hilfreich empfunden hatte.

TABELLE 5.2: Janice' Symptomwerte in den ersten vier BCBT-Sitzungen

Sitzung Nr.	Interventionen	Gesamtwert BDI-II	BDI-II Suiziditem	Gesamtwert SCS	Gesamtwert ISI
1	Narratives Interview, Notfallplan, Behandlungsplan	51	1	48	26
2	Behandlungsvereinbarung und Achtsamkeitsskills	38	1	47	24
3	Survivalkit	28	0	39	20
4	Narratives Interview und Notfallplan	48	2	47	29

Der Therapeut und Janice entschieden gemeinsam, die Skills zu wiederholen und einen neuen Plan für regelmäßige Übungen aufzustellen. Zum Ende der Sitzung gab Janice an, sich deutlich ruhiger als zu Beginn zu fühlen und mit ihrem neuen Notfall- und Übungsplan zufrieden zu sein. Da Janice' Risikofaktoren so stark angestiegen waren, schätzte ihr Therapeut ihr Suizidrisiko höher als in der vergangenen Sitzung ein; allerdings nicht so hoch, dass eine stationäre Behandlung angezeigt gewesen wäre. Er fragte Janice, ob sie damit einverstanden wäre, den nächsten Termin bereits in zwei Tagen anstatt in einer Woche zu vereinbaren, sodass der Behandlungsplan, falls erforderlich, rasch weiter angepasst werden könnte. Janice stimmte dem zu. Nachdem sie gegangen war, dokumentierte ihr Therapeut die Assessmentwerte, den Inhalt der Sitzung sowie seine Entscheidung, die Sitzungsfrequenz angesichts des gestiegenen Suizidrisikos zu erhöhen. Er vermerkte zudem, dass das Suizidrisiko zwar angestiegen sei, jedoch nicht auf ein Niveau, welches eine stationäre Behandlung erforderlich machen würde. Die Nutzung eines Monitoring- und Feedbacksystems half dem Therapeuten im vorliegenden Fall dabei, eine plötzliche Wende zum Schlechteren zu identifizieren trotz Janice' subjektiver Wahrnehmung, es gehe ihr »okay«. Auf Basis der Daten konnte der Therapeut das veränderte Suizidrisiko von Janice angemessen einschätzen. Wie bereits gesagt, haben diese Aspekte unmittelbare Relevanz für das Konzept der Vorhersagbarkeit. Im Anschluss modifizierte der Therapeut den Behandlungsplan, um dem veränderten Risiko von Janice gerecht zu werden. Er verzichtete darauf, einen neuen Skill einzuführen, sondern wiederholte stattdessen bereits erlernte Skills – der wichtigste Skill war die Anwendung des Notfallplans. Er entschied damit, den Fokus auf das Problem zu legen, das am unmittelbarsten mit dem Anstieg des Suizidrisikos zusammenhing, nämlich die Anwendung von Skills und des Notfallplans. Schlussendlich erhöhte er die Behandlungsintensität, indem er den nächsten Termin deutlich früher als gewöhnlich ansetzte: zwei Tage später anstatt eine Woche später. Diese drei Entscheidungen spiegeln das Konzept der Sorgfalt wider.

Zusammenfassung

Die regelmäßige Erfassung und Überprüfung klinischer Outcomes ermöglicht es BCBT-Therapeut*innen, gezielt Interventionen einzusetzen, die den Genesungsprozess der Patient*innen unterstützen und das Risiko von Klagen aufgrund von Behandlungsfehlern minimieren. Auch wenn nicht ganz klar ist, wie genau Monitoring- und Feedbacksysteme zu verbesserten Outcomes beitragen, deuten Studien aus Psychotherapiesettings darauf hin, dass insbesondere Patient*innen mit dem ursprünglich höchsten Suizidrisiko von einer Verlaufskontrolle der Behandlungsergebnisse profitieren. Die sitzungsweise Dokumentation ist daher ein wichtiger Bestandteil der BCBT.

5.3 Suizidversuche und Klinikeinweisungen im Verlauf einer Behandlung thematisieren

Janice' Fall veranschaulicht wichtige Themen bei der Behandlung von Hochrisikopatient*innen: die angemessene Reaktion auf suizidales Verhalten und den Umgang mit stationären Aufnahmen im Behandlungsverlauf. Auch wenn BCBT das Suizidversuchsrisiko erwiesenermaßen signifikant senkt, so wird dieses nicht vollständig eliminiert. Es muss daher mit Suizidversuchen im Behandlungsverlauf gerechnet werden. Die Ergebnisse klinischer Studien mit suizidgefährdeten Personen weisen darauf hin, dass bis zu 50% der Patient*innen, die akut suizidal sind und/oder kurz vor Behandlungsbeginn einen Suizidversuch unternommen haben, im Behandlungsverlauf einen (erneuten) Suizidversuch ausführen werden (Rudd u. a. 2009b). Bei der BCBT und ähnlichen kognitiven Verhaltenstherapien liegt die Suizidversuchsrate bei unter 25% (Brown u. a. 2005b; Linehan u. a. 2006b; Rudd u. a. 2015). Patient*innen, die während der Behandlung einen Suizidversuch unternehmen, werden mit sehr hoher Wahrscheinlichkeit noch während der Therapie einen zweiten Suizidversuch durchführen (Rudd u. a. 2009b). Darüber hinaus konnte gezeigt werden, dass die Wahrscheinlichkeit eines Suizidversuchs in den ersten sechs Monaten der Therapie – d. h. während der aktiven Behandlungsphase – am höchsten ist. So berichteten zum Beispiel Rudd u. a. (2015), dass etwa 7% der BCBT-Patient*innen in den ersten sechs Monaten der Behandlung einen Suizidversuch unternahmen. Brown u. a. (2005b) kamen zu ähnlichen Ergebnissen: 14% der verhaltenstherapeutisch behandelten Patient*innen, und damit etwas mehr als die Hälfte aller Personen, die während der Behandlung einen Suizidversuch unternahmen, taten dies innerhalb der ersten sechs Monate. Therapeut*innen, die akut suizidgefährdete Personen behandeln, müssen somit darauf gefasst sein, dass durchschnittlich eine Person von sechs Patient*innen *während* der BCBT einen Suizidversuch unternehmen wird und wiederum eine Person von sechs Patient*innen dies in den ersten 18 Monaten nach Behandlungsbeginn tun wird.

Im Sinne der Fluid Vulnerability Theory kann das Suizidrisiko bei manchen Patient*innen trotz Therapie fortbestehen. Es ist daher unrealistisch, anzunehmen, dass es während der BCBT nie zu einem Suizidversuch kommen wird. Dies stellt jedoch nicht zwangsweise ein therapeutisches Versagen dar. Vielmehr spiegelt es die chronischen und veränderungsresistenten Aspekte des Suizidrisikos wider. Ganz grundsätzlich ist die Behandlung suizidgefährdeter Patient*innen risikobehaftet. Selbst bei korrekter Anwendung der BCBT werden Patient*innen versuchen, sich zu suizidieren. Suizidversuche stellen schließlich auch kein Versagen der Patient*innen dar, selbst wenn manche von ihnen es so empfinden. Genauso kann eine Klinikeinweisung während der BCBT von Patient*innen als persönliche Niederlage empfunden werden. Suizidversuche und Klinikeinweisungen sind oft schambehaftet und können so zur Aufrechterhaltung eines aktiven Suizidalen Modus beitragen. Entsprechend wichtig ist es, dass Therapeut*innen in der Lage sind, hierauf angemessen zu reagieren.

Grundsätzlich werden Suizidversuche in der BCBT als Resultat unzureichender Copingskills angesehen. Daher sollten Suizidversuche in einer laufenden

Behandlung als Gelegenheiten zum Erlernen und Erproben von Skills – und nicht als Versagen – wahrgenommen werden. Zu bedenken ist dabei, dass Suizidversuche in den ersten drei bis sechs Monaten nach Therapiebeginn als Folge fortbestehender Vulnerabilität verstanden werden, die therapeutisch noch nicht ausreichend behandelt wurde. Wenn Patient*innen in diesem Zeitraum einen Suizidversuch unternehmen, liegt dies normalerweise daran, dass noch keine ausreichende »Therapiedosis« erreicht wurde und Patient*innen noch nicht genug Zeit hatten, neue Skills zu erlernen. Die Basisrisikofaktoren konnten noch nicht hinreichend behandelt werden. Es ist nicht überraschend, wenn Patient*innen kurz nach der Einführung neuer Skills oder alternativer Verhaltensweisen ein »Ausrutscher« passiert. Therapeut*innen sollten immer damit rechnen, dass Patient*innen im Behandlungsverlauf in alte Verhaltensmuster, inklusive Suizidversuche, verfallen.

Wenn Patient*innen während einer laufenden Behandlung von einem Suizidversuch berichten, sollten Behandler*innen – wie zu Therapiebeginn – ein narratives Assessment durchführen. Dabei sollte jedoch zusätzlich erhoben werden, inwieweit der Notfallplan und weitere erlernte Copingskills während der suizidalen Krise eingesetzt wurden. Das erneute narrative Assessment verfolgt verschiedene Ziele: Zunächst ermöglicht es Therapeut*innen und Patient*innen, die strukturellen Komponenten der Krise (d. h. den Suizidalen Modus) und den Kontext des Suizidversuchs zu verstehen. Hieraus können sich notwendige Anpassungen oder Verfeinerungen des Fallkonzeptes und des Behandlungsplans ergeben. Zweitens ermöglicht das narrative Assessment die Bewertung der Effektivität des Notfallplans und/oder der Beherrschung der erlernten Skills. In manchen Fällen kann deutlich werden, dass einzelne Strategien weniger wirksam sind als zunächst vermutet, sodass sie eventuell aufgegeben oder angepasst werden müssen. In anderen Fällen kann es sein, dass Patient*innen eine Strategie noch nicht optimal angewendet haben (sie z. B. zu früh abgebrochen haben). Hier ist zusätzliches Training nötig. Das narrative Assessment hilft somit dabei, zu verstehen, was »schiefgelaufen« ist und welche Änderungen nötig sind, um das Problem zukünftig zu bewältigen. Zudem bietet es Gelegenheit dazu, festzustellen, was »schon gut klappt«. Suizidgefährdete Patient*innen verstehen einen erneuten Suizidversuch – aufgrund negativer kognitiver Verzerrungen – oft als Beleg dafür, dass die Behandlung nicht wirkt. Sehr viel häufiger ist es jedoch so, dass Patient*innen eine oder mehrere Strategien zur Bewältigung der Krise erfolgreich eingesetzt haben, die Strategien aber noch nicht so weitgehend beherrscht werden, dass sie die Basisrisikofaktoren ausgleichen konnten. In solchen Fällen können Behandler*innen Informationen aus dem narrativen Assessment nutzen, um ihre Patient*innen bei der Veränderung ihrer Bewertung hin zu einer Betrachtungsweise zu unterstützen,

die ihrem persönlichen Fortschritt, Wachstum und ihrer Gesundheit zuträglicher ist. So kann es beispielsweise sein, dass ein Patient über mehrere Stunden Copingstrategien erfolgreich eingesetzt hat, bevor es zu einem Suizidversuch kam – vor der Behandlung hätte er dies womöglich nicht so lange durchgehalten. Sobald das erneute narrative Interview durchgeführt wurde, geht die Behandlung dort weiter, wo sie unterbrochen wurde.
Hinsichtlich einer stationären Unterbringung wird in der BCBT auf vergleichbare Weise vorgegangen. Eine Klinikeinweisung wird von Patient*innen oft als beschämend oder peinlich wahrgenommen, da hierduch tief verwurzeltes Inkompetenzerleben aktiviert wird (z. B. »Wenn man mich nicht wegsperrt, komme ich nicht mal mit meinen eigenen Problemen klar«). Grundsätzlich zielt die BCBT zwar darauf, die Notwendigkeit einer Klinikeinweisung zu minimieren oder zu eliminieren. Es sei jedoch betont, dass Patient*innen, die in einer Krise – anstatt einen Suizidversuch zu unternehmen – professionelle Hilfe in Anspruch nehmen und in der Konsequenz stationär eingewiesen werden, entsprechend ihrem Notfallplan handeln. Nach Entlassung aus dem stationären Setting sollten Therapeut*innen daher ein narratives Assessment durchführen, um die mit der Unterbringung verbundenen Umstände und Erlebensweisen zu verstehen und entsprechend hierauf zu reagieren. Genauso wie nach einem Suizidversuch macht die BCBT dann dort weiter, wo sie unterbrochen wurde – in dem Wissen, dass manche Inhalte eventuell erneut vermittelt und/oder angepasst werden müssen. Viele der Punkte werden im Folgenden am Beispiel von Janice verdeutlicht.

Fallvignette: Janice

Janice unternahm – nach initialen Fortschritten – zwischen der dritten und der vierten Sitzung einen Suizidversuch mittels Überdosis. Wie bereits erwähnt, hatte Janice ihrem Therapeuten von diesem Suizidversuch zunächst nicht berichtet; dieser fragte sie aufgrund erhöhter Symptomwerte jedoch nach Ereignissen und Veränderungen in der vergangenen Woche. Janice entschuldigte sich daraufhin mehrmals und sagte, dass sie »es mal wieder vergeigt«, dass sie »versagt« habe. Der Therapeut führte daraufhin ein narratives Interview durch. Janice berichtete, dass sie sehr aufgewühlt gewesen sei und in Reaktion auf den Gedanken, dass sie sich »einfach umbringen« solle, ihren Notfallplan herausgeholt habe. Sie habe die notierten Schritte befolgt: zehn Minuten Achtsamkeitsübungen, zehn Minuten spazieren gehen und dann eine Freundin anrufen (die jedoch nicht abnahm). Janice fühlte sich in der Folge jedoch immer noch »elend« und »wertlos«. Als ihre Freundin nicht ans Telefon ging, habe sie sich »ganz allein auf der Welt« gefühlt. Zu diesem Zeitpunkt habe sie die wenigen Schlaftabletten, die sie noch im

Badezimmerschrank fand (insgesamt sechs), mit einem Glas Wein eingenommen und sei dann eingeschlafen. Am nächsten Morgen sei sie mit »dem schlimmsten Kater [ihres] Lebens« aufgewacht. Nachdem sie ihre Geschichte erzählt hatte, äußerte Janice die Sorge, dass einer »Versagerin« wie ihr der Notfallplan nicht helfen könne. Ihr Therapeut bat sie darum, an ihren ersten Suizidversuch zurückzudenken und abzuschätzen, wie viel Zeit damals zwischen dem Entschluss, sich zu suizidieren, und dem tatsächlichen Versuch vergangen sei. Janice schätzte, dass dies ein oder zwei Minuten gewesen waren. Der Therapeut führte ihr dann vor Augen, dass in ihrer letzten suizidalen Krise etwa dreißig Minuten zwischen ihrer Entscheidung zum Suizid (d. h. dem Gedanken »Du solltest dich einfach umbringen«) und der Überdosis gelegen haben. Dies zeige, dass Janice »etwa dreißigmal besser« darin sei, ihre Emotionen zu regulieren als zu Behandlungsbeginn. Somit würde der Notfallplan ihre Toleranzschwelle für Belastungen klar verbessern, auch wenn der vergangene Suizidversuch darauf hindeute, dass sie noch weiter üben müsse.

Mithilfe des narrativen Interviews konnten der Therapeut und Janice identifizieren, in welchem Bereich der Notfallplan geholfen hatte (nämlich bei der Belastungstoleranz) und in welchem Bereich noch zusätzliche Arbeit nötig war (nämlich beim Üben von Skills, um die Toleranzschwelle noch weiter zu erhöhen). Von besonderer Bedeutung ist, dass das narrative Interview genutzt werden konnte, um Janice dabei zu helfen, die Krise als einen Hinweis auf Fortschritte und persönliches Wachstum und nicht als Indiz für Versagen zu sehen. Zu sehen, dass sie »auf dem richtigen Weg« ist, machte Janice Hoffnung – trotz des Suizidversuchs.

Zusammenfassung

Suizidversuche und Klinikeinweisungen, die sich im Lauf einer BCBT-Behandlung ergeben, werden als Manifestation des zugrunde liegenden chronischen Suizidrisikos von Patient*innen verstanden. Im Verlauf der Behandlung nimmt das Suizidrisiko schrittweise ab, zu Behandlungsbeginn ist es aber natürlich nicht unmittelbar gebannt. Behandler*innen und Patient*innen sollten gemeinsam versuchen, die Umstände und Situationen, die mit Suizidversuchen und Klinikeinweisungen einhergehen, genau zu verstehen. Dieses Verständnis erlaubt es, notwendige Anpassungen des Fallkonzepts oder des Behandlungsplans abzuleiten. Des Weiteren bildet ein genaues Verständnis dieser Ereignisse die Basis dafür, Fortschritte und persönliches Wachstum von Patient*innen hervorheben. Wenn notwendige Anpassungen identifiziert wurden, kann die BCBT – in dem Bewusstsein, dass manche erlernten Inhalte erneut besprochen werden müssen – dort fortgesetzt werden, wo sie unterbrochen wurde.

6 Ein Überblick über die Brief Cognitive Behavioral Therapy (BCBT) zur Suizidprävention

Die BCBT ordnet Interventionen in verschiedenen Therapiephasen an, sodass sie zu den sich verändernden klinischen Prioritäten und dem Verlauf des Suizidrisikos passen. In den ersten Minuten der ersten BCBT-Sitzung wird ein narratives Interview zur aktuellen suizidalen Krise durchgeführt. Dieses Interview dient dazu, die individuellen Faktoren und Umstände der suizidalen Krise zu verstehen und eine Idee davon zu entwickeln, was Patient*innen individuell brauchen. So bereitet das Interview den Weg für die anstehende Behandlung. Viele Patient*innen befinden sich zu Beginn der BCBT mitten in oder kurz nach einer suizidalen Krise (wurden z. B. gerade aus einer stationären Behandlung infolge eines Suizidversuchs entlassen). Die erste Behandlungsphase, die normalerweise vier Sitzungen umfasst, konzentriert sich daher – mittels eines Emotionsregulationstrainings – auf die Symptomstabilisierung und die Deaktivierung des Suizidalen Modus. Sobald der Suizidale Modus deaktiviert ist und Patient*innen wieder ihr Basisrisikoniveau erreicht haben, beginnt die zweite Therapiephase der BCBT, die typischerweise fünf Sitzungen umfasst. In dieser zweiten Therapiephase werden suizidale Kognitionsmuster, die der anhaltenden Vulnerabilität für suizidale Krisen zugrunde liegen, in den Blick genommen. Hier geht es also um die Veränderung kognitiver Basisrisikofaktoren. In der dritten und letzten Therapiephase der BCBT, die in der Regel zwei Sitzungen umfasst, verlagert sich der Schwerpunkt auf das Einüben der neu erworbenen Skills. Auf diese Weise sollen die Skills vollständig in die Verhaltensroutine integriert werden. Diese letzten beiden Sitzungen konzentrieren sich somit auf die Rückfallprävention. In Tabelle 6.1 werden alle Interventionen der BCBT den drei Therapiephasen und den verschiedenen Domänen des Suizidalen Modus zugeordnet.

Die BCBT beginnt somit mit dem Assessment und der Fallkonzeption, fokussiert dann behaviorale und kognitive Basisrisikofaktoren und schließt mit der Rückfallprävention ab. Zur Veranschaulichung werden in Tabelle 6.2 die Inhalte der Sitzungen der Beispielpatienten John und Mike sowie der Patientin Janice, auf die im Folgenden immer wieder eingegangen werden wird, dargestellt.

TABELLE 6.1: Liste der Interventionen der BCBT, geordnet nach der Phase ihrer Einführung und der zugehörigen Domäne des Suizidalen Modus

Domäne	behavioral	emotional	kognitiv	körperlich
1. Phase				
Notfallplan	●	●	●	●
Means-Restriction-Counseling	●			
Stimuluskontrolle				●
Entspannungsübungen	●	●		●
Achtsamkeitsübungen	●	●	●	
Gründe für das Leben/ Survivalkit		●	●	
2. Phase				
ABC-Arbeitsblatt			●	
Arbeitsblatt: Hilfreiche Fragen			●	
Arbeitsblatt: Problematische Denkmuster			●	
Aktivitätsplanung	●			
Bewältigungskarten	●		●	
3. Phase				
Rückfallpräventionsübung	●	●	●	●

6.1 Die erste Sitzung

In der ersten Sitzung der BCBT werden mehrere wichtige Punkte besprochen: Hierzu gehören die Risikobeurteilung, die Entwicklung eines Fallkonzepts und die Erarbeitung eines Notfallplans. Suizidgefährdete Patient*innen berichten immer wieder von negativen Erfahrungen und ihrer Unzufriedenheit mit vorangegangenen Behandlungen. Der Eindruck, dass Therapeut*innen und andere psychosoziale Fachkräfte ihnen nicht zuhören oder nicht genügend Zeit haben, um wirklich helfen zu können, wird dabei besonders oft berichtet. Suizidale Personen haben häufig das Gefühl, dass das Personal in Eile sei und, wie ein Patient es ausdrückte, »nur daran interessiert ist, Formulare auszufüllen«. Klinisches Personal wird oft als unhöflich und abweisend erlebt. Suizidgefährdete Patient*innen scheinen eine

Belastung für sie zu sein. Diese negativen Erfahrungen sind besonders unter Personen, die multiple Suizidversuche unternommen haben, verbreitet. Es ist somit nicht überraschend, dass das klinische Personal diese Patient*innen oft mit abwertenden Begriffen wie aufmerksamkeitsheischend, manipulativ oder Ähnlichem beschreibt. Solche negativen Erfahrungen prägen den Blick auf und die Erwartungen an zukünftige Behandler*innen und Behandlungen selbst, inklusive der BCBT. Andere Patient*innen berichten, insbesondere bei ihrem ersten Kontakt mit dem psychosozialen Versorgungssystem, von Nervosität und Angst vor der Behandlung. Da sie nicht wissen, was sie erwartet, sind ihre Vorstellungen oft von Eindrücken aus Filmen oder Serien und den Berichten anderer Betroffener geprägt.

Da solche negativen Erfahrungen unter suizidgefährdeten Patient*innen sehr verbreitet sind, besteht der »Eröffnungszug« der BCBT darin, Patient*innen viel Raum zu geben, um die Umstände und ihre subjektive Wahrnehmung dieser Krise zu beschreiben. Vor diesem Hintergrund wird in den ersten Minuten der ersten Sitzung ein narratives Interview durchgeführt, das im achten Kapitel ausführlicher beschrieben ist. Dabei laden die Therapeut*innen die Patient*innen ein, die »Geschichte« ihrer suizidalen Krise mit eigenen Worten zu erzählen. Das narrative Assessment ermöglicht es Patient*innen, ihre eigene Sicht auf die suizidale Krise darzustellen; im Unterschied hierzu ist das herkömmliche Interviewformat einer Risikobeurteilung stark durch die therapeutische Perspektive bestimmt und auf den Gewinn von Informationen ausgerichtet. Das narrative Interview bietet vielen Patient*innen erstmals die Möglichkeit, ihre Erfahrungen schildern zu können, ohne sich gehetzt zu fühlen und ohne den Eindruck zu gewinnen, vom Behandlungspersonal nicht ernst genommen zu werden. Daher sind das narrative Assessment im Besonderen und die erste BCBT-Sitzung im Allgemeinen essenziell für den Beziehungsaufbau zwischen Behandler*in und Patient*in. Aus dem narrativen Assessment ergibt sich zudem ein Verständnis davon, was Patient*innen brauchen – eine wichtige Grundlage für die Fallkonzeption und Behandlungsplanung. Die erste Sitzung endet mit einer zentralen Intervention der BCBT, der Erstellung eines Notfallplans. Der Notfallplan hilft Patient*innen dabei, eine sich entwickelnde Krise zu erkennen, und er listet die Schritte auf, die Patient*innen zu ihrem Schutz ergreifen können. Am Ende der ersten Sitzung haben Patient*innen (1.) die Struktur und den Ablauf der BCBT kennengelernt und ihnen zugestimmt, (2.) ein Verständnis von den Faktoren, die zu ihren suizidalen Krisen beitragen, entwickelt sowie (3.) einen ersten Plan aufgestellt, um emotionale Belastung und Krisen besser zu bewältigen. Eine Patientin drückte es am Ende ihrer ersten BCBT-Sitzung so aus: »Das war das erste Mal, dass mir jemand wirklich zugehört hat und dass ich tatsächlich verstanden habe, was mit mir passiert. Es ist, als hätte jemand endlich das Licht angemacht.«

Die Fallvignetten

Der erste klinische Kontakt beinhaltet – wie in Tabelle 6.2 zu sehen ist – in allen drei Beispielfällen ein narratives Interview und die Entwicklung eines Notfallplans. Während diese Interventionen bei John und Janice in der ersten BCBT-Sitzung stattfanden, wurden sie bei Mike bereits in der Anamnesesitzung umgesetzt. Die Entscheidung bei Mike, bereits zu diesem Zeitpunkt das narrative Interview durchzuführen und den Notfallplan einzuführen, wurde getroffen, weil Mike sehr viele Risikofaktoren aufwies und beim ersten Kontakt sehr nervös war. Hervorzuheben ist, dass Mike in der Anamnesesitzung (und in allen späteren Sitzungen) bestritt, Suizidgedanken zu haben. Sein Therapeut bewertete sein Suizidrisiko gleichwohl als hoch und entschied sich dazu, nicht länger mit dem narrativen Interview und der gemeinsamen Entwicklung des Notfallplans zu warten. Wie später noch ausführlicher erörtert werden wird, dienen das narrative Interview und der Notfallplan als Grundgerüst der BCBT. Sie können in den meisten Settings, auch in solchen, in denen unter Zeitdruck schnelle Entscheidungen getroffen werden müssen (z. B. Notaufnahmen, hausärztliche Praxen), gut umgesetzt werden.

TABELLE 6.2: Sitzungsbezogene Zusammenfassung des Behandlungsverlaufs der Beispielpatient*innen

Sitzung Nr.	John	Mike	Janice
Anamnesesitzung	• Anamnese	• Narratives Assessment • Notfallplan • Means-Safety-Plan	• Anamnese
1	• Narratives Assessment • Notfallplan • Means-Safety-Plan	• Notfallplan • Means-Safety-Plan • Behandlungsplanung	• Narratives Assessment • Notfallplan • Behandlungsplanung
2	• Behandlungsplanung • Behandlungsvereinbarung • Entspannungsskills	• Behandlungsvereinbarung • Achtsamkeitsskills	• Behandlungsvereinbarung • Achtsamkeitsskills
3	• Means-Safety-Plan • Krisenunterstützungsplan • Liste von Gründen für das Leben	• Stimuluskontrolle	• Survivalkit
4	• Stimuluskontrolle	• Liste von Gründen für das Leben	• Narratives Assessment • Notfallplan

Sitzung Nr.	John	Mike	Janice
5	• Achtsamkeitsskills	• Achtsamkeitsskills	• Entspannungsskills
6	• ABC-Arbeitsblatt	• ABC-Arbeitsblatt	• ABC-Arbeitsblatt
7	• Arbeitsblatt: Hilfreiche Fragen	• ABC-Arbeitsblatt	• Arbeitsblatt: Hilfreiche Fragen
8	• Aktivitätenplanung	• Arbeitsblatt: Hilfreiche Fragen	• Aktivitätenplanung
9	• Bewältigungskarten	• Aktivitätenplanung	• Arbeitsblatt: Problematische Denkmuster
10	• Arbeitsblatt: Problematische Denkmuster	• Bewältigungskarten	• Bewältigungskarten
11	• Rückfallpräventionsübung	• Rückfallpräventionsübung	• Rückfallpräventionsübung
12	• Rückfallpräventionsübung	–	• Rückfallpräventionsübung

6.2 Sitzungen 2 bis 5: Behaviorale Basisrisikofaktoren

Die erste Therapiephase der BCBT, die typischerweise von der zweiten bis zur fünften Sitzung dauert, konzentriert sich auf die Deaktivierung des Suizidalen Modus. Zu Behandlungsbeginn haben viele Patient*innen gerade erst eine akute suizidale Krise erlebt und/oder einen Suizidversuch unternommen. Zwar befinden sich nicht alle Patient*innen zu diesem Zeitpunkt noch auf dem Höhepunkt ihrer suizidalen Krise, gleichwohl weisen sie weiterhin eine hohe Symptombelastung auf. Dementsprechend ist das Suizidversuchsrisiko in dieser ersten Phase am höchsten. Die ersten BCBT-Sitzungen dienen daher der Symptomstabilisierung und der Reduktion des akuten Suizidrisikos. Es geht entsprechend um die Modifikation von behavioralen Basisrisikofaktoren. Die wichtigsten Aufgaben der Behandler*innen bestehen darin, einen Behandlungsplan zu entwickeln, ihre Patient*innen zur Mitarbeit zu motivieren, Emotionsregulationsskills zu vermitteln und den Notfallplan noch besser auf den individuellen Bedarf der Patient*innen abzustimmen.
Die Interventionen zur Erreichung dieser Ziele bestehen also größtenteils aus sicherheitsfördernden Maßnahmen und verhaltensorientiertem Skillstraining. Es geht darum, Kompetenzen in mehreren Schlüsselbereichen aufzubauen:

Belastungstoleranz, Emotionsregulation und Selbstmanagement. Der Zugang der Patient*innen zu letalen Mitteln (insbesondere Schusswaffen) wird bereits früh explizit im Kontext von Interventionen wie dem Means-Safety-Counseling und dem Krisenunterstützungsplan (s. Kapitel 12), bei denen auch Verwandte, Freund*innen sowie andere unterstützende Personen in die Behandlung einbezogen werden können, angesprochen. In der ersten Behandlungsphase werden zudem behaviorale Prädispositionen für suizidale Krisen und Suizidversuche in den Fokus genommen: Symptome, die mit einem erhöhten Suizidversuchsrisiko assoziiert sind, werden unmittelbar angegangen. Um Schlafstörungen zu behandeln, werden beispielsweise Interventionen zur Schlafhygiene und zur Stimuluskontrolle eingeführt (s. Kapitel 13). Entspannungsskills werden vermittelt, um Stressreaktionen in Form körperlicher Erregung zu mildern, Achtsamkeitsskills werden geübt, um mit Grübeln, Sorgen und kognitiver Reaktivität umzugehen (s. Kapitel 14). Patient*innen wird zudem gezeigt, wie sie positive Emotionen aktivieren können und wie sie sich mithilfe der Liste von Gründen für das Leben und durch Nutzung des Survivalkits bewusst machen können, weshalb sie weiterleben wollen. Die handgeschriebene Liste von Gründen für das Leben erinnert an die positivsten Aspekte und Erfahrungen im Leben von Patient*innen. Das Survivalkit enthält Andenken an schöne Erlebnisse (s. Kapitel 15). Zum Ende der ersten Therapiephase der BCBT haben Patient*innen (1.) neue Verhaltensskills erlernt, um emotionale Belastungen zu bewältigen, und (2.) eine erste Symptomlinderung erfahren. Diese Therapiephase konzentriert sich, in den Worten eines Patienten, darauf, »zu lernen, wie man sich nicht umbringt, wenn man sich eigentlich gerne umbringen will«.

Die Fallvignetten

In den Sitzungen zwei bis fünf steht – wie in den Fallvignetten deutlich wird (s. Tab. 6.2) – das Verhaltensskillstraining im Vordergrund. Die einzelnen Interventionen müssen dabei nicht zwangsläufig einer vorgegebenen Ordnung folgen. Das heißt, dass Behandler*innen die Reihenfolge der Interventionen relativ flexibel festlegen können; selbstverständlich sollten jedoch alle Patient*innen alle für sie relevanten Trainings (z. B. Achtsamkeitsübungen, die Liste von Gründen für das Leben, das Survivalkit und die Stimuluskontrollintervention) durchlaufen. Schließlich sollten verschiedene Interventionen in mehreren Sitzungen wiederholt werden. So lassen sich solche Fertigkeiten stärken, die eventuell mehr Übung und Expertise bedürfen, als in einer Sitzung vermittelt werden kann. Die BCBT bietet somit eine »Menükarte« an Verfahren, aus denen Behandler*innen wählen können; die Abfolge der Interventionen orientiert sich dabei größtenteils an dem, was Patient*innen besonders benötigen. In Janice' Fall wurden in der vierten Sitzung aufgrund ihres erneuten Suizidversuchs das narrative Assessment und der Notfallplan wiederholt. Wie bereits beschrieben, führen BCBT-Therapeut*innen nach einem Suizidversuch (oder einer schweren suizidalen Krise, die eine Klinikeinweisung erfordert) in der darauffolgenden Sitzung ein erneutes narratives Assessment durch. Darüber hinaus wird der Notfallplan überprüft, um Veränderungen oder Anpassungen vorzunehmen. Die BCBT wird daraufhin nicht neu begonnen, sondern fortgesetzt.

6.3 Sitzungen 6 bis 10: Kognitive Basisrisikofaktoren

Wenn Patient*innen in der Lage sind, die bis hierher erlernten Emotionsregulationsskills sicher anzuwenden, dann klingen Belastungssymptome im Allgemeinen ab und/oder stabilisieren sich. Sobald Patient*innen die Fertigkeiten der ersten Therapiephase beherschen, geht die BCBT zur zweiten Therapiephase über. In der zweiten Therapiephase liegt der Fokus darauf, suizidale Kognitionsmuster zu modifizieren und so die persistierende Anfälligkeit für die Aktivierung des Suizidalen Modus abzuschwächen. Die Fortschritte beim Selbstmanagement und der Selbstregulation wirken sich bei vielen Patient*innen positiv auf das Selbstwirksamkeitserleben und die Handlungskompetenz aus. Die meisten Patient*innen spüren zu diesem Zeitpunkt Verbesserungen hinsichtlich ihrer emotionalen Belastung und mit Blick auf ihre Selbstwahrnehmung. In der Konsequenz brechen viele Patient*innen die Behandlung ab oder schlagen vor, die Behandlung zu beenden. Da die kognitiven Prädispositionen der Patient*innen noch nicht ausreichend modifiziert wurden, ist dies jedoch nicht zu empfehlen. Therapeut*innen sollten in solchen Fällen die Struktur der BCBT sowie das Konzept der kognitiven Anfälligkeit für suizidale Krisen erneut erklären. Der Fokus der zweiten Phase liegt daher auf kognitiven Prädispositionen, d. h. den suizidalen Kognitionsmustern von Patient*innen. Die Hauptaufgabe von Therapeut*innen besteht darin, Emotionsregulationsstrategien zu vertiefen, Skills zur kognitiven Umstrukturierung einzuführen und Patient*innen zur Umsetzung von sinnvollen und angenehmen Aktivitäten zu animieren.

Auch wenn der Fokus der zweiten Therapiephase auf der kognitiven Umstrukturierung liegt, sollten die Skills der ersten Phase weiterhin trainiert werden. Daher sollten die Behandler*innen zu Beginn jeder Sitzung fragen, ob der Notfallplan seit dem letzten Termin verwendet wurde. Wenn ja, sollten Therapeut*innen sich die Situation und die Umstände, die zu diesem Einsatz geführt haben, beschreiben lassen und fragen, welche Strategien genau angewandt wurden. Sollte der Notfallplan nicht genutzt worden sein, fragen Therapeut*innen danach, ob und inwieweit belastende Situationen ohne Verwendung des Notfallplans effektiv bewältigt wurden. Hierdurch wird der Einsatz von Strategien zur Emotionsregulation, zum strukturierten Problemlösen und zur Krisenbewältigung gefördert und Selbstwirksamkeitserleben unterstützt.

Die Interventionen der zweiten Phase sind speziell darauf ausgerichtet, Fertigkeiten zur kognitiven Umstrukturierung zu entwickeln. Mithilfe des ABC-Arbeitsblattes lernen Patient*innen zunächst, wie Gedanken und Annahmen die eigenen Gefühle in Reaktion auf auslösende Situationen beeinflussen (s. Kapitel 16). Sobald diese grundlegende Idee vermittelt wurde, erlernen Patient*innen mithilfe des Arbeitsblatts »Hilfreiche Fragen« (s. Kapitel 17), wie sie persönliche Annahmen mit Blick darauf, wie hilfreich und nützlich diese sind, kritisch infrage stellen können. Zudem wird mithilfe des Arbeitsblatts »Problematische Denkmuster« erläutert, wie Patient*innen dysfunktionale Annahmen erkennen und einordnen können. Der Aktivitätenaufbau und die Bewältigungskarten werden genutzt, um den Eindruck von Sinnhaftigkeit im Leben und Verbundenheit mit anderen zu fördern sowie positive Emotionen zu aktivieren. Geplant werden angenehme und vergnügliche Aktivitäten (s. Kapitel 19). Zum Ende der zweiten Therapiephase haben Patient*innen (1.) neue Wege, über sich selbst, die Welt und andere zu denken, kennengelernt und (2.) begonnen, ein neues Selbstverständnis und kognitive Muster zu entwickeln, die die Wahrscheinlichkeit zukünftiger suizidaler Krisen in Reaktion auf belastende Situationen reduzieren. Auch wenn Patient*innen weiterhin Belastungen ausgesetzt sein werden, so sind sie nun besser in der Lage, hierauf auf adaptive und funktionale Weise zu reagieren. Eine Patientin, die einige Monate nach dem Ende der BCBT sexuell missbraucht wurde, sagte hierzu Folgendes: »Ich will nicht lügen. Ich habe nach dieser Sache darüber nachgedacht, mich umzubringen, aber dann habe ich an das gedacht, was wir besprochen haben. Mir ist klar geworden, dass es nicht meine Schuld ist und ich es schaffen werde, auch wenn es nicht leicht wird. Es wird alles gut.«

Die Fallvignetten

Alle Beispielpatient*innen begannen die zweite Behandlungsphase mit dem ABC-Arbeitsblatt. Dieses Arbeitsblatt ist für den Start in die zweite Therapiephase besonders gut geeignet. Alle Patient*innen durchliefen, wie in der ersten Therapiephase auch, die gleichen Interventionen, und dies in einer jeweils auf ihre individuellen Bedürfnisse abgestimmten Reihenfolge.

6.4 Sitzungen 11 und 12: Rückfallprävention

In der dritten und letzten Therapiephase der BCBT steht die Prävention von Rückfällen im Fokus. In dieser Therapiephase soll sichergestellt werden, dass Patient*innen die erlernten Skills so weitgehend erlernt haben, dass sie emotionale Krisen bewältigen können, ohne einen Suizidversuch zu unternehmen oder andere maladaptive Strategien zu nutzen. Zu den maladaptiven Copingstrategien, die mit dem Suizidalen Modus zusammenhängen, gehören beispielsweise Substanzmissbrauch oder nicht-suizidales selbstverletzendes Verhalten. Die zentrale Intervention der letzten Therapiephase ist die sogenannte Rückfallpräventionsübung, eine Imaginationsübung, bei der Patient*innen eine suizidale Krise in der Vorstellung erleben und effektiv bewältigen (s. Kapitel 20). Hierbei werden Patient*innen gebeten, sich in zwei verschiedene suizidale Krisen imaginativ hineinzuversetzen: jene suizidale Krise, die dem Beginn der BCBT vorausging, sowie eine hypothetische zukünftige Krise. Die Patient*innen sollen sich dann jeweils vorstellen, wie sie die Krisen mithilfe eines oder mehrerer der erlernten Skills erfolgreich bewältigen. Die Imaginationsübung wird mehrmals durchgeführt, wobei der Schwierigkeitsgrad graduell erhöht wird, sodass die Patient*innen effektives Problemlösen und kognitive Flexibilität unter Beweis stellen können. Die dritte Therapiephase umfasst in der Regel nur zwei Sitzungen, es können jedoch weitere Termine vereinbart werden, wenn Patient*innen die Rückfallpräventionsübung noch nicht gut bewältigen können. In diesen zusätzlichen Sitzungen wird das Skillstraining fortgesetzt. Daraufhin wird die Beherrschung der Skills mithilfe der Rückfallpräventionsübung erneut und bis »alles sitzt« durchgeführt. Die dritte Behandlungsphase ähnelt somit einer »Abschlussprüfung«, die Patient*innen bis zum »Bestehen« wiederholen. Zum Ende der dritten Therapiephase, die gleichzeitig das Ende der BCBT darstellt, beherrschen die Patient*innen die notwendigen Fertigkeiten, um zukünftige Suizidversuche eigenständig zu verhindern. Die BCBT folgt in Bezug auf den Behandlungsfortschritt und -abschluss somit einem kompetenzbasierten Ansatz.

Die Fallvignetten

Alle drei Beispielpatient*innen haben in der letzten Phase der BCBT die Rückfallpräventionsübung durchgeführt. John und Janice nahmen an zwei Sitzungen teil, Mike nur an einer. Mike führte die Rückfallpräventionsübung in der elften Sitzung mehrere Male mit guten Ergebnissen durch. Er verlegte den Termin für die zwölfte Sitzung dann mehrmals, und als der Therapeut ihn telefonisch endlich erreichen konnte, erklärte Mike, dass er einen neuen Job habe und sich für die letzte Sitzung nicht freinehmen wolle. Da er in der vorangegangenen Sitzung die Rückfallpräventionsübung erfolgreich abgeschlossen hatte, war klar, dass er die erlernten Skills beherrscht. Dementsprechend hatte er die Kriterien für den Behandlungsabschluss erfüllt. Diese Kriterien werden im nächsten Abschnitt vorgestellt.

6.5 Die grundlegende Struktur der BCBT-Sitzungen

BCBT ist am wirksamsten, wenn die Sitzungen gut strukturiert werden und die Behandler*innen sich an diese Struktur halten. Die erste Sitzung ist, aufgrund der vielen anstehenden Aufgaben, am stringentesten strukturiert und durchgeplant. Die Inhalte der darauffolgenden Sitzungen sind variabler, da – wie bereits gesagt – die Abfolge der einzelnen Interventionen individuell an die Bedürfnisse der Patient*innen angepasst werden können. Jeder Sitzung liegt gleichwohl der folgende Ablauf zugrunde:

1. **Den Einsatz des Notfallplans erfragen**
   Therapeut*innen beginnen jede Sitzung mit der Frage danach, ob Patient*innen seit dem letzten Termin den Notfallplan genutzt haben. Wenn ja, werden die Patient*innen gebeten, die Situation und die eingesetzten Strategien zu beschreiben. Wenn nein, sollten die einzelnen Schritte des Notfallplans (kurz) noch einmal durchgegangen werden. Während dieser Wiederholung vertiefen die Therapeut*innen den effektiven Einsatz von Skills und helfen dabei, mögliche Herausforderungen oder Barrieren, die einer erfolgreichen Anwendung der Skills entgegenstehen, zu überwinden.
2. **Einen neuen Skill oder eine neue Intervention einführen**
   Bei der Einführung eines neuen Skills sollten Therapeut*innen immer den individuellen Bezug zu ihren Patient*innen herstellen und erläutern. Diese individualisierte Erläuterung erhöht die Bereitschaft von Patient*innen, den Skill tatsächlich anzuwenden.
3. **Den Skill verbal beschreiben**
   Die Therapeut*innen beschreiben den Skill und gehen auf Fragen von Patient*innen ein. So wissen Patient*innen – im Sinne der informierten Einwilligung – immer, was sie erwartet.
4. **Den Skill demonstrieren und Patient*innen Gelegenheit zum Üben geben**
   Die Therapeut*innen üben den Skill gemeinsam mit ihren Patient*innen während der Sitzung ein. Die Patient*innen machen so ihre ersten eigenen

Erfahrungen mit dem Skill und haben direkt die Möglichkeit, Fragen zu klären. Hierdurch erhöht sich die Wahrscheinlichkeit, dass Patient*innen den Skill zwischen den Sitzungen effektiv einsetzen.

5. **Die Erfahrungen von Patient*innen beim Üben besprechen**
   Die Therapeut*innen bitten ihre Patient*innen zu reflektieren, was ihnen während der Übung aufgefallen ist, was sich durch den Skill verändert hat und wie ihr Eindruck bzw. ihre Meinung hierzu ist. Hierdurch wird das Bewusstsein für den Nutzen des Skills erhöht und die Therapeut*innen erhalten die Möglichkeit, etwaige Probleme bei der Anwendung zu identifizieren und zu korrigieren.
6. **Etwaige Hindernisse für die Umsetzung im Alltag identifizieren und beheben**
   Therapeut*innen und Patient*innen identifizieren gemeinsam mögliche Hindernisse bei der Umsetzung der Skills im Alltag und es werden Strategien entwickelt, wie mit Hindernissen umgegangen werden kann. Hierdurch erhöht sich die Anwendungswahrscheinlichkeit und es werden grundlegende Problemlösestrategien vermittelt.
7. **Die Bereitschaft, den Skill im Alltag einzusetzen, einschätzen**
   Die Therapeut*innen bitten ihre Patient*innen, auf einer Skala von 0 (absolut unwahrscheinlich) bis 10 (definitiv) anzugeben, mit welcher Wahrscheinlichkeit sie den Skill anwenden werden. Bei einer Bewertung von weniger als 7 sollten Therapeut*innen gemeinsam mit den Patient*innen mögliche Hindernisse besprechen und die Intervention so verändern, dass sich die Einsatzbereitschaft erhöht. Hierdurch steigt die Anwendungswahrscheinlichkeit und es werden grundlegende Problemlösestrategien vermittelt.
8. **Einen Plan für das Einüben des Skills außerhalb der Sitzungen aufstellen**
   Behandler*innen stellen gemeinsam mit ihren Patient*innen einen Übungsplan auf. Dieser sollte, um die Anwendungswahrscheinlichkeit zu erhöhen, so genau wie möglich ausformuliert werden. Hierdurch werden der Erwerb und die Beherrschung des Skills unterstützt.
9. **Neue Erkenntnisse in das Behandlungstagebuch aufnehmen**
   Am Ende jeder Sitzung werden die Patient*innen gebeten zu sagen, was sie aus der jeweiligen Sitzung mitnehmen (»lessons learned«). Diese »gewonnenen Erkenntnisse« umfassen das grundsätzliche Thema der Sitzung oder die wichtigste Information, die Patient*innen in dieser Sitzung erhalten haben. Die Patient*innen schreiben ihre »lesson learned« in ihr Behandlungstagebuch, zum Beispiel: »Der Notfallplan zeigt mir, was ich tun kann, wenn ich aufgewühlt bin«, »Atemübungen helfen mir, mich zu beruhigen«, »Ich bin zu streng mit mir« oder »Vielleicht wird doch noch alles gut«.

6.6 Der Therapieabschluss

Obwohl der Therapieabschluss integraler Bestandteil psychotherapeutischer Behandlungen ist, wurde der Frage, wann Patient*innen als »fertig behandelt« gelten, bisher erstaunlich wenig Aufmerksamkeit gewidmet. Manche therapeutischen Traditionen sehen keinen weiteren Kontakt zwischen Behandler*in und Patient*in nach Therapieabschluss vor (Budman & Gurman 2002). Andere Traditionen, wie die kognitive Verhaltenstherapie, sind hier weniger streng und lassen die Möglichkeit weiterer Behandlung, sofern notwendig, offen. Während Therapeut*innen viele Informationen zum »Wie« des Therapieabschlusses zur Verfügung stehen, findet sich nur wenig Hilfestellung zum »Wann« eines Behandlungsabschlusses (Bryan u. a. 2012c). Für die Behandlung suizidgefährdeter Patient*innen ergibt sich hieraus ein entscheidendes Problem. So könnte ein vorzeitiger Therapieabschluss äußerst nachteilige, möglicherweise lebensbedrohliche Konsequenzen nach sich ziehen: erneute Suizidversuche.

Die eine Methode, den Zeitpunkt für einen Therapieabschluss zu bestimmen, gibt es nicht. Häufig werden jedoch einer oder mehrere von drei allgemeinen, sich nicht gegenseitig ausschließenden, Indikatoren genutzt (Bryan u. a. 2012c): Therapeut*inneneinschätzung, Therapieerfolg und Anzahl durchgeführter Sitzungen. *Therapeut*inneneinschätzung* meint die Bewertung des Behandlungsfortschritts durch die behandelnden Therapeut*innen: Eine Behandlung gilt dann als abgeschlossen, wenn Therapeut*innen es so entscheiden. Die zugrunde liegenden Kriterien unterscheiden sich hierbei, in Abhängigkeit vom jeweiligen Fallkonzept und dem individuellen Therapiebedarf, von Patient*in zu Patient*in. Der Ansatz des *Therapieerfolgs* fokussiert hingegen auf das Ausmaß der Veränderung, die im Behandlungsverlauf erreicht wurde. In der Regel wird diese mithilfe eines objektiven Messinstruments erfasst, welches (idealerweise) direkt zu Behandlungsbeginn festgelegt wurde. So kann beispielsweise die Symptombelastung mithilfe eines Selbstbeurteilungsfragebogens über den Behandlungsverlauf hinweg erfasst werden. Die Behandlung gilt als abgeschlossen, sobald ein bestimmter Wert unterschritten wird. Die dritte Methode, *Anzahl durchgeführter Sitzungen*, basiert auf empirischen Erkenntnissen, die zeigen, dass eine bestimmte »Therapiedosis« bei einem Teil von Patient*innen ausreicht, um eine Remission der jeweiligen Symptomatik zu erzielen. Bei diesem Ansatz basiert die Entscheidung für den Therapieabschluss auf der Gesamtzahl wahrgenommener Termine (z. B. 75% aller geplanten Sitzungen). In einigen Fällen können auch finanzielle Aspekte (z. B. begrenzte Geldmittel der Patient*innen, Einschränkungen durch Dritte wie etwa Krankenkassen) ausschlaggebend dafür sein, die Anzahl an Sitzungen als Hauptkriterium für den Therapieabschluss zu nutzen.

Jede Methode zur Bestimmung des Therapieendes hat in Bezug auf die Arbeit mit suizidgefährdeten Patient*innen bestimmte Vor- und Nachteile. Die Behandlung mancher Patient*innen ist beispielsweise komplexer und herausfordernder als bei anderen. Zudem sprechen nicht alle Patient*innen gleich schnell auf die Therapie an. Bei Patient*innen, die weiterhin starke Symptome aufweisen oder bei denen bis zur festgelegten Sitzungsanzahl keine Besserung eintritt, kann die Anwendung des Indikators *Anzahl durchgeführter Sitzungen* problematisch sein. In solchen Fällen haben die Methoden *Therapeut*inneneinschätzung* und *Therapieerfolg* klare Vorteile. Die Methode *Therapeut*inneneinschätzung* hat gleichwohl den Nachteil, dass Behandler*innen äußerst schlecht darin sind, Entscheidungen nur auf Basis subjektiver oder »klinischer« Erfahrungen zu fällen (Dawes u.a. 1989; Grove 2005). Dies gilt übrigens auch für die Vorhersage zukünftiger Suizidversuche (Cha u.a. 2010; Nock u.a. 2010). Auch die Methode *Therapieerfolg* weist bedeutsame Einschränkungen auf, die größtenteils in den aktuell verwendeten Methoden zur Erfassung klinischer Outcomes begründet liegen. Am häufigsten werden Fragebögen zur Selbstbeurteilung von Symptomen eingesetzt. Wie bereits erläutert, stellen Symptombelastung und Suizidgedanken jedoch tendenziell eher schlechte Indikatoren für relevante Outcomes bei suizidgefährdeten Patient*innen dar. Den Therapieabschluss nur auf entsprechenden Behandlungsoutcomes zu basieren, kann somit für Patient*innen mit Suizidversuchsrisiko nachteilig sein.

In der BCBT gilt eine Behandlung dann als abgeschlossen, wenn die Patient*innen zeigen, dass sie Skills zur Emotionsregulation, zum strukturierten Problemlösen sowie zur kognitiven Umstrukturierung im Kontext emotionaler und suizidaler Krisen effektiv einsetzen können. Dies wird mithilfe der Rückfallpräventionsübung überprüft. Im Grunde deckt sich ein solcher kompetenzbasierter Ansatz zur Bestimmung des Therapieendes mit dem Ansatz *Therapieerfolg*. Beide Herangehensweisen machen den Fortschritt am Ausmaß der Veränderung der Patient*innen fest. Die relevanten Outcomes basieren bei der BCBT jedoch auf den Mechanismen, von denen die Fluid Vulnerability Theory annimmt, dass sie unmittelbar und proximal mit dem Suizidversuchsrisiko zusammenhängen: den kognitiven und behavioralen Basisrisikofaktoren. Eine BCBT gilt daher dann als abgeschlossen, wenn Patient*innen zeigen können, dass sie die erlernten Skills effektiv zum Umgang mit Krisen und zur Prävention von Suizidversuchen einsetzen können. Die Entscheidung über das Therapieende basiert also teilweise auf einer Therapeut*inneneinschätzung, da Therapeut*innen eine wichtige Rolle bei der Kompetenzbewertung ihrer Patient*innen spielen. Sollten Patient*innen in den Augen der Therapeut*innen noch nicht ausreichend kompetent sein, können weitere Termine angesetzt werden.

Auf den ersten Blick mag es so scheinen, als sei die Sitzungsanzahl kein Indikator für den Therapieabschluss in der BCBT. Dies stimmt jedoch nicht ganz. Beim Übergang von der ersten zur zweiten Therapiephase kommt es in der Regel um die fünfte Sitzung herum zu einem »Wendepunkt«. Zu diesem Zeitpunkt brechen viele Patient*innen die Behandlung ab oder schlagen vor, sie zu beenden. Die meisten von ihnen haben zu diesem Zeitpunkt ihr Basisrisikoniveau wieder erreicht, die aktuelle Krise ist beendet. Allerdings ist es bei den meisten, wenn nicht bei allen suizidgefährdeten Patient*innen für einen Behandlungsabschluss zu früh, da der Veränderung der kognitiven Vulnerabilitäten noch nicht genügend Zeit eingeräumt wurde. In diesem Sinne sollte die BCBT, auch wenn keine strikte Vorgabe für die Mindestanzahl an Sitzungen existiert, im Allgemeinen nicht vor Ende der zweiten Therapiephase abgeschlossen werden. Hier finden sich also durchaus Parallelen zum Indikator *Anzahl durchgeführter Sitzungen*.

Um das mit subjektiven Entscheidungen einhergehende Fehlerpotenzial zu minimieren, nutzt die BCBT Checklisten zur Sicherstellung der Behandlungsadhärenz. Wie bereits erwähnt, enthält Anhang B.1 Adhärenzchecklisten, die genutzt werden können, um sicherzustellen, dass Therapeut*innen die BCBT bei allen Patient*innen manualgetreu und einheitlich anwenden. Eine höhere Behandlungsadhärenz führt – möglicherweise aufgrund einer reduzierten Voreingenommenheit oder Subjektivität von Therapeut*innenbeurteilungen des Therapiefortschritts – zu besseren Outcomes (Bond u. a. 2011). Therapeut*innen sind anfällig dafür, Entscheidungen über den Therapieabschluss auf Basis persönlicher Gefühle ihren Patient*innen gegenüber zu fällen. Dementsprechend kommt der Behandlungsadhärenz insbesondere bei der Behandlung herausfordernder oder schwieriger Patient*innen, die starke negative Emotionen hervorrufen (wie es suizidale Patient*innen oft tun), besondere Bedeutung zu. Die Kompetenzen von Patient*innen werden während der gesamten BCBT-Behandlung und nicht nur in der letzten Therapiephase überprüft. In der Praxis bedeutet dies, dass Therapeut*innen so lange nicht von der ersten zur zweiten Therapiephase übergehen sollten, wie Patient*innen den Notfallplan und/oder erlernte Selbstmanagementskills noch nicht effektiv einsetzen können. Eine unzureichende Beherrschung dieser Skills verweist darauf, dass die behavioralen Risikofaktoren noch nicht ausreichend reduziert wurden. Selbstmanagementkompetenz ist deshalb eine wichtige Voraussetzung für die kognitive Arbeit an suizidalen Kognitionsmustern, da die Thematisierung suizidspezifischer Kognitionen starke negative Emotionen und maladaptive Verhaltensreaktionen hervorrufen kann. Kurz gesagt, ist es unwahrscheinlich, dass Patient*innen die Rückfallpräventionsübung erfolgreich absolvieren können, wenn sie im Vorhinein nicht schon gezeigt haben, dass sie Emotionen effektiv regulieren, Probleme lösen und maladaptive Gedanken und Verhaltensweisen umbewerten können. Der kompetenzbasierte Ansatz zur Bewertung des Therapiefortschritts stellt sicher, dass Patient*innen kontinuierlich Fortschritte machen und gut auf die letzten Sitzungen sowie das Leben danach vorbereitet sind.

6.7 Kontraindikationen

BCBT kann, unabhängig vom jeweiligen Risikoniveau und vom klinischen Bild, bei einer Vielzahl von Patient*innen angewendet werden. Wir haben die BCBT sowohl bei Patient*innen wirksam eingesetzt, die kurz zuvor einen Suizidversuch unternommen hatten und/oder aus einer stationären Behandlung entlassen wurden, als auch bei solchen, die unter Suizidgedanken litten, aber noch kein suizidales Verhalten gezeigt hatten. Wir haben die BCBT auch als präventive Intervention bei Patient*innen eingesetzt, die von lebensmüden Gedanken ohne suizidale Absicht (z. B. »Ich wünschte, ich wäre einfach nicht mehr da«) berichtet haben. Wie im ersten Kapitel beschrieben senkt die BCBT die Suizidversuchsrate bei Patient*innen mit einer Reihe verschiedener Diagnosen, unter anderem auch bei Patient*innen, die an einer Borderline-Persönlichkeitsstörung leiden, von der oft angenommen wird, dass sie einer langfristigen, multimodalen Behandlung bedarf.

Dennoch gibt es einige Kontraindikationen für eine ambulante BCBT: akute Manie, akute Psychose sowie die Notwendigkeit einer medizinischen Entgiftungsbehandlung. Befinden sich Patient*innen in einer akuten psychotischen und/oder manischen Episode, die ihren psychischen Zustand und ihre Sicherheit weitreichend einschränkt, muss eine Stabilisierung vor Beginn der BCBT priorisiert werden. In der Regel wird diese Stabilisierung einer pharmakologischen Intervention bedürfen. Patient*innen, die aufgrund einer Substanzmissbrauchsstörung unter schweren Entzugssymptomen leiden, müssen zunächst eine medizinische Entgiftungsbehandlung durchlaufen. Nachdem die psychotische oder manische Episode bzw. körperliche Entzugssymptome abgeklungen sind, kann eine BCBT ohne Risiko begonnen werden. Diese Störungsbilder sollten in das Modell des Suizidalen Modus integriert und entsprechend behandelt werden. Beispielsweise wird eine Patientin, die Stimmen hört, dieses Symptom eventuell in der körperlichen Domäne ansiedeln (da die Stimmen als Sinnesempfindung wahrgenommen werden). Therapeut*innen können das ABC-Arbeitsblatt als Möglichkeit vorstellen, einen alternativen Umgang mit den Stimmen zu finden.

6.8 Zum Umgang mit Substanzmissbrauch

Substanzgebrauchsstörungen sind bei suizidalen Patient*innen nicht selten. Sie stellen einen der stärksten Risikofaktoren für Suizide dar (Inskip u. a. 1998; Price u. a. 2004; Wilcox u. a. 2004). Substanzmissbrauch jeglicher Schwere ist – in stärkerem Maße als andere psychische Störungen – mit einem erhöhten Suizidversuchsrisiko assoziiert (Borges u. a. 2000). Dies deutet darauf hin, dass Substanzgebrauch den Übergang von suizidalen Gedanken zu suizidalen Verhaltensweisen erleichtert. Deshalb muss ein Substanzgebrauch oft unmittelbar zum Thema werden. Das Suizidversuchsrisiko ist insbesondere bei Patient*innen mit komorbiden Substanzgebrauchsstörungen und affektiven Störungen erhöht. Affektive Störungen sind unter suizidgefährdeten Personen dabei besonders weitverbreitet. Patient*innen, die infolge einer depressiven Episode eine Substanzgebrauchsstörung entwickelt haben, berichten tendenziell stärkere Suizidabsichten (Aharonovich u. a. 2002). Dies liegt möglicherweise daran, dass Substanzmissbrauch eine Vermeidungsstrategie zur Reduktion oder Betäubung emotionaler Belastungen darstellt. Dieser Aspekt weist wiederum Parallelen zu Suizidgedanken und -versuchen als Bewältigungsmechanismus auf.

Da Substanzmissbrauch eine häufige Copingstrategie suizidgefährdeter Patient*innen darstellt, wird er als Teil der behavioralen Domäne des Suizidalen Modus in die BCBT integriert. Bei Personen mit chronischen Substanzmissbrauchsproblemen gelten diese zudem als Basisrisikofaktor. Substanzmissbrauch – im Sinne einer maladaptiven Copingstrategie – wird in der BCBT gewöhnlich durch eine Anpassung der Vorgehensweise und Interventionen berücksichtigt. Der Notfallplan kann beispielsweise ein Verlangen nach Alkohol als Warnsignal beinhalten. Zudem können Entspannungsskills geübt werden, um mit psychischen Belastungen, die das Verlangen aufrechterhalten, umzugehen. Besonders Achtsamkeitsübungen können gewinnbringend eingesetzt werden. So gibt es Hinweise, dass sich hierdurch kognitive, affektive und körperliche Mechanismen, die zu einer Substanzabhängigkeit beitragen, effektiv beeinflussen lassen (Garland u. a. 2010). Bewältigungskarten mit Fokus auf eine kognitive Umbewertung substanzbezogener Gedanken (z. B. »Ich brauche jetzt unbedingt einen Drink«) können Patient*innen darin unterstützen, besser mit krisenförderndem Verlangen umzugehen.

Behandler*innen sollten bei Personen, die in Abstinenzzeiten akute depressive Symptome erleben, besonders vorsichtig vorgehen. Fälschlicherweise wird oft davon ausgegangen, dass diese Patient*innen ein vergleichsweise niedriges Suizidrisiko haben. Tatsächlich aber sind Depressionen während einer Abstinenzphase mit einem Risiko für multiple Suizidversuche assoziiert (Aharonovich u. a. 2002) und könnten entsprechend auf ein zukünftiges Wiederauftreten suizidalen Verhaltens hindeuten. Substanzmissbrauch scheint zudem den langfristigen Verlauf suizidaler Krisen zu beeinflussen. Suizidale Krisen klingen bei Patient*innen mit komorbider PTBS und Substanzabhängigkeit beispielsweise langsamer ab (Price u. a. 2004). Hieraus kann sich die Notwendigkeit zusätzlicher oder häufigerer Sitzungen ergeben. Darüber hinaus steht Substanzmissbrauch mit einem erhöhten Risiko für »ungeplante« Suizidversuche in Verbindung (Borges u. a. 2000). Dieser Befund passt zu der Tatsache, dass viele Patient*innen davon berichten, Substanzen zu nutzen, um die Hemmschwelle vor einem Suizid abzubauen (z. B. »Wäre ich nüchtern gewesen, hätte ich das nicht fertiggebracht«). Studien legen zudem nahe, dass Alkohol den Übergang von Suizidimpulsen zu suizidalen Verhaltensweisen begünstigt oder beschleunigt (Bryan u. a. 2016a).

In einer Studie zur Wirksamkeit einer kognitiven Verhaltenstherapie bei suizidalen Jugendlichen mit Substanzgebrauchsstörung zeigte sich, dass die Patient*innen der KVT-Bedingung während der 18-monatigen Follow-up-Phase mit geringerer Wahrscheinlichkeit einen Suizidversuch unternahmen als Patient*innen der TAU-Bedingung (Esposito-Smythers u. a. 2011). In einer weiteren Studie konnte gezeigt werden, dass die Teilnahme an Behandlungsprogrammen zu Substanzgebrauchsstörungen mit einer etwa 50%igen Reduktion von Suizidversuchen im darauffolgenden Jahr einherging (Ilgen u. a. 2007). Die Ergebnisse einer Sekundäranalyse unserer eigenen Studie deuten darauf hin, dass sich das Suizidversuchsrisiko bei BCBT-Patient*innen mit Substanzgebrauchsstörung reduziert: Unter den 21 Teilnehmenden in der BCBT-Bedingung, die zum Aufnahmezeitpunkt die Kriterien für eine Substanzgebrauchsstörung erfüllten, unternahmen 21% während der zweijährigen Follow-up-Phase einen Suizidversuch, im Vergleich zu 47% der TAU-Patient*innen. Dies stützt die Annahme, dass BCBT Suizidversuche bei suizidgefährdeten Patient*innen mit Substanzgebrauchsstörungen wirksam verhindert. Auch wenn bislang nur in wenigen Studien die Behandlungswirksamkeit für diese Patient*innengruppe untersucht wurde, lässt die vorhandene Evidenz darauf schließen, dass Substanzgebrauchsstörungen und das Suizidrisiko gleichzeitig und nicht nacheinander behandelt werden sollten.

Fallvignette: Mike

Substanzmissbrauch stellte insbesondere bei Mike, der einen starken und regelmäßigen Alkoholkonsum berichtete, ein wichtiges Thema dar. Er berichtete hierzu: »Ich trinke, wenn ich mich aufrege, um meinen Kopf ausschalten und schlafen zu können. Das Problem ist, dass ich mit dem Trinken anfange, sobald ich von der Arbeit komme, also trinke ich stundenlang und werde viel betrunkener, als es sein müsste. Ich werde zu einem absoluten Idioten und mache mir alles nur noch schwerer.« Mikes Alkoholkonsum wurde als behavioraler Aspekt des Suizidalen Modus in seinen Behandlungsplan aufgenommen. Da sein Alkoholkonsum als Stressmanagementstrategie diente, wurden ihm bereits sehr früh im Behandlungsverlauf Achtsamkeitsskills als Alternative für den Umgang mit emotionaler Belastung vermittelt.

6.9 Psychopharmaka

Der Großteil suizidaler Patient*innen, die eine Psychotherapie beginnen, erhält Psychopharmaka – am häufigsten Antidepressiva (Brown u. a. 2005b; Linehan u. a. 2006b; Rudd u. a. 2015). Es gibt jedoch nur wenig wissenschaftliche Evidenz, die auf einen Nutzen von Psychopharmaka als eigenständige Behandlung suizidaler Patient*innen verweist. Umfangreiche Reviews des britischen National Institute for Health and Clinical Excellence (2012) und der US-amerikanischen National Action Alliance for Suicide Prevention (National Action Alliance Clinical Care & Intervention Task Force 2012) kommen zu dem Schluss, dass Psychopharmaka keinen direkten Effekt auf das Suizidrisiko haben. Sie seien gleichwohl relevant für den Umgang mit psychischen Symptomen, wie Depression und Ängsten, die oft mit einem erhöhten Suizidrisiko in Verbindung gebracht werden.[3] Eine bemerkenswerte Ausnahme stellt das Neuroleptikum Clozapin dar. Es konnte gezeigt werden, dass Clozapin die Rate an Suizidversuchen bei Personen mit psychotischen Störungen, im Vergleich zu Olanzapin, einem anderen antipsychotischen Medikament, um 50% senkt (7,7% für Clozapin, 13,8% für Olanzapin; Meltzer u. a. 2003). Auch Lithium hat einige Aufmerksamkeit als Medikation mit etwaiger »antisuizidaler« Wirkung bei Patient*innen mit bipolaren Störungen erfahren (Cipriani u. a. 2005). Andere Forschende stellen die Reliabilität und Validität dieser Schlussfolgerungen jedoch infrage, da sich die Studienlage zur antisuizidalen Wirkung von Lithium größtenteils aus Sekundäranalysen klinischer und naturalistischer Studien, Metaanalysen und offenen Medikamentenstudien zusammensetzt. Das Design entsprechender Studien schließt einen Bias aufgrund

3 **Anmerkung der Herausgeber:** In diesem Sinne hebt die deutsche NVL-Leitline zur Behandlung unipolarer Depressionen (https://www.leitlinien.de/themen/depression) hervor, dass Antidepressiva zur speziellen akuten Behandlung der Suizidalität nicht eingesetzt werden sollen; Antidepressiva können bei suizidalen depressiven Patient*innen jedoch – im Rahmen der allgemeinen Empfehlungen – zur Depressionsbehandlung eingesetzt werden.

der Verschreibungspraxis von behandelnden Ärzt*innen nicht aus (Oquendo u. a. 2011). So könnte es sein, dass Psychiater*innen Hochrisikopatient*innen Lithium mit geringerer Wahrscheinlichkeit verschreiben, da das Medikament eine erhöhte Letalität bei Überdosierung aufweist. Oquendo u. a. (2011) merken hierzu an, dass die vermeintliche antisuizidale Wirkung von Lithium somit Resultat der Entscheidungen von Ärzt*innen sein könnte, Patient*innen mit dem größten Suizidversuchsrisiko Lithium seltener verschreiben. Dies steht in Einklang mit neueren Studien, die die Wirksamkeit von Lithium zur Prävention von Suizidversuchen gegenüber Valproat – einem Phasenprophylaktikum neuerer Generation, dem trotz seiner weitverbreiteten Verwendung bei der Behandlung bipolarer Störungen keine antisuizidale Wirkung nachgesagt wird – nicht bestätigen konnten. Diese Ergebnisse lassen Zweifel an der relativen Wirksamkeit von Lithium als alleiniger Therapie zur Prävention von Suizidversuchen – im Vergleich zu anderen verbreiteten Medikationen für bipolare Störungen – aufkommen.
Bislang wurde leider noch nicht untersucht, inwieweit eine Kombinationsbehandlung aus Medikamenten und KVT einer reinen KVT-Behandlung bei der Therapie suizidaler Patient*innen überlegen ist. Und dies obwohl eine solche Kombinationsbehandlung zweifelsohne die häufigste Therapie für suizidgefährdete Patient*innen darstellt. Da die Verwendung von Psychopharmaka in klinischen Studien zur kognitiven Verhaltenstherapie noch nicht ausreichend detailliert erfasst wurde, ist größtenteils unbekannt, wie und unter welchen Bedingungen Medikamente in Kombination mit kognitiver Verhaltenstherapie effektiv eingesetzt werden können. Es besteht gleichwohl die allgemeine Auffassung, dass einer Medikation eine wichtige Rolle bei der kurzfristigen Stabilisierung akuter psychischer Symptome, die zum Suizidversuchsrisiko beitragen, zukommt. Therapeut*innen sollten jedoch immer die Gefahr einer Überdosis im Blick behalten und eng mit den verschreibenden Ärzt*innen zusammenarbeiten, um den Zugang zu potenziell letalen Medikamentendosen, insbesondere bei Medikamenten mit synergetischen Effekten und/oder kleiner therapeutischer Breite, einzuschränken.

Beipackzettel für Antidepressiva und Phasenprophylaktika verstehen

Im Jahr 2004 ordnete die US-amerikanische Food and Drug Administration (FDA) für alle Antidepressiva einschließlich selektiver Serotonin-Wiederaufnahmehemmer (SSRI) eine sogenannte Black-Box-Warnung an.[4] SSRI stellen in den USA die am häufigsten verschriebene Medikamentengruppe dar; es wurde

4 **Anmerkung der Herausgeber:** Bei einer Black-Box-Warnung handelt es sich um den strengsten Warnhinweis, den die FDA für Packungsbeilagen anordnen kann.

jedoch bei Kindern und Jugendlichen bis zum Alter von 18 Jahren, denen diese Medikamente verschrieben wurden, ein erhöhtes Suizidversuchsrisiko festgestellt. Der Warnhinweis gilt seit dem Jahr 2007 für alle Patient*innen unter 24 Jahren. Im Jahr 2009 wurde die Warnung auf antiepileptische Medikamente, auch als »Stimmungsstabilisierer« oder Phasenprophylaktika bekannt, ausgeweitet. Der Effekt dieser Black-Box-Warnungen auf psychologische und psychiatrische Behandlungen wurde in den letzten zehn Jahren sowohl in der wissenschaftlichen Community als auch in der Öffentlichkeit breit diskutiert, insbesondere in Bezug auf Patient*innen mit erhöhtem Suizidrisiko (Rudd u. a. 2009a). Die dem Warnhinweis zugrunde liegende Absicht war es, Patient*innen und Behandler*innen auf potenzielle iatrogene Effekte antidepressiver und antiepileptischer Medikamente, wie vermehrte Suizidgedanken und -versuche, aufmerksam zu machen. Im Ergebnis kam es jedoch zu einer erheblichen Verunsicherung und es wurden Falschannahmen über den Nutzen und die Risiken dieser Medikamente verbreitet. Es ist beispielsweise nur wenigen medizinischen Fachkräften oder Patient*innen bewusst, dass Antidepressiva bei Personen über 65 Jahren durchaus zu reduzierten Suizidraten beitragen (obwohl der Warnhinweis dies extra erwähnt).

Zudem wissen nur wenige, dass es während der klinischen Studien, die zu der Black-Box-Warnung für Antidepressiva geführt haben, zu keinen Todesfällen kam. Eine Studie unter Hausärzt*innen zeigte, dass mehr als 90% der Befragten irrigerweise annahmen, dass es in den von der FDA aggregierten pädiatrischen Studien zu Suiziden gekommen war (Cordero u. a. 2008). Diese Ergebnisse sind auch deshalb besorgniserregend, weil 90% der Teilnehmenden angaben, aufgrund der Black-Box-Warnung regelmäßig zusätzliche Informationen über die Risiken von Antidepressiva weiterzugeben. Dazu kommt, dass über drei Viertel der in den USA verschriebenen Antidepressiva von Hausärzt*innen verschrieben werden. Zusammengenommen lassen diese Daten darauf schließen, dass der Großteil der Patient*innen, die mit ihren Ärzt*innen über Psychopharmaka sprechen, möglicherweise falsche Informationen erhält. Da davon auszugehen ist, dass psychologisch-psychiatrische Fachkräfte nicht besser über dieses Thema informiert sind, muss entsprechend angenommen werden, dass die meisten Klient*innen des psychosozialen Versorgungssystems in den USA unzutreffende Informationen über die Behandlungsoption Psychopharmaka erhalten.

Falsche Vorstellungen über den Einfluss von Medikamenten auf das Suizidversuchsrisiko sind vermutlich auf die allgemeine Tendenz zurückzuführen, die akute Risikodimension hervorzuheben und die entscheidende Rolle des Basisrisikos für das langfristige Suizidrisiko zu unterschätzen. Zwei Studien veranschaulichten dieses Problem gut: Die erste Studie analysierte das Suizidversuchsrisiko unter 120.000 Patient*innen aus drei verschiedenen ambulanten Settings (hausärztliche

Versorgung, ambulante Psychotherapie und ambulante psychiatrische Behandlung), denen Antidepressiva verschrieben worden waren. Dabei wurde das Suizidversuchsrisiko im Jahr vor und im Jahr nach der Verschreibung betrachtet (Simon & Saravino 2007). In Übereinstimmung mit allgemeinen Bedenken über Antidepressiva als »Auslöser« eines erhöhten Suizidrisikos war das Risiko im ersten Monat nach der Verschreibung höher als im restlichen Jahr. Wenn jedoch auch das Jahr vor der Antidepressivaverschreibung hinzugezogen wurde, dann ging der Monat unmittelbar *vor* dem Zeitpunkt der Verschreibung mit dem höchsten Risiko einher. Dementsprechend begann die Antidepressivagabe in den meisten Fällen, *nachdem* das Risiko seinen Höhepunkt erreicht hatte. Dies deutet darauf hin, dass Antidepressiva das Suizidrisiko nicht auslösten, sondern zur Behandlung des Suizidrisikos gegeben wurden. Pugh u. a. (2013) stießen unter Patient*innen, die ein Antiepileptikum erhielten, auf ein ähnliches Muster. In ihrer Studie an über 90.000 Teilnehmenden konnten sie zeigen, dass das höchste Risiko für Suizidgedanken und Suizidversuche im Monat unmittelbar vor der Verschreibung bestand. Zudem stellten sie fest, dass das Suizidversuchsrisiko bei Patient*innen erhöht war, sowohl bevor als auch nachdem sie mit der Medikation begannen. Dies lässt darauf schließen, dass das Suizidversuchsrisiko bei dieser Patient*innengruppe unabhängig von einer Medikamentengabe erhöht war. Der Fluid Vulnerability Theory zufolge haben Patient*innen, die Psychopharmaka erhalten, ein erhöhtes Basisrisiko. Da das Basisrisiko chronisch und tief verwurzelt ist, erhalten diese Patient*innen generell mit höherer Wahrscheinlichkeit Psychopharmaka. Zusammengenommen deuten die beschriebenen Befunde darauf hin, dass Antidepressiva und Antiepileptika Suizidversuche wahrscheinlich nicht auslösen. Vielmehr scheint es so zu sein, dass Patient*innen mit dem höchsten Suizidversuchsrisiko mit höherer Wahrscheinlichkeit auch Psychopharmaka erhalten, da ihre mangelnden Skills die Entstehung psychischer Belastungen begünstigen.

Dennoch sollten Behandler*innen aufmerksam auf mögliche Medikamentennebenwirkungen, wie etwa psychomotorische Agitiertheit, körperliche Unruhe und Gedankenrasen achten, da diese auf ein erhöhtes Risiko hindeuten können. Diese Symptome stehen, insbesondere im Kontext einer depressiven Episode (Akiskal & Benazzi 2005; Benazzi 2005; Judd u. a. 2012; Rihmer & Pestality 1999), mit einem kurzfristig erhöhten Suizidrisiko in Verbindung. Sogenannte gemischte affektive Episoden können vor allem durch Gereiztheit und psychomotorische Agitiertheit von unipolaren Depressionen abgegrenzt werden – diese Symptome können Therapeut*innen daher als Warnsignale dienen (Benazzi & Akiskal 2006). Depressive Patient*innen, die solche Symptome berichten oder präsentieren, sollten daher auf eine bislang eventell unerkannt gebliebene gemischte oder hypomanische Episode hin untersucht werden. Möglicherweise ist eine Augmentation der Behandlung mit Benzodiazepinen, Phasenprophylaktika oder Neuroleptika angezeigt (Rihmer & Akiskal 2006). Diagnoseunabhängig sollten Behandler*innen das Suizidrisiko sowie den klinischen Status ihrer Patient*innen beobachten und diese dazu motivieren, ihre Medikamente der Verordnung entsprechend einzunehmen.

6.10 Voraussetzungen für die Durchführung der Brief Cognitive Behavioral Therapy (BCBT)

Es gibt keine »Grundvoraussetzungen« für das Erlernen der BCBT, gleichwohl haben wir festgestellt, dass sich Therapeut*innen mit bestimmten Kompetenzen die Behandlung deutlich schneller aneignen und das Manual mit größerer Adhärenz anwenden. Die Vermittlung dieser Grundlagen geht über den Rahmen dieses Behandlungsmanuals hinaus. Die folgende Zusammenfassung soll Behandler*innen jedoch bei einer Selbsteinschätzung ihrer Kompetenzen unterstützen. Personen, die in den folgenden Bereichen nur wenig Erfahrung haben, sollten sich vor der Anwendung der BCBT weiterbilden.

Kognitiv-verhaltenstherapeutische Fallkonzeptionen. Die Kognitive Verhaltenstherapie geht über eine bloße Sammlung von Techniken und Interventionen hinaus. Vielmehr stellt sie einen Rahmen dar, in dem Therapeut*innen lernen, ihre Patient*innen zu verstehen, und aus dem heraus sie den Behandlungsprozess angehen. Behandler*innen, die gelernt haben, eine Fallkonzeption aus einer kognitiv-verhaltenstherapeutischen Perspektive heraus zu entwickeln und die hierzu Supervisionen in Anspruch genommen haben, halten sich genauer an das BCBT-Manual. Sie wenden die Behandlung mit größerer Präzision und Wirkung an. Therapeut*innen, die suizidgefährdeten Patient*innen – aufgrund ihrer Ausbildung – vermitteln können, warum und wie bestimmte Verfahren helfen, kommen zu den besten Ergebnissen.

Grundlegende Kenntnisse der Lerntheorie. Suizidales Verhalten fungiert oftmals als Copingstrategie zur Reduktion oder zur Vermeidung von emotionalen Belastungen. Suizidales Verhalten kann jedoch auch als Reaktion auf andere Umweltvariablen zu verstehen sein. Grundlegende Kenntnisse der Lerntheorie und Erfahrungen damit, klinische Entscheidungen auf Basis lerntheoretischer Überlegungen zu treffen, können Behandler*innen dabei unterstützen, suizidale Verhaltensweisen und die sie aufrechterhaltenden Faktoren präziser anzugehen.

Motivational Interviewing. Ein wichtiger Teil der BCBT besteht darin, Patient*innen auch dann zu Veränderungen zu motivieren, wenn diese zögerlich oder unsicher hinsichtlich des Veränderungsprozesses sind. Therapeut*innen, die in motivierender Gesprächsführung (Motivational Interviewing, MI) ausgebildet sind und Erfahrung in der Anwendung der allgemeinen MI-Prinzipien haben, können effektiver mit ihren Patient*innen kommunizieren. Zudem fällt es ihnen leichter, Ambivalenzen anzusprechen.

Zusammenfassung

Die BCBT gibt Therapeut*innen eine Reihe von Techniken und Interventionen an die Hand, aus denen sie entsprechend den Bedürfnissen ihrer Patient*innen auswählen können. So entsteht ein Gleichgewicht zwischen Strukturiertheit und Flexibilität: Indem *die* Skills ausgewählt werden, die den Bedürfnissen der Patient*innen, insbesondere hinsichtlich Emotionsregulation und kognitiver Flexibilität, am besten entsprechen, können Behandler*innen die Reihenfolge der Interventionen individuell gestalten. Gleichzeitig bleiben sie stets nah am zugrunde liegenden Behandlungsmodell. Eine hohe Behandler*innenadhärenz führt, insbesondere bei Hochrisikopatient*innen, zu konsistenteren Ergebnissen. Die BCBT bietet somit ein praktikables Modell zur Individualisierung einer Therapie bei gleichzeitig manualgetreuer Umsetzung der Behandlung.

Teil 2: Die erste Sitzung

7 Die Struktur der Brief Cognitive Behavioral Therapy (BCBT)

Zum Start der BCBT sollten die Behandler*innen ihren Patient*innen einen kurzen Überblick über den Behandlungsaufbau und -ablauf geben. Dazu gehören einige Punkte, die bereits im Gespräch zur informierten Einwilligung thematisiert wurden (vgl. Rudd u. a. 2009b):

- die Bezeichnung der Therapie (d. h. kurze kognitive Verhaltenstherapie oder BCBT),
- wie die Therapie gestaltet ist (d. h. Sitzungsaufbau, Behandlungsphasen),
- mögliche Risiken (d. h. eingeschränkte Schweigepflicht) und
- die Therapiedauer (d. h. etwa zwölf Sitzungen).

Dabei sollten die Therapeut*innen eine einfache, leicht verständliche Sprache nutzen und die Patient*innen dazu ermutigen, ihren Eindruck mitzuteilen und Rückfragen zu stellen.

7.1 Hintergrund

Wenn Patient*innen verstehen, wie die BCBT aufgebaut ist, können sie sich auf den Behandlungsablauf einstellen, sie erhalten hierdurch auch einen Rahmen, um ihre psychischen Probleme einzuordnen. Vorab zu wissen, wie die einzelnen Sitzungen aufgebaut sind, gibt suizidgefährdeten Patient*innen das Gefühl, etwas Kontrolle über ihren oft überfordernden Alltag zu haben. Dies trifft insbesondere dann zu, wenn es um emotional aufwühlende oder schwierige Themen geht. Zudem gibt es Patient*innen eine Art Schablone an die Hand, mithilfe derer sie ihre Probleme priorisieren können. Diese Fertigkeit ist für das strukturierte Problemlösen und die Krisenbewältigung essenziell. Schließlich wird die Hoffnung auf Besserung gestärkt, wenn die relativ kurze Dauer der Therapie und ihre Ausrichtung auf die Vermittlung von praktischen Fertigkeiten betont wird. Viele suizidgefährdete Patient*innen haben bereits eine Reihe von Therapien und Behandlungen durchlaufen, von denen jedoch nur wenige bis keine so fokussiert und personenzentriert waren wie die BCBT. Hoffnungslosigkeit und Skepsis der

Behandlung gegenüber sind daher weitverbreitet. Solche Zweifel können in dem erläuternden Gespräch direkt thematisiert werden. Dies motiviert Patient*innen zu einer engagierten Mitarbeit.

7.2 Praxisanleitung

Schritt 1: Den Sitzungsaufbau der BCBT erklären

Therapeut*innen erläutern zunächst die Hauptbestandteile der einzelnen Sitzungen. Diese sind: (1.) ein Stimmungscheck, (2.) das Festlegen einer »Tagesordnung«, (3.) die Überprüfung der Nutzung des Notfallplans sowie (4.) die Überprüfung der seit der letzten Sitzung eingeübten Skills, (5.) die Einführung und Erprobung eines neuen Skills und (6.) die Hausaufgabe, die Skills zu üben.

Beispiel Bevor wir beginnen, würde ich gern kurz erläutern, wie diese Behandlung aufgebaut ist, sodass Sie eine bessere Vorstellung davon haben, was in den nächsten Monaten auf Sie zukommt. Ist das für Sie in Ordnung?
Zunächst zum Aufbau der einzelnen Termine: Zu Beginn jeder Sitzung werden wir einen Stimmungscheck machen und eine Tagesordnung festlegen, genau wie heute. So können wir sicherstellen, dass alle wichtigen Themen auch zur Sprache kommen. Dann schreiben wir diesen Plan auf, damit wir nicht zu weit vom Thema abkommen. Ein großer Teil dieser Therapie besteht darin, dass Sie neue Skills in Ihrem Alltag üben. Deshalb werden wir am Anfang jeder Sitzung auch noch darüber sprechen, wie die Übungen gelaufen sind. Das gibt Ihnen die Gelegenheit, mir mitzuteilen, was schon gut geklappt hat und was eher noch nicht so gut klappt. So können wir die Übungen immer wieder anpassen. Danach stelle ich Ihnen in jeder Sitzung einen neuen Skill vor, den wir dann gemeinsam einüben. Sobald Sie mit dieser neuen Fertigkeit gut zurechtkommen, werden wir einen Plan aufstellen, wie Sie den Skill zwischen unseren Sitzungen am besten üben können. Zum Schluss notieren wir noch sogenannte »lessons learned«, d. h. das – aus Ihrer Sicht – wichtigste Konzept oder Thema, das wir in der jeweiligen Sitzung besprochen haben. Sie schreiben diese neuen Erkenntnisse dann in Ihr Behandlungstagebuch. Über das Tagebuch werden wir gleich noch genauer sprechen.
Also, um es zusammenzufassen: Bei jedem unserer Termine werde ich Sie fragen, wie Sie sich fühlen, und wir stellen eine Tagesordnung auf. Dann sprechen wir über die Strategien, die Sie seit unserem letzten Treffen geübt haben, üben einen

neuen Skill ein und entwerfen einen Übungsplan. Zum Schluss überlegen wir, was für Sie in dieser Sitzung am hilfreichsten oder wichtigsten war. Haben Sie bis hierher alles verstanden? Haben Sie Fragen zum Sitzungsaufbau? ■

Schritt 2: Die Behandlungsphasen beschreiben

Als Nächstes geben Therapeut*innen einen Überblick über den Behandlungsaufbau der BCBT – mit ihren zwölf Sitzungen – und beschreiben die drei Therapiephasen.

Beispiel Nachdem wir jetzt über die einzelnen Sitzungen gesprochen haben, möchte ich Ihnen noch etwas mehr zum allgemeinen Behandlungsaufbau erzählen. Diese Behandlung nennt sich *kurze* kognitive Verhaltenstherapie oder Brief Cognitive Behavioral Therapy (BCBT), weil sie normalerweise nur zwölf Sitzungen umfasst. Wenn wir uns einmal pro Woche treffen, dann wird die Therapie also in etwa drei Monaten abgeschlossen sein. Manche Menschen sind in weniger als zwölf Sitzungen fertig und andere benötigen etwas mehr. Weil im Durchschnitt zwölf Sitzungen wahrgenommen werden, gehen wir erst einmal davon aus, dass es auch bei Ihnen zwölf Sitzungen sein werden.

Die Behandlung ist in drei Therapiephasen unterteilt. Die erste Therapiephase umfasst fünf Sitzungen. Hier geht es vor allem darum, neue Fertigkeiten zu lernen, um besser mit Krisen umgehen zu können. Die zweite Therapiephase umfasst ebenfalls fünf Sitzungen. In dieser Phase konzentrieren wir uns darauf, wie Überzeugungen und Annahmen, die Sie über sich selbst und Ihre Umwelt haben, Ihnen möglicherweise Probleme im Alltag bereiten. Wir werden außerdem über neue, hilfreichere Wege sprechen, mit belastenden Ereignissen umzugehen, sodass Sie diese erfolgreicher bewältigen können. In der dritten und letzten Therapiephase, die zwei Sitzungen umfasst, widmen wir uns der sogenannten Rückfallpräventionsübung. Das ist eine Übung, die alles, was Sie gelernt haben, noch mal zusammenführt, das ist also quasi eine Art »Abschlussprüfung«.

Haben Sie Fragen zum allgemeinen Therapieablauf? Würden Sie einmal zusammenfassen, was ich Ihnen zum Behandlungsablauf erzählt habe, damit ich sicher sein kann, dass ich es gut erklärt habe? ■

Schritt 3: Die Schweigepflicht und ihre Grenzen thematisieren

Therapeut*innen erläutern die Schweigepflicht und erklären, unter welchen Bedingungen diese aufgehoben werden wird.

Beispiel Als Nächstes möchte ich mit Ihnen über die Schweigepflicht sprechen. Alles, was wir hier besprechen, ist von der Schweigepflicht gedeckt, d. h., ich darf niemandem von den Dingen, über die wir sprechen, berichten, außer Sie geben mir explizit die Erlaubnis dazu. Sollte es hierzu kommen, dann werden wir vorab gemeinsam festlegen, was ich sagen darf und was nicht. Da Sie vor Kurzem einen Suizidversuch unternommen haben [oder: eine schwere suizidale Krise erlebt haben], sollten wir über eine wichtige Einschränkung der Schweigepflicht reden. Falls ich, in meiner fachlichen Expertise, den Eindruck habe, dass Sie kurz vor einem erneuten Suizidversuch stehen oder dass Ihre Sicherheit in einer ambulanten Behandlung nicht gewährleistet werden kann, dann werde ich unter Umständen jemanden hinzuziehen müssen, der uns in dieser Situation hilft.
Wenn möglich, werden wir beide zunächst miteinander sprechen, bevor ich eine außenstehende Person hinzuziehe, sodass Sie genau wissen, wie der weitere Ablauf sein wird. Es kann aber vorkommen, dass ich nicht vorab mit Ihnen darüber sprechen kann, zum Beispiel, wenn Sie zu einem Termin nicht erscheinen. In so einem Fall werde ich die Personen kontaktieren, für die Sie mir Ihr Einverständnis gegeben haben, um zu klären, ob diese wissen, wo Sie sind und ob es Ihnen gut geht. Ich werde dabei nur absolut Notwendiges preisgeben, um zu erfahren, ob Sie in Sicherheit sind. Falls es dazu kommt, werde ich Sie im Nachgang umgehend informieren und wir werden so bald wie möglich darüber sprechen.
Es ist mir wichtig, dass Sie das verstehen. Haben Sie irgendwelche Fragen, was die Schweigepflicht und ihre Grenzen betrifft? ■

Schritt 4: Den möglichen Einbezug von Familienmitgliedern besprechen

Die Therapeut*innen erklären den Patient*innen sodann, dass diese – um den Behandlungsfortschritt zu unterstützen – zu ein bis zwei Sitzungen ein Familienmitglied oder eine andere unterstützende Person mitbringen können.

Beispiel Bevor wir jetzt gleich mit der ersten Sitzung starten, möchte ich Ihnen noch anbieten, dass Sie zu Beginn der Behandlung gerne zu ein oder zwei Sitzungen ein Familienmitglied oder eine andere Ihnen nahestehende Person mitbringen können. Das kann sehr förderlich für den Behandlungsfortschritt sein. Wenn Sie sich das vorstellen können, dann könnten wir das für den dritten oder vierten Termin einplanen. Es ist kein Muss, sondern nur eine Option, die viele Patient*innen aber als hilfreich erleben. Wir sprechen in in ein paar Wochen noch einmal ausführlicher darüber. Ich wollte Ihnen diese Möglichkeit nur schon einmal ankündigen. ■

Schritt 5: Das Verständnis überprüfen und Raum für Fragen geben

Die Therapeut*innen fragen die Patient*innen, ob alle Informationen verstanden wurden, und bitten sie, Eindrücke und Fragen zur BCBT zu äußern.

Beispiel Das ist alles, was ich mit Ihnen zu Beginn besprechen wollte. Das waren ziemlich viele Informationen. Haben Sie irgendwelche Fragen hierzu? Was sind Ihre Gedanken und ersten Eindrücke zum Behandlungsaufbau, der Schweigepflicht oder der Möglichkeit, ein Familienmitglied einzubeziehen? ■

Tipps und Hinweise

Den Sitzungsaufbau der BCBT einhalten. Behandler*innen sollten von Beginn an den grundsätzlichen Sitzungsaufbau der BCBT einhalten. Auch in der ersten Sitzung sollte daher, bevor die BCBT vorgestellt wird, ein Stimmungscheck durchgeführt und eine Tagesordnung aufgestellt werden. So können sich die Patient*innen von Anfang an daran gewöhnen. Zudem stärkt dies die Behandler*innenadhärenz.

Die BCBT ist eine Einzeltherapie. Auch wenn Familienmitglieder zu einigen Sitzungen hinzugezogen werden können, sollten die Behandler*innen stets beachten, dass die BCBT nicht als Familien- oder Paartherapie entwickelt wurde. Während die Wirksamkeit von Einzeltherapien gut belegt ist, gibt es (bisher) nur wenig Hinweise, die die Effektivität von familien- oder paartherapeutischen Ansätzen stützen. Daher sollten Therapeut*innen immer aus der Perspektive einer Einzeltherapie heraus arbeiten, selbst dann, wenn Familienmitglieder an einzelnen Sitzungen teilnehmen.

8 Das narrative Interview

Im Anschluss an die Vorstellung der BCBT und die Erläuterungen zum Behandlungsaufbau führen Therapeut*innen ein narratives Interview zu der letzten suizidalen Krise durch. Der Fokus liegt auf der suizidalen Krise (im Rahmen derer ein Suizidversuch stattgefunden haben kann, aber nicht muss), die dazu geführt hat, dass die Patient*innen die BCBT aufgenommen haben. Wenn eine Person aufgrund eines Suizidversuchs stationär behandelt wurde und im Anschluss an den Krankenhausaufenthalt eine BCBT beginnt, dann konzentriert sich das narrative Assessment auf den prä-stationären Suizidversuch.
Sollte sich eine Person aufgrund einer depressiven Episode, die mit Suizidgedanken und -plänen einhergeht, in Behandlung begeben, liegt der Fokus des narrativen Interviews in der Regel auf der suizidalen Krise, von der die Person selbst sagt, dass es die schwerste Krise war (d. h. die, während der ein Suizidwunsch am stärksten ausgeprägt war). Mithilfe des narrativen Interviews können Therapeut*innen sich ein genaues Bild von den Umständen, Gedanken, Gefühlen, Verhaltensweisen und körperlichen Empfindungen machen, die mit der Krise in Zusammenhang stehen. Das narrative Interview hilft somit dabei, zu verstehen, welche Ereignisse zu der suizidalen Krise geführt haben und was in der Folge geschah. Die Erkenntnisse aus dem narrativen Interview bilden die Grundlage für das Risikoassessment, das Fallkonzept und den Behandlungsplan.

8.1 Hintergrund

Das narrative Interview ist die erste größere Intervention der BCBT. Das Interview verfolgt verschiedene Ziele. Erstens kann es als beziehungsfördernde Maßnahme verstanden werden. Suizidgefährdete Personen haben oft das Gefühl, dass ihnen nie jemand »richtig zuhört« – auch nicht ihre Ärzt*innen und Therapeut*innen. Für viele von ihnen ist das narrative Interview das erste Mal, dass sie von ihrem Leidensweg in ihren eigenen Worten und in ihrem eigenen Tempo erzählen dürfen. Durch aufmerksames Zuhören und Rückfragen zu den einzelnen Begebenheiten zeigen Behandler*innen, dass sie interessiert sind und helfen wollen. Das narrative Interview dient zweitens dazu, Informationen zu sammeln, die für die Entwicklung eines stimmigen Fallkonzepts notwendig sind: die Umstände, in denen sich die suizidale Krise entwickelt hat, die »Hauptakteur*innen«, die bevorzugten Copingstrategien und Verhaltensreaktionen von Patient*innen sowie die Gedanken, Gefühle und körperlichen Empfindungen, die mit einem aktivierten Suizidalen Modus einhergehen. Das narrative Interview dient schlussendlich dazu, das Suizidrisiko von Patient*innen einzuschätzen und zu dokumentieren.

Der Ansatz des narrativen Interviews unterscheidet sich deutlich von herkömmlichen Assessmentinterviews, wie sie von vielen Behandler*innen eingesetzt werden. Bei diesen traditionellen Interviews stellen Therapeut*innen für gewöhnlich eine Reihe von Fragen bezüglich diverser vorhandener oder nicht vorhandener Risiko- und Schutzfaktoren. Es wird davon ausgegangen, dass Patient*innen einerseits bereit sind, die entsprechenden Informationen offenzulegen. Andererseits wird vorausgesetzt, dass Patient*innen in der Lage sind, über diese sehr spezifischen Informationen korrekt zu berichten. Der Interviewprozess wird größtenteils – wenn nicht vollständig – von den Behandler*innen bestimmt. Die Patient*innen selbst nehmen dabei eine relativ passive Rolle ein. In Abhängigkeit vom Setting sind der Aufbau und der Ablauf des Interviews durch Checklisten und/oder Formulare, die die Behandler*innen im Anschluss ausfüllen, vorgegeben. Das Ausfüllen spezifischer Formulare ist oft eine Auflage von Kliniken, wodurch Therapeut*innen nicht selten dazu verleitet werden, die entsprechenden Formulare bereits während des Interviews zu bearbeiten. Die Reihenfolge der zu stellenden Fragen ist in diesen Formularen oft vorgegeben, sodass Therapeut*innen von »oben nach unten« alle Fragen durchgehen.

Im Gegensatz dazu lädt das narrative Interview Patient*innen ein, ihre eigene Sicht auf ihren Suizidversuch oder ihre suizidale Krise zu erzählen. Die Therapeut*innen bitten die Patient*innen, die Abfolge der Ereignisse, die zu der suizidalen Krise oder einem Suizidversuch geführt haben, zu beschreiben. Die Patient*innen sollen mit der Beschreibung dort beginnen, wo sie persönlich den Ausgangspunkt der Krise sehen. Die Therapeut*innen unterstützen die Patient*innen dadurch in ihrer Erzählung, dass sie nach innerem Erleben (z. B. Gedanken, Gefühle, körperliche Empfindungen) und äußeren Faktoren (z. B. was zu sehen, zu hören war, weitere Umstände) in Zusammenhang mit der Krise fragen und anschließend die Wahrnehmungen der Patient*innen validieren.

Anders als das traditionelle Interviewformat unterstützt das narrative Interview den Aufbau einer für die Behandlung förderlichen therapeutischen Beziehung. In diesem Sinne geht das narrative Interview mit einer stärkeren emotionalen Synchronizität von Behandler*in und Patient*in einher als ein traditionelles Interview. Emotionale Synchronizität meint das Ausmaß, mit dem Patient*in und Therapeut* hinsichtlich Erregtheit und Emotionsausdruck miteinander übereinstimmen. Es existieren verschiedene Methoden, um diese Synchronizität zu erfassen. Eine besonders gut anwendbare und wenig invasive Methode ist die

Messung der Stimmfrequenz. Studien belegen, dass eine Übereinstimmung der Stimmfrequenz bei akut suizidgefährdeten Patient*innen und ihren Therapeut*innen ein objektiver Marker dafür ist, wie emotional verbunden sich Patient*innen ihren Behandler*innen fühlen (Nasir u. a. 2017). Das Konzept der emotionalen Synchronizität wird in Abbildung 8.1 verdeutlicht. Die Graphen bilden die Stimmfrequenz von zwei akut suizidgefährdeten Patient*innen (gestrichelte Linien) und ihren Therapeut*innen (durchgezogene Linien) im Verlauf eines Erstgesprächs ab. Wie zu sehen ist, zeigen Patient*in und Therapeut*in in der oberen Grafik eine ähnliche emotionale Erregtheit, welche sich über den gesamten Sitzungsverlauf hinweg fortsetzt. Dies deutet auf emotionale Synchronizität hin. In der unteren Grafik scheinen sich Patient*in und Therapeut*in zunächst anzunähern, über den weiteren Sitzungsverlauf hält dies jedoch nicht an. Hier zeichnet sich eine mangelnde Synchronizität ab. Narrative Interviews sind, wie oben in der Abbildung dargestellt, in stärkerem Maße von emotionaler Synchronizität geprägt. Traditionelle Assessments sind hingegen eher durch einen Mangel an Synchronizität, wie in der Abbildung unten dargestellt, gekennzeichnet (Nasir u. a. 2017).

ABB. 8.1: Zwei Beispiele zur emotionalen Synchronizität akut suizidgefährdeter Patient*innen und ihrer Therapeut*innen. Die obere Grafik zeigt eine hohe Übereinstimmung, wie sie für das narrative Interview typisch ist. Die untere Grafik zeigt hingegen eine geringe Synchronizität, wie sie typisch ist für traditionelle Assessmentinterviews. f_0: Grundfrequenz.

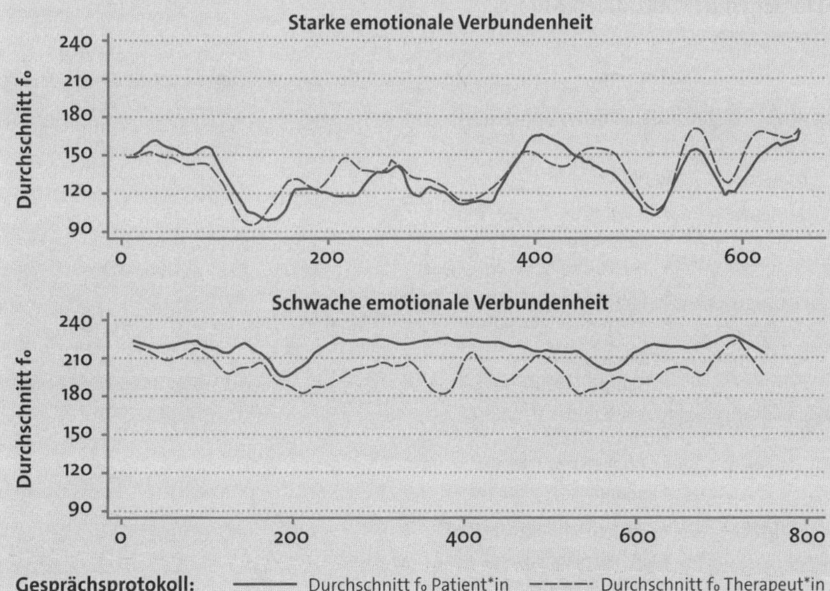

Das narrative Interview hat darüber hinaus positive Effekte auf die emotionale Co-Regulation. Emotionsregulation beschreibt den Prozess, mithilfe dessen eine Person eigene emotionale Zustände steuert und sich selbst beruhigt. Emotionale *Co*-Regulation beschreibt einen ähnlichen Prozess auf zwischenmenschlicher Ebene. Hier geht es darum, wie eine Person die Emotionen einer anderen Person beeinflusst und vor allem zur Beruhigung beiträgt. Dem narrativen Interview liegen zwei voneinander abhängige Co-Regulationsprozesse zugrunde: die Beeinflussung der Emotionen von Patient*innen durch ihre Therapeut*innen und die Beeinflussung der Emotionen von Therapeut*innen durch ihre Patient*innen (Nasir u. a. 2017). Hier findet somit ein zwischenmenschlicher Prozess statt, durch den Patient*innen und Therapeut*innen sich gegenseitig beruhigen. Beim traditionellen Interviewformat geschieht dies nicht, zumindest nicht in diesem Ausmaß.
Schließlich kommt im narrativen Interview eine weniger komplexe Sprache zum Einsatz als in herkömmlichen Interviews (Nasir u. a. 2017). Da Sprachkomplexität mit Empathie in Zusammenhang steht, passt auch dieser Befund zu den beschriebenen Erkenntnissen zur emotionalen Synchronizität.
Während Patient*innen die Geschichte ihrer suizidalen Krise erzählen, ordnen die Behandler*innen die genannten Risiko- und Schutzfaktoren in das Konzept des Suizidalen Modus ein. Dies hilft bei der Entwicklung eines Fallkonzeptes und es hilft Therapeut*innen dabei, den Patient*innen das Fallkonzept, unmittelbar im Anschluss an das narrative Interview, zu erläutern. In Tabelle 8.1 werden zentrale Risiko- und Schutzfaktoren aufgelistet und es erfolgt eine Zuordnung zu den Domänen des Suizidalen Modus.

TABELLE. 8.1: Risiko- und Schutzfaktoren und ihre Zugehörigkeit zu den Domänen des Suizidalen Modus

Domäne	Variablen
Auslöser	• Beziehungsprobleme • Geldsorgen • rechtliche Schwierigkeiten • akute gesundheitliche Probleme • anderer bedeutender Verlust (objektiv oder subjektiv)
emotional	• Depression • Schuldgefühle • Wut • Nervosität • Abgestumpftheit • Scham
körperlich	• körperliche Agitiertheit • Schlaflosigkeit • Halluzinationen • Schmerzen

Domäne	Variablen
kognitiv	• Hoffnungslosigkeit • Eindruck, eine Last für andere zu sein • Selbsthass • mangelndes Zugehörigkeitserleben • Entrapment • Gründe für das Leben • Sinnerleben • Optimismus • Hoffnung
behavioral	• frühere Suizidversuche • nicht-suizidales selbstverletzendes Verhalten • Substanzmissbrauch • Aggressivität • sozialer Rückzug • Vermeidung sozialer Situationen

8.2 Praxisanleitung

Schritt 1: Die Patient*innen bitten, ihre Sicht auf die letzte suizidale Krise zu erzählen

Therapeut*innen beginnen das narratives Interview, indem sie die Patient*innen bitten, von ihrer letzten suizidalen Krise zu erzählen.

Beispiel Ich würde gern mehr darüber wissen, was passiert ist, als Sie das letzte Mal so einen starken Suizidwunsch hatten [oder: einen Suizidversuch unternommen haben]. Würden Sie mir von Ihrer letzten suizidalen Krise [oder: Ihrem Suizidversuch] erzählen?
*[Falls die Patient*innen fragen, wo sie anfangen sollen:]* Fangen Sie gern da an, wo immer Ihre Geschichte aus Ihrer Sicht beginnt. ■

Schritt 2: Die Patient*innen dabei unterstützen, die relevanten Ereignisse zu benennen

Therapeut*innen helfen den Patient*innen dabei, die Gedanken, Gefühle, körperlichen Empfindungen und Verhaltensweisen zu identifizieren, die mit der suizidalen Krise zusammenhängen. Zudem bestärken Therapeut*innen ihre

Patient*innen, indem sie Rückfragen zu deren Erzählung stellen. Wenn die Patient*innen nicht von selbst über relevante Aspekten berichten, stellen die Therapeut*innen Rückfragen, um so einen genauen Überblick über die Ereignisse, die zu der suizidalen Krise geführt haben, zu erhalten.

Mögliche Fragen

- Und was ist dann passiert? Was ist als Nächstes geschehen?
- Ist davor irgendetwas vorgefallen? Wie kam es dazu, dass Sie sich so gefühlt haben?
- Was genau ist Ihnen in dem Moment durch den Kopf gegangen? Was haben Sie in diesem Moment gefühlt?
- Haben Sie das auch körperlich so empfunden?
- Beschreiben Sie mir, wie der Raum aussah. Was konnten Sie sehen?
- Was genau hat diese Person zu Ihnen gesagt? Was waren ihre genauen Worte?
- Wann haben Sie sich zu dem Suizidversuch entschlossen?

Schritt 3: Emotionale Bestätigung geben

Am Ende des narrativen Interviews bringen Therapeut*innen zum Ausdruck, dass es schwierig gewesen sein muss, die Geschichte zu erzählen. Sie danken ihren Patient*innen für ihre Offenheit und geben ihnen Gelegenheit, der Geschichte weitere Informationen oder Details hinzuzufügen.

Beispiel Danke, dass Sie mir Ihre Geschichte erzählt haben. Das war sicherlich nicht leicht. Gibt es noch etwas, was Sie ergänzen möchten? Oder etwas, von dem Sie denken, dass ich es wissen sollte? ■

8.3 Die Fallvignetten

Das narrative Interview unterscheidet sich – wie wiederholt beschrieben – deutlich von traditionelleren Interviewassessments. Es kann daher vorkommen, dass Patient*innen zunächst nur wenige Informationen über die letzte suizidale Krise preisgeben. Unserer Erfahrung nach ist dies vor allem bei Patient*innen der Fall, die schon einmal in Behandlung waren und/oder schon mehrfach Suizidgedanken und suizidale Verhaltensweisen erlebt haben. Diese Patient*innen sind es gewohnt, kurze Antworten auf geschlossene Fragen zu geben. In solchen Fällen kann es nötig sein, dass Therapeut*innen mehr Rückfragen stellen und die Patient*innen dazu ermuntern, ihre Erzählung weiter auszuführen. Im Folgenden werden Auszüge aus den Behandlungsprotokollen der beiden Beispielpatienten John und Mike sowie der Patientin Janice wiedergegeben, um den Ablauf des narrativen Interviews zu verdeutlichen.

John

Bei John zeigt sich ein gängiges Problem bei der Durchführung des narrativen Interviews: Der Patient war verwirrt darüber, was der Therapeut genau hören wollte. Wie bereits erwähnt, werden Patient*innen nur selten darum gebeten, ihre suizidale Krise als »Geschichte« zu erzählen. Es kann daher nötig sein, dass Therapeut*innen genau erklären, worum es geht. Johns Therapeut erläuterte die Aufgabe, indem er zunächst etwas Allgemeines zum Aufbau einer Geschichte erklärte und dieses Konzept dann auf Johns suizidale Krise übertrug. Während der Erzählung stellt der Therapeut an wichtigen Stellen Fragen, um mehr Details zu Johns Gedanken und Gefühlen zu erhalten. Dann bat er ihn, mit der Erzählung fortzufahren.

Therapeut: Wir haben ja schon ein bisschen darüber gesprochen, was letzte Woche passiert ist. Sie sind einem Suizid ziemlich nahegekommen, konnten sich aber in letzter Minute davon abhalten. Ich würde gerne genauer erfahren, was an diesem Tag geschehen ist, sodass wir uns ein besseres Bild davon machen können, wie Sie an diesen Punkt gelangt sind. Mögen Sie mir die Geschichte von dem Tag erzählen, an dem Sie sich fast suizidiert hätten?
John: Ja. Also, ich meine … Ich weiß nicht so recht, was Sie hören wollen.
Therapeut: Denken Sie einfach daran, was zu einer Geschichte gehört. Normalerweise gibt es da eine Abfolge von Ereignissen: einen Anfang, eine Mitte und ein Ende. Am Anfang steht für gewöhnlich eine Art Einleitung, damit man weiß, wer wer ist und worum es im Kern geht. In der Mitte entwickelt sich der Handlungsstrang und am Ende erfährt man dann, wie die Situation ausgegangen ist. Bestimmt gibt es auch bei der Geschichte Ihres Suizidversuchs einen Anfang, eine Mitte und ein Ende. Wenn Sie einmal aus dieser Perspektive auf diesen Tag letzte Woche schauen, was für eine Geschichte würden Sie dann erzählen?
John: Ja, okay, ich verstehe. Also, um den Anfang zu verstehen, müssen Sie wohl etwas über die Familie meiner Frau wissen. Die sind immer sehr kritisch ihr gegenüber, sagen ihr immer, dass sie alles falsch macht und so. Immer wenn sie mit denen spricht, besonders mit ihrem Vater, ist sie danach ziemlich niedergeschlagen und so. Darum habe ich ihr gesagt, sie soll nicht so oft

mit denen reden. Na ja, jedenfalls, als sie vorhatte, zu ihrer Familie zu fahren, habe ich ihr gesagt, dass sie nicht fahren soll. Mir war schon klar, dass die sie schlecht behandeln würden und sie sich die ganze Zeit schlecht fühlen würde. Aber sie hat nicht auf mich gehört und immer nur gesagt, dass das nicht so werden wird. Ja, letzte Woche ist sie dann hingefahren und wie erwartet hat ihr Vater sie echt schlecht behandelt, hat sie niedergemacht und gesagt, sie sei eine Versagerin und so weiter. Und so wie ich es vorausgesehen hatte, hat sie mich dann weinend und ganz aufgeregt angerufen.

Ich habe mit ihr geredet und ihr gesagt, sie sollte nicht auf ihren Vater hören, weil er sie immer schlechtmacht, und dass er einfach ein echter Idiot ist. Dann hat sie gesagt, ich würde ihr nicht zuhören.

Therapeut: Als sie das gesagt hat, was haben Sie zu sich selbst gesagt? Was ging Ihnen durch den Kopf?

John: Na ja, ich habe mir gesagt: »Das stimmt nicht.« Ich fand das auch unfair von ihr, weil ich ihr gesagt hatte, dass das passieren würde, und versucht hatte, genau diese Situation zu vermeiden. Aber sie hat ja mal wieder nicht auf mich gehört.

Therapeut: Das hört sich so an, als wären Sie frustriert gewesen. Genervt? Wütend?

John: Wütend würde ich nicht sagen, aber definitiv frustriert, ja.

Therapeut: Okay, also, Sie finden es unfair, Sie denken sich, sie hätte auf Ihren Rat hören sollen, und jetzt sind Sie frustriert?

John: Ja.

Therapeut: Okay, und was ist dann passiert?

John fuhr damit fort, das Gespräch mit seiner Frau zu beschreiben, das sich schnell zu einem Streit entwickelt hatte. Dann erzählte er, welche Ereignisse zu seinem abgebrochenen Suizidversuch geführt hatten. Währenddessen stellte der Therapeut gelegentlich Rückfragen, um mehr über die Gedanken, Gefühle und anderen Erlebensweisen (z. B. körperliche Empfindungen) von John zu erfahren.

Mike

Mike stritt – wie bereits beschrieben – ab, jemals Suizidgedanken gehabt oder einen Suizidversuch unternommen zu haben. Sein Therapeut schätzte sein Suizidrisiko gleichwohl als hoch ein und begann unmittelbar mit der BCBT. Unter diesen Umständen lag keine suizidale Krise vor, die Mike hätte beschreiben können. Der Therapeut führte das narrative Interview daher zu einer kurz zurückliegenden Episode starker emotionaler Belastung durch.

Therapeut: Sie sagten, Ihre Gefühle seien »außer Kontrolle«.
Mike: Ja, manchmal habe ich einfach das Gefühl, dass sie mich überrennen, als würde ich verrückt werden oder so. Wissen Sie, was ich meine?
Therapeut: Ja, das verstehe ich. Wie häufig, schätzen Sie, passiert das?
Mike: Momentan ständig.
Therapeut: Täglich?
Mike: Nein, so oft nicht. Eher so ein-, vielleicht zweimal die Woche. Es war früher nur alle paar Monate mal so, aber jetzt mindestens jede Woche.
Therapeut: Ich würde gern etwas mehr über diese Zeiten »außer Kontrolle« erfahren. Gab es im letzten Monat einen Zeitpunkt, an dem Sie sich etwas mehr außer Kontrolle fühlten als sonst?
Mike: Ja, so etwa vor zwei Wochen. Meine Frau und ich haben uns ziemlich heftig gestritten und ich war echt sauer und habe dann ziemlich viel getrunken. Ich weiß nicht mehr viel von dem Abend, aber meine Frau sagt, ich sei ein richtiger Idiot gewesen und hätte ein paar Bierflaschen und so zerbrochen. Das war wahrscheinlich das schlimmste Mal.
Therapeut: Okay, sprechen wir über den Abend. Ich würde gerne wissen, wie Sie an diesen Punkt gekommen sind, was davor geschah. Würden Sie mir diese Geschichte erzählen?
Mike: Ja, klar. Also, der Abend hat quasi schon angefangen, als ich an dem Morgen aufgewacht bin, und über den Tag hinweg ist alles weiter eskaliert.

Obwohl Mike verneint hatte, jemals Suizidgedanken oder suizidale Verhaltensweisen erlebt zu haben, führte der Therapeut ein narratives Interview durch. Dieses konzentrierte sich auf einen kurz zurückliegenden Vorfall, bei dem Mike emotional sehr erregt war und sich »außer Kontrolle« gefühlt hatte. Eine solche Episode wurde ausgewählt, weil es sehr wahrscheinlich ist, dass zukünftig in solchen Belastungssituationen Suizidgedanken und suizidale Verhaltensweisen auftreten werden. Durch die Identifikation der Abläufe, die zu emotionalen Krisen führen, kann dies möglicherweise verhindert werden. Es ist auch möglich, dass Mike sehr wohl Suizidgedanken erlebt hat, dies aber nicht offenlegen möchte. In diesem Fall kann das narrative Interview dabei unterstützen, dass er diese Informationen im weiteren Behandlungsverlauf doch noch mitteilt. Und selbst wenn es nie dazu kommt, kann das narrative Interview Mike helfen, Faktoren zu erkennen, die zu suizidalen Krisen führen können. So kann Mike Strategien zur Emotionsregulation in Zukunft besser anwenden.

Janice

Zu Therapiebeginn lag der letzte Suizidversuch von Janice mehr als zwei Jahre zurück. Sie litt seitdem konstant unter Suizidgedanken, die vergleichbar mit denen waren, die sie bei ihren zwei Suizidversuchen erlebt hatte. Beide Suizidversuche erfolgten durch eine Medikamentenüberdosis. In Fällen wie diesen können Therapeut*innen das narrative Interview entweder zu einem früheren Suizidversuch oder einer kurz zurückliegenden suizidalen Krise, bei der eine erhöhte Suizidabsicht und starke emotionale Belastung vorlagen, durchführen. Da Janice eine kurz zurückliegende »Krise« verneinte und berichtete, dass der Inhalt ihrer derzeitigen Suizidgedanken denen zum Zeitpunkt ihrer beiden Suizidversuche (d. h. Gedanken an eine Überdosis) ähnelte, entschied sich der Therapeut, das narrative Interview auf ihren letzten Suizidversuch zu fokussieren. Der folgende Gesprächsauszug macht deutlich, wie Behandler*innen Einzelheiten über die Suiziderfahrungen ihrer Patient*innen identifizieren und gleichzeitig die Erzählung Ihrer Patient*innen unterstützen können.

Therapeut: Würden Sie mir die Geschichte von Ihrem zweiten Suizidversuch erzählen? Dem von vor zwei Jahren?

Janice: Ja. Das ging los, etwa eine Woche bevor ich den Versuch gemacht habe. Mein Chef war richtig arschig zu mir, hatte mich die ganze Zeit auf dem Kieker, so als würde ich nichts richtig machen. So war er sonst nie. Die Woche vorher war ich quasi noch sein Superstar gewesen und er hat mich zur Mitarbeiterin des Monats nominiert und so. Dann war er plötzlich ganz anders und ich konnte ihm nichts mehr recht machen. In der Woche war es einfach nur schrecklich, zur Arbeit zu gehen.

Jeden Morgen beim Aufwachen habe ich mich mieser und mieser gefühlt. Es hat sich so angefühlt, als hätte ich einen Stein im Magen, und ich hatte gar keinen Appetit mehr. Ich musste mich zwingen, trotzdem hinzugehen, weil ich meinen Chef einfach nicht sehen wollte. Ich wollte einfach nicht da hin.

Therapeut: Vor Ihrem Versuch war es auf der Arbeit also etwa eine Woche lang sehr stressig, Sie haben nicht gegessen, hatten einen Stein im Magen und wollten nicht zur Arbeit gehen.

Janice: Ja.

Therapeut: Was haben Sie sich in dieser Woche gesagt? Was ging Ihnen so durch den Kopf?

Janice: Dass ich eine Versagerin, eine Idiotin bin, dass ich alles falsch mache und dass ich einfach keine Lust mehr habe, mich damit beschäftigen zu müssen. Ich wusste, dass ich in Wahrheit gar nichts falsch gemacht hatte, aber er war einfach so gemein zu mir, dass ich nicht anders konnte.

Therapeut: Okay, Sie fingen also an, selbst zu glauben, dass Sie eine Versagerin, eine Idiotin sind, und wollten damit nichts mehr zu tun haben. Das verstehe ich.
Janice: Ja.
Therapeut: Okay, und was ist dann passiert?
Janice: Ja, also, mein Chef hat mich einfach den ganzen Tag nicht in Ruhe gelassen. Ich konnte ihm nicht aus dem Weg gehen und konnte nichts gegen ihn machen, also habe ich mir irgendwann gesagt, das wars, mir reichts, und ich bin einfach nach Hause gegangen. Und dann war ich alleine zu Hause. Ich weiß noch, wie ich im Wohnzimmer gesessen habe, mich umgesehen habe und wie ich gedacht habe, dass ich mich nicht mehr mit alldem beschäftigen will, wie müde ich war und dass ich einfach nicht mehr konnte.
Therapeut: Mh-hm. Darf ich Sie fragen, was Sie zu dem Zeitpunkt gefühlt haben?
Janice: Nichts. Es war alles wie betäubt. Ich glaube, ich war nicht mehr so richtig bei mir, ich war nicht wütend oder traurig oder so. Ich habe nur so dagesessen und mich leer gefühlt.
Therapeut: Okay, und was ist dann passiert?
Janice: Na ja, dann habe ich entschieden, es zu tun. Ich bin ins Bad gegangen, um zu sehen, was für Tabletten da sind. Ich glaube nicht, dass ich es genau dann tun wollte, aber ich habe die Tabletten gezählt und alles vorbereitet. Also, ich hatte mich schon entschieden, aber ich wollte es nicht zu diesem Zeitpunkt tun. Ich wollte es später am Abend machen, weil meine Tochter noch vorbeikommen wollte. Ich wollte warten, bis sie wieder gegangen war. Ich wollte nicht, dass sie reinkommt und mich so sieht.
Therapeut: Sie hatten sich also zum Suizid entschieden, aber nicht unmittelbar gehandelt, weil Sie wussten, dass Ihre Tochter zu Besuch kommen würde?
Janice: Ja und ich dachte mir, entweder findet sie mich und ich bin schon tot oder ich bin fast tot und dann ruft sie den Krankenwagen, die funken mir dazwischen.
Therapeut: Ich verstehe. Sie haben sich also Sorgen gemacht, dass Ihre Tochter Ihre Pläne eventuell stören könnte?
Janice: Ja.
Therapeut: Und was ist dann passiert?

Auf diese Weise fuhr Janice fort, die Geschichte ihres zweiten Suizidversuchs zu erzählen. Der Therapeut unterbrach sie manchmal, um klärende Rückfragen zu stellen und zusätzliche Informationen zu den Gedanken, Gefühlen und anderen inneren Erlebensweisen, die mit Janice' suizidaler Krise einhergingen, zu erfragen.

Tipps und Hinweise für das narrative Interview

Nicht jeden Stein umdrehen. Das narrative Interview ist kein allgemeines biopsychosoziales Interview, wie es für gewöhnlich während eines Anamnesegesprächs vor Beginn der BCBT durchgeführt wird. Daher sollten Therapeut*innen nur nach Ereignissen fragen, die unmittelbar mit der letzten suizidalen Krise zusammenhängen. Erwähnen Patient*innen beispielsweise Missbrauchserfahrungen in der Kindheit oder andere traumatische Erlebnisse, so sollten Therapeut*innen diese zur Kenntnis nehmen, ohne jedoch den Erzählfluss zu unterbrechen. Das Hauptziel des narrativen Interviews besteht darin, die Faktoren zu identifizieren, die für das Verständnis von Suizidgedanken und suizidalen Verhaltensweisen der Patient*innen relevant sind. Es geht nicht darum, die Lebensgeschichte von Patient*innen in allen Einzelheiten abzufragen.

Patient*innen dabei unterstützen, beim Thema zu bleiben. Es kann vorkommen, dass Patient*innen während des Erzählens vom Thema abkommen und von anderen Lebensereignissen, Problemen oder Situationen sprechen , die auf den ersten Blick nicht mit der letzten suizidalen Krise zusammenhängen. In einem solchen Fall sollten die Therapeut*innen fragen, was das aktuelle Thema mit der suizidalen Krise zu tun hat, um Patient*innen so zurück zu ihrer Erzählung zu leiten. Es kann zum Beispiel sein, dass eine Patientin von Erinnerungen an einen Missbrauch in der Kindheit berichtet; diese Erinnerungen können mit der suizidalen Krise zusammenhängen (z. B. wenn die Erinnerungen Suizidgedanken auslösen), sie müssen es aber nicht (möglicherweise war es nur ein kurzes Abdriften vom eigentlichen Thema). In solchen Fällen können Behandler*innen beispielsweise Folgendes fragen: »Nur, damit ich es nicht falsch verstehe: Bei Ihrem Suizidversuch in der vergangenen Woche, hatten Sie sich da im Vorfeld an den Missbrauch in Ihrer Kindheit erinnert? Oder haben diese Erinnerungen auf andere Weise mit dem Suizidversuch zu tun?« Wenn Patient*innen dann antworten, dass der Missbrauch nicht direkt mit der suizidalen Krise zu tun hatte, dann können Therapeut*innen sie bitten, dort mit der Erzählung fortzufahren, wo sie unterbrochen wurden: »Alles klar, ich verstehe. Also, noch mal zu dem Tag Ihres Suizidversuchs. Sie sagten …« So können Patient*innen behutsam und respektvoll, ohne dass sie sich unterbrochen oder nicht gehört fühlen, zum Thema zurückgebracht werden.

Zwischen proximalen und distalen Faktoren unterscheiden. In diesem Zusammenhang ist es zudem wichtig, dass Therapeut*innen die Vorstellung, dass bestimmte Ereignisse oder Themen proximal mit einer suizidalen Krise zusammenhängen, mit Vorsicht betrachten. Traumata stellen beispielsweise bedeutsame

Risikofaktoren für einen Suizid dar. Dies bedeutet allerdings nicht zwangsläufig, dass ein vorangegangener Suizidversuch mit einem bestimmten Trauma direkt zu tun hat. Kriegserfahrungen und vor allem Erlebnisse, bei denen Menschen getötet wurden, sind unter Soldat*innen und Veteran*innen mit einem erhöhten Risiko für Suizidgedanken, Suizidversuche und Suizide assoziiert (Bryan u. a. 2015d). Am Tag ihres Suizidversuchs denken jedoch nur sehr wenige der Betroffenen an Kampfsituationen zurück. Kriegserlebnisse können somit zwar eine prädisponierende Vulnerabilität für suizidales Erleben und Verhalten begründen, sie sind aber nicht unbedingt Auslöser für suizidales Verhalten.

Das Fallkonzept im Kopf behalten. Das narrative Interview dient nicht nur dem Beziehungsaufbau und der Risikobeurteilung, es liefert Behandler*innen auch notwendige Informationen zum Verständnis des Suizidalen Modus und erlaubt es Therapeut*innen, ein akkurates Fallkonzept zu entwickeln. Während Patient*innen berichten, können die Therapeut*innen vorhandene Risiko- und Schutzfaktoren den verschiedenen Domänen des Suizidalen Modus zuordnen. Dies bereitet nicht nur auf den nächsten Schritt, das Fallkonzept, vor, sondern ermöglicht es Therapeut*innen zudem, erste Überlegungen zu möglichen Strategien für den Notfallplan anzustellen.

Sich Zeit lassen. Viele Therapeut*innen neigen, aufgrund von Nervosität und/oder dem Druck der Situation, dazu, das narrative Interview zu schnell abarbeiten zu wollen. Dies gilt insbesondere für Behandler*innen, die in hektischen Settings wie Notaufnahmen, hausärztlichen Praxen oder mobilen Krisenteams arbeiten und es gewohnt sind, schnell Entscheidungen treffen zu müssen. In den meisten Fällen kann das narrative Interview in etwa zehn bis 15 Minuten durchgeführt werden. Auch wenn das narrative Interview somit etwas länger als ein traditionelles Interview dauert, berichten Therapeut*innen, die sich Zeit lassen, oftmals, dass sie bessere und genauere Informationen von ihren Patient*innen erhalten. Ein paar Minuten mehr können also viel ausmachen.

9 Behandlungstagebuch und Fallkonzept

Das Behandlungstagebuch ist ein kleines Notizbuch im DIN-A7-Format, welches Patient*innen nutzen, um sich Notizen zu machen und am Ende jeder Sitzung ihre »lessons learned« festzuhalten. Patient*innen können sich beispielsweise Notizen zur Wirksamkeit bestimmter Interventionen machen (z. B. »Atemübungen helfen mir, mich zu entspannen«) oder positive Gedanken über sich selbst (z. B. »Ich bin gar kein so schlechter Mensch«) aufschreiben. Das Behandlungstagebuch wird Patient*innen von ihren Therapeut*innen geschenkt, sie müssen es sich nicht selbst kaufen. Hierdurch erhöht sich die Salienz und Bedeutung des Tagebuchs, wodurch wiederum die Wirksamkeit der Intervention verstärkt wird und sich die Gefahr reduziert, dass es verloren geht. Damit es überallhin mitgenommen und regelmäßig von Patient*innen genutzt werden kann, sollte es klein genug sein, um in eine (Jacken-)Tasche oder einen Rucksack zu passen (s. Abb. 9.1). Auf diese Weise lässt es sich im Alltag zudem diskreter hervorholen.

Das Behandlungstagebuch wird Patient*innen in der ersten Sitzung im Rahmen der Besprechung des Fallkonzepts übergeben. Das Fallkonzept stellt das Arbeitsmodell dar, welches das individuelle Verständnis suizidalen Erlebens und Verhaltens des*der Betroffenen abbildet. Das Fallkonzept basiert auf dem Suizidalen Modus und hilft Patient*innen dabei, zu verstehen, wie sie an den Punkt eines Suizidversuchs gelangt sind. Darüber hinaus unterstützt das Fallkonzept Behandler*innen bei der Entwicklung eines individuellen Behandlungsplans. Die Entwicklung des Fallkonzepts folgt unmittelbar auf das narrative Interview. Die Therapeut*innen fordern die Patient*innen hierbei auf, ihren persönlichen Suizidalen Modus in das Behandlungstagebuch einzutragen. Im Therapieverlauf kann auf diese Zeichnung bei der Einführung neuer Interventionen immer wieder zurückgegriffen werden.

9.1 Hintergrund

Der Hauptzweck des Behandlungstagebuchs besteht darin, dass die Patient*innen schriftliche Aufzeichnungen zu den für sie hilfreichen Interventionen besitzen. Es eröffnet Patient*innen eine neue Perspektive auf ihre Gesundheit und unterstützt

ABB. 9.1: Mikes Behandlungstagebuch

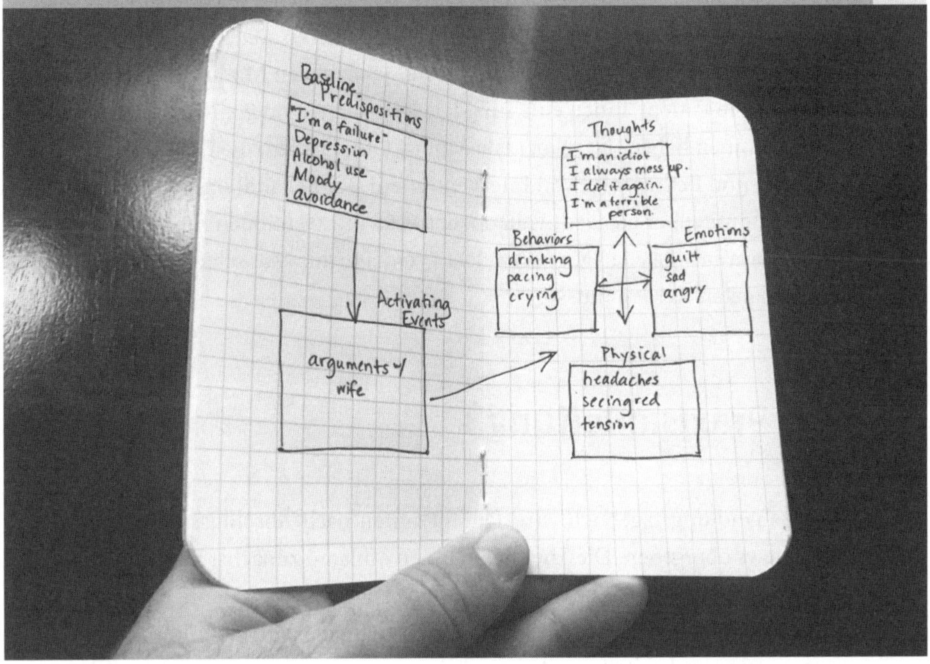

sie darin, Muster in ihrem Verhalten und in wiederkehrenden Situationen zu erkennen. Zudem können Patient*innen hilfreiche Strategien zur Emotionsregulation und für das strukturierte Problemlösen notieren und Erfolge festhalten. Jede notierte »lesson learned« erweitert das Behandlungstagebuch und macht es zu einem lebendigen Dokument des Fortschritts, des Wachstums und der Hoffnung. Nach Abschluss der BCBT können Patient*innen immer wieder auf das Behandlungstagebuch zurückgreifen, wenn sie bei Problemen eine kleine Erinnerungsstütze brauchen, um sich die in der Therapie erlernten Copingstrategien vor Augen zu führen. So wird das Behandlungstagebuch zu einem ganz persönlichen Plan zur Rückfallprävention. Es ist jedoch kein Tagebuch im allgemeinen Sinn, d. h., es wird nicht genutzt, um sämtliche Gedanken, Gefühle oder Ereignisse im Leben der Patient*innen zu protokollieren. Herkömmliche Tagebücher werden in der Therapie oft genutzt, um negative Situationen, Probleme und Gefühle zur weiteren Bearbeitung in der Therapie zu notieren. Bei suizidgefährdeten Patient*innen kann dies jedoch zu verstärkter Hoffnungslosigkeit führen. Das Tagebuch würde so zu einer Dokumentation über Widrigkeiten, Versagen und Verzweiflung. Es sollten daher nur Einträge vorgenommen werden, die das Wachstum, die Entwicklung und Erfolge von Patient*innen widerspiegeln. Das Behandlungstagebuch dient somit dem Heilungsprozess.

Wie in Kapitel 1 beschrieben, basieren wirksame Psychotherapien zur Suizidprävention auf einem einfachen und leicht zu verstehenden Konzept suizidalen Erlebens und Verhaltens. Dieses Konzept verbindet Stressoren, Gedanken, Gefühle und Verhaltensweisen miteinander. Mit dem Suizidalen Modus lässt sich erklären, weshalb Patient*innen eine suizidale Krise hatten oder einen Suizidversuch unternommen haben. Der Suizidale Modus bildet zudem die Grundlage für die Auswahl und Reihenfolge von Interventionen. Der Behandlungsplan ergibt sich hierbei unmittelbar aus dem Fallkonzept. Alle Interventionen fußen auf diesem gemeinsam entwickelten Modell, welches verdeutlicht, »was schiefläuft« und »was dagegen getan werden muss«.

9.2 Praxisanleitung

Das Behandlungstagebuch wird Patient*innen nach Abschluss des narrativen Interviews übergeben. Die Therapeut*innen erklären zunächst kurz den Hintergrund und bitten die Patient*innen, das Buch zu jedem Termin mitzubringen. Am Ende jeder Sitzung werden die Patient*innen aufgefordert, eine »lesson learned« einzutragen. Im Verlauf der BCBT wird so immer wieder auf das Behandlungstagebuch zurückgegriffen. Das Tagebuch spielt zudem eine wichtige Rolle für die Rückfallpräventionsübung in der letzten Therapiephase. Seinen ersten Einsatz findet das Behandlungstagebuch bei der Erstellung des Fallkonzepts. Dieses Konzept wird von Therapeut*in und Patient*in gemeinsam entwickelt.
Hierfür zeichnen die Therapeut*innen die verschiedenen Domänen des Suizidalen Modus auf ein Whiteboard oder ein Blatt Papier. Die Patient*innen können sich bei der Beschreibung an der grafischen Vorlage orientieren. Die Therapeut*innen leiten die Erstellung des Fallkonzepts mit einer Erläuterung des Suizidalen Modus ein. Daraufhin bitten sie die Patient*innen, am Fallkonzept mitzuarbeiten, indem gemeinsam die individuellen Komponenten des Suizidalen Modus ermittelt werden. Hierzu gehen Therapeut*innen und Patient*innen gemeinsam die verschiedenen Domänen des Suizidalen Modus durch und die Therapeut*innen notieren die relevanten Informationen auf dem Whiteboard. So ergibt sich eine individuelle »Karte« der suizidalen Krise. Die Therapeut*innen motivieren die Patient*innen, dabei mitzuarbeiten und Änderungen oder zusätzliche Informationen zu ergänzen. Abschließend bitten die Therapeut*innen die Patient*innen, das erstellte Bild des Suizidalen Modus in ihr Behandlungstagebuch abzuzeichnen, sodass im weiteren Behandlungsverlauf immer wieder darauf zurückgegriffen werden kann.

Schritt 1: Das Behandlungstagebuch vorstellen

Die Therapeut*innen übergeben den Patient*innen das Behandlungstagebuch und erklären dessen Zweck.

Beispiel Im Vergleich zu anderen Behandlungen ist das Behandlungstagebuch eine Besonderheit dieser Therapie. Dieses Heft ist für Sie. Ich will Ihnen kurz erklären, worum es dabei geht.
Im Verlauf der Behandlung werden immer wieder wichtige Informationen und Konzepte hinzukommen, die Sie nicht vergessen sollten. Die wichtigsten Erkenntnisse schreiben Sie in diesem Behandlungstagebuch auf, etwa so wie man sich früher im Unterricht wichtige Informationen notiert hat.
Am Ende jeder Sitzung werden wir gemeinsam eine »lesson learned« aussuchen und aufschreiben. Dieser englische Begriff bedeutet in etwa so was wie »wichtige Erkenntnis«. Die »lesson learned« ist das Wichtigste, was Sie aus einer Sitzung mitnehmen. Es könnte zum Beispiel ein neuer Skill oder eine Strategie sein, die wir geübt haben. Wenn wir beispielsweise zusammen Atemübungen machen, könnten Sie als »lesson learned« aufschreiben, dass die Übungen Ihnen dabei helfen, sich zu entspannen. In anderen Sitzungen möchten Sie hingegen vielleicht eine positive Erkenntnis über sich selbst festhalten. Wenn wir zum Beispiel darüber sprechen, welches Bild Sie von sich selbst haben, könnte die »lesson learned« sein, dass Sie zu streng oder ungerecht mit sich selbst sind.
Über den Behandlungsverlauf hinweg werden Sie immer mehr dieser wichtigen Erkenntnisse sammeln. Das Behandlungstagebuch hilft Ihnen dann dabei, sich an all diese hilfreichen Strategien, mit denen Sie Probleme lösen und Stresssituationen begegnen können, zu erinnern. Außerdem wird es Ihre Entwicklung und Ihren Fortschritt dokumentieren. Nach Therapieende können Sie das Behandlungstagebuch behalten und sich so immer wieder vor Augen führen, wie Sie schwierige Situationen bewältigen oder bestimmte Skills anwenden können.
Es ist also so etwas wie Ihr Erfolgsrezept für die Zukunft. Ist das für Sie nachvollziehbar? ■

Schritt 2: Die Motivation für die Nutzung des Behandlungstagebuchs fördern

Die Therapeut*innen setzen Motivationsstrategien ein, um die Wahrscheinlichkeit zu erhöhen, dass die Patient*innen das Behandlungstagebuch auch tatsächlich nutzen. Hierfür überlegen Therapeut*innen und Patient*innen gemeinsam, wo das Behandlungstagebuch zwischen den Sitzungen aufbewahrt werden soll.

Beispiel Sie werden bei jedem unserer Termine etwas in Ihr Behandlungstagebuch eintragen. Deshalb ist es wichtig, dass Sie es auch jedes Mal mitbringen. Sind Sie damit einverstanden, es zu jedem Termin mitzunehmen und sich Notizen zu machen?
Wir sollten zudem überlegen, wo Sie das Behandlungstagebuch aufbewahren könnten, einerseits, damit Sie es immer griffbereit haben, wenn Sie es brauchen, aber auch, damit Sie nicht vergessen, es zu unseren Terminen mitzubringen. Viele Patient*innen haben ihr Behandlungstagebuch an einem Ort, an dem sie im Alltag schnell darauf zugreifen können. Manche haben es in ihrer Hosen- oder Jackentasche, andere in ihrem Rucksack oder im Handschuhfach.
Was meinen Sie, wo können Sie Ihr Behandlungstagebuch aufbewahren, damit Sie immer wieder hineinschauen und daran denken, es mitzubringen? ■

Schritt 3: Am Ende jeder Sitzung eine »lesson learned« identifizieren

Die Therapeut*innen bitten die Patient*innen am Ende jeder Sitzung, die besprochenen Inhalte zusammenzufassen und eine »lesson learned« zu identifizieren. Diese soll dann in das Behandlungstagebuch geschrieben werden.

Beispiel Wir haben heute viel besprochen. Was ist für Sie heute die wichtigste Erkenntnis, Ihre »lesson learned«? Was empfinden Sie als besonders hilfreich oder nützlich? Was ist die wichtigste Information, die Sie aus unserer heutigen Sitzung mitnehmen? ■

Schritt 4: Die jeweils letzte »lesson learned« zu Beginn jeder Sitzung wiederholen

Bei jedem Termin fragen die Therapeut*innen die Patient*innen, ob sie das Behandlungstagebuch mitgebracht haben und ob sie die »lesson learned« der letzten Sitzung noch einmal wiederholen könnten. Dies schafft eine Brücke von einer Sitzung zur nächsten.

Beispiel Sprechen wir doch kurz noch einmal darüber, wo wir beim letzten Mal aufgehört haben. Haben Sie Ihr Behandlungstagebuch mitgebracht? Was war die »lesson learned« der letzten Sitzung? ■

Schritt 5: Das Konzept des Suizidalen Modus vorstellen

Die Therapeut*innen führen das Konzept des Suizidalen Modus ein und bitten die Patient*innen, das Bild ihres individuellen Suizidalen Modus in das Behandlungstagebuch zu zeichnen.

Beispiel Nachdem wir nun darüber gesprochen haben, was am Tag Ihres Suizidversuchs geschehen ist, verstehe ich schon viel besser, wie Sie an den Punkt gelangt sind, dass Ihnen ein Suizidversuch als sinnvoller Schritt erschien. Aus Ihrer Geschichte können wir nun bestimmte Informationen ableiten, die uns bei unserer gemeinsamen Arbeit helfen werden. Dies erleichtert es uns, Ihre Behandlung sinnvoll zu strukturieren und die wichtigen Themen zu priorisieren. Hierfür benutzen wir ein einfaches Modell, um zu verstehen, was dem Suizidrisiko zugrunde liegt. Es nennt sich Suizidaler Modus.
Der Suizidale Modus bildet einen Rahmen, in dem wir die Informationen und Schwierigkeiten einordnen, die zu Ihrer suizidalen Krise geführt haben oder sie verschlimmert haben. Der Suizidale Modus setzt sich aus verschiedenen Teilen zusammen, die wir nun nacheinander durchgehen. Zu jedem Bereich werde ich etwas auf das Whiteboard schreiben, damit wir ein besseres Verständnis davon bekommen, wie alles zusammenhängt. Ich möchte Sie zudem bitten, das entstehende Bild in Ihr Behandlungstagebuch zu übertragen. So können Sie es sich immer wieder anschauen und wir können während der gesamten Therapie darauf zurückgreifen. ■

Schritt 6: Basisrisikofaktoren ermitteln

Die Therapeut*innen erklären, wie bestimmte genetische, biologische und biografische Aspekte (z. B. Familiengeschichte, Geschlecht, Ethnie, Traumata, frühere Suizidversuche, Diagnosen psychischer Störungen) das Basissuizidrisiko erhöhen können. Therapeut*innen und Patient*innen erarbeiten dann gemeinsam die Basisrisikofaktoren der Patient*innen.

Beispiel Der erste Bereich des Suizidalen Modus sind die sogenannten Basisrisikofaktoren. Das sind Eigenschaften von Ihnen oder Ereignisse, die Sie erlebt haben, die die Wahrscheinlichkeit erhöhen, dass Sie suizidal werden. Wenn zum Beispiel ein Familienmitglied durch Suizid gestorben ist, Sie früher schon einmal psychisch erkrankt waren oder Traumata oder Missbrauch erlebt haben, kann das Ihr Suizidrisiko erhöhen. Ihr Risiko ist auch dann erhöht, wenn Sie schon einmal einen Suizidversuch unternommen haben. Diese Basisrisikofaktoren lösen Suizidgedanken und Suizidversuche nicht unmittelbar aus. Sie machen es aber wahrscheinlicher, dass Sie in Ihrem Leben solche Gedanken haben werden.

Ihrer Erzählung glaube ich zu entnehmen, dass die folgenden Basisrisikofaktoren auf Sie zutreffen: … *[notiert die Faktoren auf dem Whiteboard]*

Tipps bei Schwierigkeiten

Was, wenn die Patient*innen anderer Meinung sind? Wenn die Patient*innen hinsichtlich der vorgeschlagenen Basisrisikofaktoren nicht mit den Therapeut*innen übereinstimmen, sollten die Patient*innen gebeten werden, ihre Sicht genauer zu erläutern.
Zum Beispiel: *Ich habe den Eindruck, Sie sind hier anderer Meinung. Wie würden Sie es ausdrücken?*

Vergessen Sie nicht, dass die Basisrisikofaktoren nur die Wahrscheinlichkeit erhöhen, dass Sie in Ihrem Leben eine suizidale Krise erleben oder einen Suizidversuch unternehmen könnten. Sie sind nicht unbedingt akute Auslöser von Suizidgedanken oder -versuchen. Fallen Ihnen noch andere Basisrisikofaktoren ein, die auf Sie zutreffen könnten und die wir noch nicht aufgeschrieben haben? ■

Schritt 7: Auslöser identifizieren

Die Therapeut*innen erklären, wie Stress oder Probleme zu emotionaler Belastung beitragen und eine suizidale Episode auslösen können. Dabei wird zwischen externen Auslösern (z. B. Beziehungsprobleme, finanzielle Sorgen, rechtliche Schwierigkeiten) und internen Auslösern (z. B. traumatische Erinnerungen, negative Stimmungen, selbstkritische Annahmen) unterschieden. Die Therapeut*innen weisen darauf hin, dass sowohl äußere als auch innere Auslöser in eine suizidale Krise münden können. Therapeut*in und Patient*in erarbeiten dann gemeinsam die individuellen Auslöser.

Beispiel Der nächste Bereich des Suizidalen Modus dreht sich um die sogenannten Auslöser. Das sind belastende Situationen oder Probleme, die eine suizidale Krise auslösen können. Grundsätzlich kann man Auslöser in zwei Kategorien aufteilen: externe und interne Auslöser.
Externe Auslöser sind belastende Lebensumstände, wie Beziehungsprobleme, finanzielle Sorgen oder auch rechtliche Schwierigkeiten. Interne Auslöser sind hingegen psychische oder körperliche Erlebensweisen, die sich in einem abspielen, zum Beispiel depressive Gefühle, Sorgen oder die Befürchtung, dass einem etwas Schlimmes zustoßen könnte.

In vielen Fällen werden suizidale Krisen durch externe Ereignisse ausgelöst. Manchmal kann es aber auch ein Gefühl oder ein inneres Erleben sein, das nicht unbedingt mit äußeren Umständen zu tun hat. Nach dem, was Sie mir gerade berichtet haben, könnten Ihre Auslöser folgende sein: … *[notiert die Auslöser auf dem Whiteboard]*
Fällt Ihnen noch etwas ein, das Krisen bei Ihnen auslöst? Es muss nicht unbedingt etwas sein, das bei Ihrer letzten suizidalen Krise eine Rolle gespielt hat.
Um nun zu verstehen, weshalb es an jenem Tag zu Ihrer suizidalen Krise gekommen ist, müssen wir uns die Basisrisikofaktoren und die Auslöser gemeinsam anschauen. Nur wenn ein ausreichend starker Auslöser und eine hinreichende Anzahl an Basisrisikofaktoren aufeinandertreffen, kommt es zu einer suizidalen Krise. Anders ausgedrückt führt ein Auslöser nur dann in eine suizidale Krise, wenn Sie anfällig dafür sind. Deshalb kann es sein, dass manche Menschen nach einem bestimmten Ereignis suizidal werden und andere nicht. Es hängt immer davon ab, was der Auslöser ist und wie man gelernt hat, damit umzugehen. Haben Sie das bis hierhin verstanden?
Wenn Sie eine Anfälligkeit für suizidale Krisen haben und Ihnen ein starker Auslöser widerfährt, wird eine Krise eintreten. Und das nennen wir dann den Suizidalen Modus. Er teilt sich in vier Bereiche, auch Domänen genannt: behavioral – das bezieht sich auf Ihr Verhalten –, körperlich, emotional und kognitiv, also Ihre Gedanken. ■

Schritt 8: Die behaviorale Domäne einführen

Die Therapeut*innen erklären, wie die Handlungen, die eine Person vor oder nach einem belastenden Ereignis ergreift, Einfluss darauf haben, wie sie sich fühlt und welche Entscheidungen sie dann trifft. Dabei wird zwischen Verhaltensweisen unterschieden, die suizidale Episoden begünstigen (z. B. sozialer Rückzug, Substanzmissbrauch, nicht-suizidales selbstverletzendes Verhalten, Suizidvorbereitungen), und solchen, die sie verhindern oder auflösen (z. B. sinnstiftenden Tätigkeiten nachgehen, Sport, Zeit mit Familie und Freund*innen verbringen). Therapeut*in und Patient*in erarbeiten dann gemeinsam die individuellen behavioralen Risikofaktoren.

Beispiel Wir beginnen mit der behavioralen Domäne. Hier geht es um das, was Sie tun, und die Entscheidungen, die Sie fällen, wenn Sie innerlich aufgewühlt sind und an Suizid denken. Bei Ihrer Erzählung vorhin haben Sie gesagt, dass Sie Folgendes vor und während Ihrer suizidalen Krise getan haben: … *[notiert die Verhaltensweisen auf dem Whiteboard]*

Durch diese Handlungen wurde die emotionale Belastung, die Sie erlebt haben, aufrechterhalten und das Risiko für einen Suizidversuch ist gestiegen. Fallen Ihnen noch andere Verhaltensweisen ein, die, wenn es Ihnen nicht gut geht, eher nach hinten losgehen oder alles nur noch schlimmer machen? ■

Schritt 9: Die körperliche Domäne einführen

Die Therapeut*innen erklären, wie körperliche und emotionale Erregung zusammenhängen, wie psychische Belastung körperliche Symptome auslösen kann (z. B. Muskelverspannungen, Kopfschmerzen, Schlafstörungen) und wie körperliche Probleme andersherum die psychische Belastung verstärken können. Therapeut*in und Patient*in arbeiten dann gemeinsam körperliche Anzeichen erhöhter psychischer Belastung heraus und betrachten körperliche Symptome, die psychische Belastung auslösen oder aufrechterhalten.

Beispiel Als Nächstes sehen wir uns die körperliche Domäne an. Wenn wir aufgebracht sind, gehen hiermit oft körperliche Probleme, wie Schlafstörungen, Kopfschmerzen, Verspannungen, Schmerzen und Konzentrationsschwierigkeiten, einher. Diese Symptome können dazu führen, dass wir uns noch schlechter fühlen als zuvor. Sie haben in Ihrer Erzählung die folgenden körperlichen Empfindungen und Probleme erwähnt: … *[notiert die Symptome auf dem Whiteboard]*
Gibt es noch andere körperliche Symptome die Sie erleben, wenn Sie aufgewühlt sind? ■

Schritt 10: Die emotionale Domäne einführen

Die Behandler*innen erklären, wie Gefühlsregungen die Vorstellung von sich selbst und der eigenen Situation verzerren können und wie Emotionen zu bestimmten Entscheidungen oder Handlungen verleiten können, die dazu dienen sollen, psychische Belastungen zu vermeiden oder abzumildern (z. B. Substanzmissbrauch, nicht-suizidales selbstverletzendes Verhalten, sozialer Rückzug, Suizidversuche). Therapeut*innen und Patient*innen arbeiten dann gemeinsam die psychischen Zustände heraus, die die Patient*innen in einer suizidalen Krise am häufigsten erleben (z. B. Depression, Schuldgefühle, Angst, Wut).

Beispiel Als Nächstes kommt die emotionale Domäne. Hier geht es um negative Gefühle wie Depressionen, Traurigkeit, Angst oder Schuldgefühle. Es kann oft sehr schmerzhaft sein, solche Gefühle zu haben. Deshalb versuchen wir nicht selten, sie zu vermeiden. Das führt häufig zu Entscheidungen und Handlungen, die nicht zu unserem Besten sind und die Belastung sogar noch verschlimmern

können. Sie haben folgende Gefühle erwähnt: … *[notiert die Emotionen auf dem Whiteboard]*
Solche Gefühle können nicht nur zu Suizidgedanken führen, sie können auch dafür sorgen, dass die Krise langfristig bestehen bleibt. Gibt es noch andere Emotionen, die Sie in Ihrer Krise erlebt haben? ■

Schritt 11: Die kognitive Domäne einführen

Die Therapeut*innen erklären, wie Überzeugungen und Annahmen über sich selbst, andere und die Welt Einfluss auf Emotionen und Verhalten nehmen können. Dabei wird unterschieden zwischen internalisierten Überzeugungen oder Schemata, die bereits seit Langem bestehen und die kognitive Prädispositionen darstellen (z. B. »Mit mir stimmt was nicht«, »Ich bin ein Versager«), und automatischen Gedanken als Reaktion auf Stressoren (z. B. »Das ist unfair«, »Es geht wieder von vorne los, war ja klar«). Behandler*innen und Patient*innen arbeiten dann gemeinsam die zentralen suizidalen Kognitionen, die der Suizidvulnerabilität der Patient*innen zugrunde liegen, heraus.

Beispiel Die letzte Domäne ist die kognitive. Hier geht es um Ihre Vorstellungen von sich selbst und Ihre Überzeugungen und Annahmen über die Welt und andere. Wenn man sich selbst sehr kritisch oder negativ gegenübersteht, dann ist die Wahrscheinlichkeit von Suizidgedanken sehr viel höher. Ähnlich ist es, wenn man davon ausgeht, dass die eigene Lage hoffnungslos ist oder man ein Problem nie wird lösen können. Man fühlt sich dann sehr viel länger innerlich aufgewühlt. Wir unterscheiden dabei zwischen Grundannahmen und automatischen Gedanken. Grundannahmen sind Überzeugungen und Eindrücke von uns selbst, die tief in uns verankert sind. Man kann sie oft als »Ich bin …«-Aussagen formulieren. Für gewöhnlich steckt darin eine Art Urteil. Diese Eindrücke beeinflussen, wie man Geschehnisse bewertet. Wenn man zum Beispiel denkt, dass man ein Versager ist, und dann hat man Pech bei irgendetwas, wird man es der eigenen Inkompetenz zuschreiben. Wenn man aber weiß, dass man kompetent und intelligent ist, erkennt man wahrscheinlich, dass man einfach nur Pech hatte. Die eigene Meinung über sich selbst kann also einen Einfluss auf die Anfälligkeit, suizidal zu werden, haben. Automatische Gedanken sind ein bisschen anders. Das sind die Sätze, die man sich selbst als Reaktion auf Ereignisse sagt. Sie haben also immer mit der Situation, in der man sich befindet, zu tun. Zum Beispiel denkt man Dinge wie »Das ist unfair« oder »Es geht wieder von vorne los, war ja klar«. Solche Gedanken spiegeln also wider, wie man die aktuelle Situation bewertet, und beeinflussen so die Gefühle und Reaktionen in der konkreten Situation.

Sie haben einige Dinge gesagt, die darauf hindeuten, dass Sie sich selbst sehr kritisch gegenüberstehen. Außerdem hatten Sie während Ihrer suizidalen Krise einige Gedanken, die wahrscheinlich zu Ihren Gefühlen beigetragen haben. Zum Beispiel haben Sie Folgendes gesagt: … *[notiert die Kognitionen auf dem Whiteboard]*
Diese Annahmen und Bewertungen erschweren Ihnen das effektive Lösen von Problemen und machen suizidale Krisen wahrscheinlicher. In einer suizidalen Krise machen sie es Ihnen außerdem schwerer, sich zu erholen und sich wieder besser zu fühlen. Kennen Sie weitere negative oder verurteilende Dinge, die Sie immer wieder über sich,denken und die wir noch nicht aufgeschrieben haben? ■

Schritt 12: Das Verständnis sicherstellen

Nachdem alle Bereiche des Suizidalen Modus erklärt und bearbeitet wurden, bitten die Therapeut*innen die Patient*innen, die Informationen noch einmal zusammenzufassen, und fragen, inwieweit das Modell die Abläufe ihrer letzten suizidalen Krise gut abbildet. Falls noch keine gute Beschreibung gelungen ist, bitten die Therapeut*innen die Patient*innen, Korrekturen oder Anpassungen vorzunehmen, sodass die individuellen Vulnerabilitäten, Stressoren und Reaktionen treffender dargestellt sind.

Beispiel Stellt die Grafik gut dar, wie es zu Ihrer suizidalen Krise kam und was währenddessen mit Ihnen geschehen ist? Ist es eine gute Zusammenfassung Ihres Erlebens während einer suizidalen Krise? Gibt es irgendetwas, was Sie gern anpassen oder ändern möchten?
Fassen Sie doch bitte einmal kurz zusammen, was wir gerade besprochen haben. Wie würden Sie den Suizidalen Modus mit Ihren eigenen Worten erklären und welche Rolle spielen aus Ihrer Sicht die einzelnen Bereiche des Suizidalen Modus in Ihrem Leben? ■

Schritt 13: Den Nutzen des Behandlungstagebuchs unterstreichen

Die Therapeut*innen heben noch einmal hervor, dass es wichtig ist, auf die Grafik des individuellen Suizidalen Modus und auf andere Notizen im Behandlungstagebuch später zurückgreifen zu können. Sie erläutern, dass im Behandlungsverlauf so sichergestellt werden kann, dass die ausgewählten Interventionen und Strategien zu den Zielen und Bedürfnissen der Patient*innen passen.

Beispiel Jetzt, da Sie Ihren Suizidalen Modus in Ihrem Behandlungstagebuch festgehalten haben, können wir bei allen weiteren Terminen darauf zurückgreifen.

So können wir sicher sein, dass alle Strategien, die wir ausprobieren, auch zu Ihnen und Ihrer Situation passen. Außerdem können wir auf diese Weise Ihre Entwicklung gut nachverfolgen. Nach Therapieende können Sie immer wieder einen Blick in Ihr Behandlungstagebuch werfen, um eine Lösung für ein Problem zu finden oder um sich vor Augen zu führen, was zur Aufrechterhaltung oder Verschlechterung von Problemen beiträgt. ■

9.3 Fallvignette: Mike

Am Beispiel von Mike wird im Folgenden verdeutlicht, wie ein narratives Interview in ein Fallkonzept überführt werden kann. In Abbildung 9.2 wird das Fallkonzept von Mike zusammengefasst. Wie in der Abbildung zu sehen ist, enthält die Grafik wichtige Basisrisikofaktoren wie auch akute Aspekte seiner letzten psychischen Krise. Dieses Fallkonzept bildet die Grundlage für die nachfolgenden Interventionen. Auszüge aus Mikes narrativem Interview verdeutlichen, wie die gewonnenen Informationen in die Entwicklung des Fallkonzepts eingebracht werden können.
Zwei Wochen zuvor hatten Mike und seine Frau einen Streit über sein Trinkverhalten, in dem seine Frau ihn unvermittelt aufgefordert hatte, ausziehen. Mike berichtet, dass dieser Streit genauso gewesen sei »wie andere Streitigkeiten, die [seine] früheren Ehen beendet« hätten. Während des Interviews gab Mike an, dass sein Eindruck »außer Kontrolle« zu sein, zum Teil durch seine Frau beeinflusst würde, da diese im Streit häufig Formulierungen wie »außer Kontrolle« und »gefühlskalt« benutzen würde. Sie habe sich zudem über seinen starken Alkoholkonsum beschwert.

Therapeut: Okay, sprechen wir über den Abend. Würden Sie mir erzählen, was geschehen ist? Ich wüsste gern, wie Sie an diesen Punkt gekommen sind, was davor geschah und so weiter. Würden Sie mir diese Geschichte erzählen?
Mike: Ja, klar. Also, der Abend hat quasi schon angefangen, als ich an dem Morgen aufgewacht bin, und alles ist über den Tag hinweg weiter eskaliert. Ich hatte ziemlich starke Kopfschmerzen, weil ich am Abend vorher getrunken hatte, und ich hatte bereits beim Aufwachen schlechte Laune.
Meine Frau hatte an dem Morgen auch schlechte Laune, weil ich getrunken hatte. Sie hat mich ignoriert und war nicht gerade besonders nett zu mir.
Therapeut: Wie meinen Sie das?
Mike: Ja, also, sie hat sich keine Mühe gegeben, keinen Krach zu machen oder so. Sie hat die Schranktüren zugeschlagen, laut mit den Töpfen und

Pfannen geklappert – so was halt. Sie wusste, dass ich Kopfschmerzen hatte, und sie wollte es noch schlimmer für mich machen. Ich habe mich eh schon hundeelend gefühlt, und es hat mich dann immer wütender gemacht, dass sie absichtlich so gemein zu mir war. Irgendwann bin ich dann explodiert und habe ihr gesagt, dass sie morgens nicht so einen Lärm machen muss, mir sei ohnehin klar, dass ich nicht wieder hätte trinken sollen, und ich hätte auch so verstanden, dass sie sauer auf mich ist. Sie hat dann gesagt, dass sie es leid wäre, dass ich mich ständig betrinke und die Kontrolle verliere. Ich habe geantwortet, dass ich weiß, dass sie nicht will, dass ich trinke, und dass ich das auch gar nicht so oft mache. Sie meinte dann, dass das Problem nicht ist, dass ich mich so oft betrinke, sondern dass ich dann immer die Kontrolle verliere und dass ich mich einfach nicht meinen Problemen stellen will. Sie sagt immer zu mir, dass ich außer Kontrolle wäre und mich nicht um meine Probleme kümmere. Als wäre sie meine Mutter oder so, immer am Zetern.

Therapeut: Ich verstehe. Also für mich klingt es so, als würden Sie sich schuldig oder beschämt fühlen, wenn sie Ihnen sagt, Sie seien außer Kontrolle und würden sich Ihren Problemen nicht stellen. Kann das sein?

Mike: Ich weiß nicht.

Therapeut: Fühlen Sie vielleicht etwas anderes?

Mike: Doch, Scham passt wohl ganz gut. Ich fühle mich wie ein kleines Kind, dabei bin ich doch ein erwachsener Mann.

Therapeut: Okay, also zu diesem Zeitpunkt haben Sie sich geschämt und waren wütend?

Mike: Ja.

Therapeut: Gut, und was ist als Nächstes passiert?

Mike: Ich habe angefangen, mich zu verteidigen. Ich meine, ich weiß, dass sie irgendwie schon recht hat, aber das macht mich nur noch wütender.

Therapeut: Womit hat sie irgendwie recht?

Mike: Halt damit, dass ich mich betrinke, anstatt meine Probleme anzugehen.

Therapeut: Aha, okay. Da ist also etwas dran.

Mike: Ja, aber ich werde trotzdem so sauer, wenn sie das sagt. Ich meine, ich weiß das doch schon, sie muss mich nicht wie ein Kind behandeln, sodass ich mir wie ein Idiot vorkomme.

Therapeut: Ja, das verstehe ich. Ist das so ungefähr das, was Ihnen an jenem Morgen auch durch den Kopf gegangen ist?

Mike: Ja, das habe ich gedacht, aber nicht gesagt oder so. Wenn ich in diesem Modus bin, will ich ihr ja nicht noch zusätzliche Angriffspunkte geben, verstehen Sie?

Therapeut: Mh-hm. Und was ist dann passiert?

Mike: Na ja, alles hat sich halt immer weiter hochgeschaukelt und ist immer schlimmer geworden. Ich habe dann gesagt, wenn ich so ein großer Versager bin, würde ich sie einfach verlassen und dann wäre sie mich los.
Sie hat darauf geantwortet, dass ihr das nur recht wäre, und dann haben wir nicht weiter miteinander geredet. Sie hat sich einfach weiter für die Arbeit fertig gemacht und ich auch. Ich hab noch eine Tasche gepackt, um über Nacht bei meiner Mutter zu bleiben. Da habe ich früher schon mal übernachtet. Ich bin dann zur Arbeit und war den ganzen Tag sauer, habe immer nur an den Streit gedacht und daran, wie ich mal wieder alles versaut habe und dass ich immer alles versaue. Ich habe mich von allen bei der Arbeit abgekapselt, weil ich manchmal ganz plötzlich angefangen habe zu heulen. Ich wollte nicht, dass das jemand sieht. Nach meiner Schicht bin ich zu meiner Mutter und wir haben zusammen gegessen. Ich wollte dann früh ins Bett, aber ich konnte meinen Kopf einfach nicht ausschalten. Ich konnte meine Gedanken einfach nicht kontrollieren.

Therapeut: Worüber haben Sie nachgedacht?

Mike: Was für ein Idiot ich bin, dass ich wieder alles vermasselt habe. Ich habe mir Sorgen gemacht, dass meine Frau mich verlassen könnte, weil ich so ein furchtbarer Mensch bin. Ich habe immer wieder daran gedacht und mir immer mehr Sorgen gemacht. Ich konnte es nicht kontrollieren und habe angefangen, mich zunehmend schlecht zu fühlen. Ich bin auf mich selbst wütend geworden, weil ich mein Trinken nicht unter Kontrolle habe, und traurig, weil ich mich allein gefühlt hab.

Therapeut: Was ist als Nächstes geschehen?

Mike: Ich habe richtig schlimme Kopfschmerzen bekommen. Nicht wie bei einem Kater, eher ein Wutschmerz. Ich war total angespannt und bin im Zimmer hin und her gelaufen und habe geheult. Ich habe versucht, nicht zu weinen, aber ich konnte einfach nicht anders. Ich bin so dämlich, dass ich nicht mal aufhören kann zu heulen. Ich bin wie ein Kleinkind. Wenn ich so aufgebracht bin, sehe ich rot, also habe ich mir ein Bier aus dem Kühlschrank genommen. Ich wollte nicht trinken, weil, das ist ja das Problem, ne? Aber zu dem Zeitpunkt habe ich nur gedacht, was soll's. Es war irgendwie egal, weil ich schon alles so kaputt gemacht hatte.

Therapeut: Wie viele Biere haben Sie getrunken?

Mike: Nicht so viele. Na ja, zumindest nicht so viele, wie ich sonst getrunken hätte. Aber nur, weil meine Mutter nicht so viel Bier dahatte. Also vielleicht vier oder fünf. Ich bin die ganze Zeit im Keller auf und ab gegangen. Ich konnte nicht aufhören, an den Streit zu denken und daran, wie ich es vermasselt hatte.

Ich bin im Kopf immer wieder alles durchgegangen und bin immer wütender geworden. Als ich das letzte Bier getrunken hatte und mir noch eins holen wollte, aber der Kühlschrank leer war, bin ich irgendwie einfach übergeschnappt oder so. Ich habe mich richtig mies gefühlt, weil mir klar geworden ist, dass ich meiner Mutter das ganze Bier in 'ner halben Stunde oder so weggetrunken hatte. Ich habe dann gedacht, dass ich es einfach tun sollte.

Therapeut: Was tun?

Mike: *[guckt weg, fängt an zu weinen]* Nichts.

Therapeut: Als Sie sagten, Sie haben gedacht, dass Sie es tun sollten, was meinten Sie da mit »es«?

Mike: Ich habe nicht daran gedacht, mich umzubringen. Ich weiß, dass Sie darauf hinauswollen. Das war es aber nicht.

Therapeut: Okay, wenn es nicht um Suizid ging, worum dann?

Mike: Ich weiß nicht.

Therapeut: Okay. Alles gut. Also: Sie schauen in den Kühlschrank und sagen sich, dass Sie es einfach tun sollten. Was kam als Nächstes?

Mike: Na ja, dann habe ich erst so richtig angefangen zu heulen und habe meiner Frau geschrieben. Ich weiß gar nicht, wieso. Ich war da wohl schon betrunken genug, sodass es mir egal war. Also habe ich ihr geschrieben, dass ich sie liebe.

Therapeut: Und was ist dann passiert?

Mike: Sie hat nicht sofort geantwortet, da habe ich noch mehr geheult, aber nach ungefähr zehn Minuten hat sie zurückgeschrieben, dass sie mich auch liebt und jetzt ins Bett geht und hofft, dass ich auch bald ins Bett gehe.

Therapeut: Und was ist dann passiert?

Mike: Na ja, dann habe ich mich gleich viel besser gefühlt. Das war so eine Erleichterung. Sie war natürlich noch sauer auf mich, aber dass sie mir zurückgeschrieben hat, um zu sagen, dass sie mich liebt und hofft, dass ich bald ins Bett gehe, hat mir echt viel bedeutet. Danach habe ich mich etwas beruhigt.

In Abbildung 9.2 finden sich viele der Informationen aus Mikes narrativem Interview wieder. Es wurden zudem Einzelheiten und Informationen aus seinen Anamnesebögen und anderen Teilen seines Assessments integriert. Der wohl wichtigste Punkt im narrativen Interview ist jedoch, dass Mike schließlich den Gedanken, dass er »es einfach tun sollte«, offenlegt. Obwohl Mike selbst bestreitet, dass sich diese Aussage auf Suizidgedanken bezieht, deutet der Kontext stark darauf hin, dass er zu einem gewissen Grad über einen Suizid nachgedacht hat. Mike erscheint jedoch nicht bereit dazu zu sein, diese Möglichkeit zuzulassen, sodass der Therapeut mit dem narrativen Interview fortfährt. Auf diese Weise wird ein möglicher Machtkampf umgangen. Indem er beim eigentlichen Thema bleibt, erfährt der Therapeut, wie die Situation ausgegangen ist.

Tipps und Hinweise für das Behandlungstagebuch und das Fallkonzept

Den Patient*innen das Behandlungstagebuch schenken. Es gibt mehrere Gründe dafür, den Patient*innen das Behandlungstagebuch zur Verfügung zu stellen, anstatt sie selbst eines kaufen zu lassen. Zum einen werden so mögliche Barrieren, wie finanzielle Probleme (»Das kann ich mir nicht leisten«), Zeitmangel (»Ich habe keine Zeit, eins kaufen zu gehen«) und Motivationsprobleme (»Ich habe vergessen, eins zu kaufen«), umgangen. Zum anderen scheint ein geschenktes Behandlungstagebuch größere Bedeutung für die Patient*innen zu haben als ein selbst gekauftes.

Verschiedene Hefte anbieten. Es ist zwar nur eine Randnotiz, wir haben jedoch festgestellt, dass es ein Gefühl von Bedeutsamkeit und den Nutzen für die Patient*innen erhöht, wenn sie sich ein Behandlungstagebuch aus mehreren aussuchen dürfen. Hierzu können einfach verschiedene Farben oder Designs angeboten werden. Patient*innen haben so die Möglichkeit, ihre Wahl zu personalisieren, und dies scheint den Wert des Behandlungstagebuchs zu verstärken.

Während der Entwicklung des Fallkonzepts eine Grafik des Suizidalen Modus erstellen. Den Suizidalen Modus auf einem Whiteboard oder einem Blatt Papier aufzuzeichnen, unterstützt Patient*innen (und Therapeut*innen) dabei, eine Vorstellung davon zu entwickeln, wie die verschiedenen Risiko- und Schutzfaktoren miteinander interagieren. Patient*innen berichten oft, dass es ihnen dabei hilft, ihre eigene Situation besser zu verstehen. Therapeut*innen geben häufig an, dass es ihnen bei der Risikobewertung und Behandlungsplanung hilft.

Beim Erstellen des Suizidalen Modus um Feedback bitten. Therapeut*innen sollten ihre Patient*innen während der Erstellung des Fallkonzepts regelmäßig um Bestätigung und Mithilfe bitten, um sie auf diese Weise stärker in den Prozess einzubeziehen. Hierdurch reduziert sich die Gefahr von Missverständnissen, die den Behandlungsfortschritt zu einem späteren Zeitpunkt verlangsamen oder verhindern könnten. Zudem unterstützt ein solches Vorgehen den Aufbau einer gemeinschaftlichen Arbeitsbeziehung.

ABB. 9.2: Mikes Fallkonzeption

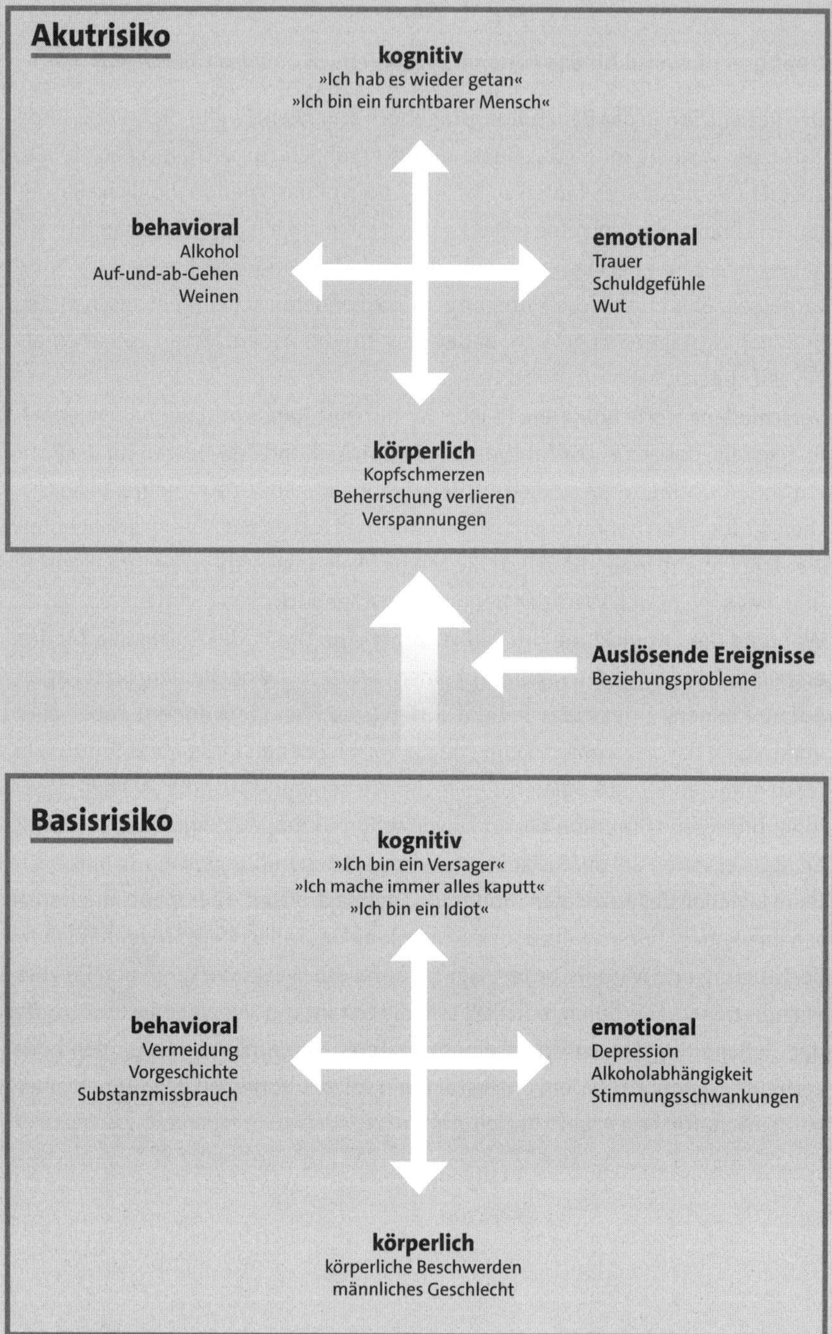

10 Der Notfallplan

Der Notfallplan ist die letzte obligatorische Intervention der ersten Therapiesitzung. Es handelt sich hierbei um einen gemeinsam erstellten Plan zum Umgang mit einer suizidalen Krise bzw. zum Umgang mit starker psychischer Belastung, wie sie einer suizidalen Krise oft vorausgeht. Im Wesentlichen ist der Notfallplan eine schriftliche To-do-Liste für den Umgang mit Krisen. Der Notfallplan zeigt Alternativen zu einem Suizidversuch auf und besteht aus fünf Abschnitten: (1) persönliche Warnsignale für eine möglicherweise beginnende suizidale Krise; (2) Selbstmanagementstrategien, die Ablenkung von der aktuellen Situation bieten oder bei der Bewältigung der Krise helfen können; (3) Gründe für das Leben; (4) Liste von Freund*innen oder Familienmitgliedern, die Hilfe und Unterstützung bieten könnten; (5) Übersicht über professionelle Hilfs- und Unterstützungsangebote wie Therapeut*innen, Krisenhotlines und Rettungsdienst/Polizei (112/110).

10.1 Hintergrund

Das Hauptziel des Notfallplans besteht darin, Patient*innen in akuten Belastungsphasen, in denen ihre Problemlösefertigkeiten eingeschränkt sind, bei der Entscheidungsbildung zu unterstützen. Im Vergleich zu anderen Personen – selbst im Vergleich zu Personen, die unter schweren Depressionen leiden – haben suizidgefährdete Personen große Schwierigkeiten, Lösungen für ihre Probleme zu finden (Williams u. a. 2005). Dieses Problemlösedefizit ist wahrscheinlich darauf zurückzuführen, dass suizidgefährte Personen eine erhöhte Aufmerksamkeit für tod- und suizidbezogene Informationen, negative emotionale Zustände und negative Erwartungen für die Zukunft haben. In einer Krise werden diese kognitiven Muster der Patient*innen aktiviert, sodass sie die Wahrscheinlichkeit zukünftiger negativer Ereignisse überschätzen (MacLeod u. a. 1993). Der Notfallplan dient als Entscheidungshilfe in einer Krise. Er bietet eine Übersicht über die zu ergreifenden Schritte und wirkt so dem Kollaps der Problemlösefertigkeiten von Betroffenen entgegen. Er zeigt Alternativen zu einem Suizidversuch auf, wenn der Suizidwunsch von Patient*innen am stärksten ist.

Der Notfallplan wird in verschiedenen Psychotherapien, die erwiesenermaßen suizidales Verhalten reduzieren, genutzt: in der DBT, der kognitiven Therapie zur Suizidprävention (KT-SP), dem Attempted Suicide Short Intervention Program und der BCBT. Weil er so simpel ist, wird der Notfallplan in vielen verschiedenen Settings verwendet, darunter Notaufnahmen, hausärztliche Praxen, psychiatrische Stationen sowie ambulante Psychotherapien. Die Wirksamkeit des Notfallplans – als alleinige Intervention – konnte in einer randomisiert-kontrollierten Studie nachgewiesen werden (Bryan u. a. 2017c). In dieser Studie wurden zwei verschiedene Versionen des Notfallplans mit einer Treatment-as-Usual-Bedingung verglichen. TAU umfasste in diesem Fall aktives Zuhören, die Bereitstellung professioneller Krisenunterstützungsangebote und einen mündlichen Non-Suizid-Vertrag. Beide Versionen des Notfallplans enthielten die folgenden vier Abschnitte: (1) Warnsignale, (2) Selbstmanagementskills, (3) unterstützende Freund*innen und Familienmitglieder sowie (4) professionelle Krisendienste. Eine der Versionen enthielt zudem einen fünften Abschnitt: Gründe für das Leben. Beide Versionen des Notfallplans waren mit Blick auf Suizidversuchsraten und Suizidgedanken gleich effektiv und beide Versionen waren effektiver als TAU: Akut suizidgefährdete Teilnehmende, die einen Notfallplan erstellt hatten, unternahmen in den folgenden sechs Monaten mit 76% geringerer Wahrscheinlichkeit einen Suizidversuch. Zudem nahmen ihre Suizidgedanken in diesem Zeitraum stärker und schneller ab. Schlussendlich verbrachten Personen, die einen Notfallplan hatten, im Follow-up-Zeitraum signifikant weniger Tage in stationär-psychiatrischer Behandlung.

In weiteren Analysen konnten wir zeigen, dass die Erstellung eines Notfallplans neben langfristigen Effekten auf Suizidgedanken und -versuche auch unmittelbare Auswirkungen auf die Gefühlslage suizidgefährdeter Personen hatte. Im Anschluss an die etwa dreißigminütige Intervention zeigte sich bei den Personen, die einen Notfallplan erarbeitet hatten, ein signifikanter Rückgang verschiedener negativer emotionaler Zustände, wie Depressivität, Angst, Lasterleben sowie Stärke des Suizidwunschs. Personen, die einen Non-Suizid-Vertrag abgeschlossen hatten, zeigten hingegen keine entsprechenden Veränderungen. Personen, die den ausführlicheren Notfallplan mit fünf Abschnitten erarbeitet hatten, wiesen zudem signifikant höhere Hoffnungs- und Entspannungswerte sowie niedrigere Lasterlebenswerte auf als Personen, die den Notfallplan mit nur vier Abschnitten erarbeitet hatten. Zusammengenommen legen diese Befunde nahe, dass die Erstellung des Notfallplans (1.) Suizidversuche reduziert, (2.) Suizidkrisen schnell auflöst, (3.) negative Emotionen unmittelbar reduziert und (4.) positive Emotionen unmittelbar verstärkt, zumindestens dann, wenn Patient*innen Gründe für das Leben im Notfallplan verschriftlichen. Der Notfallplan ist dementsprechend ein besonders wirkmächtiger Teil der BCBT, der das Fundament aller weiteren Interventionen darstellt. In einer anderen Untersuchung, die in amerikanischen Notaufnahmen durchgeführt wurde, zeigte eine dem Notfallplan ähnliche »Safety Planning Intervention« von Stanley und Brown (2012) vergleichbare Ergebnisse – wenn auch in einer anderen Größenordnung. Eine Kombination aus Sicherheitsplan und Nachsorgetelefonaten ging, im Vergleich zu einer TAU-Bedingung, mit einer 20% niedrigeren Rate suizidalen Verhaltens einher (Miller u. a. 2017). Der Effekt war somit deutlich geringer als der des Notfallplans und anderer Interventionen, die einen Notfallplan nutzen. Der »Sicherheitsplan« wurde in der genannten Studie nicht gemeinsam von Personal und Teilnehmenden erarbeitet, sondern von Patient*innen in Eigenregie erstellt. Hierzu wurden Vordrucke bearbeitet, statt – wie beim Notfallplan – leere Karteikarten per Hand zu beschriften. Überdies ist im Sicherheitsplan – anders als beim Notfallplan – ein Abschnitt zur Zugangsbeschränkung zu letalen Mitteln enthalten (Boudreaux u. a. 2013). Diese Unterschiede verweisen darauf, dass sowohl der Inhalt als auch die Art und Weise der Erstellung des Notfallplans zu seiner Wirksamkeit beitragen könnten.

10.2 Praxisanleitung

Therapeut*innen sollten bei der Erstellung des Notfallplans eine anleitende Haltung einnehmen und Patient*innen darin unterstützen, ihre eigenen Lösungen und Strategien zu finden. Hierdurch erhört sich die Wahrscheinlichkeit, dass Patient*innen den Notfallplan tatsächlich einsetzen. Da der Notfallplan das Grundgerüst für alle nachfolgenden Interventionen bildet, sollten Therapeut*innen und Patient*innen den Notfallplan als »lebendes Dokument« begreifen, welches im Behandlungsverlauf immer wieder angepasst und verbessert wird.
Zu Beginn jeder Sitzung sollten Therapeut*innen ihre Patient*innen fragen, ob sie den Notfallplan seit dem letzten Termin genutzt haben. Wenn ja, klären die Therapeut*innen, welche Umstände zum Einsatz des Notfallplans geführt haben, was gut funktioniert hat und was nicht. Die erfolgreiche Nutzung des Notfallplans sollte von Therapeut*innen immer gelobt und bestärkt werden. Hindernisse oder Barrieren werden gemeinsam besprochen und gelöst. Dies gilt auch dann, wenn der Notfallplan trotz objektiver Notwendigkeit nicht verwendet wurde. Therapeut*innen sollten hierbei prüfen, ob bestimmte Strategien gar nicht umsetzbar oder hilfreich sind oder ob sie nur etwas verfeinert und/oder weiter eingeübt werden müssen. Berichtet beispielsweise eine Patientin, dass eine Entspannungsübung »nicht geklappt hat«, sollten Therapeut*innen immer als Erstes klären,

ob die Patientin die Übung möglicherweise noch nicht vollständig verstanden und/oder noch nicht gut genug geübt hat. Skills, die nicht umsetzbar oder nicht hilfreich sind, sollten aus dem Notfallplan entfernt werden. Strategien, die noch Schwierigkeiten bereiten oder zu Verwirrung geführt haben, sollten zunächst etwas mehr geübt und nicht direkt aus dem Notfallplan entfernt werden.
Eine Vorlage für einen Notfallplan findet sich in Anhang B.3. Es hat sich – mit Blick auf die Behandler*innenadhärenz – bewährt, eine Kopie dieser Vorlage in der Praxis aufzuhängen oder griffbereit zu haben. Der Sorge, man könne einen Abschnitt bei der Erstellung des Notfallplans vergessen, kann so begegnet werden. Dies erleichtert es Therapeut*innen, sich voll und ganz auf den Prozess der Entwicklung des Plans zu konzentrieren, was wiederum zu einer qualitativ hochwertigen Behandlung beiträgt.

Schritt 1: Den Notfallplan vorstellen

Die Therapeut*innen erklären den Notfallplan und seinen Hintergrund.

Beispiel Der Schmerz, den Sie fühlen, wenn Sie suizidal sind, scheint unerträglich zu sein und unendlich anzuhalten. Vielen Menschen fällt es in so einer Situation schwer, sich zu konzentrieren und gute Entscheidungen zu treffen. Gilt das auch für Sie?

Tipps bei Schwierigkeiten

Was, wenn Patient*innen nicht zustimmen? Wenn Patient*innen dieser Idee nicht zustimmmen, sollten Therapeut*innen sie bitten, ihre eigene Sichtweise zu erläutern.
Zum Beispiel: *Wie beeinflusst starker Stress denn Ihre Entscheidungsfähigkeit?* Von der Antwort auf diese Frage ausgehend, kann dann verdeutlicht werden, wie psychische Belastungen die Entscheidungsfindung erschweren können.

Und weil es eben so schwer ist, gute Entscheidungen zu treffen, wenn es uns sehr schlecht geht, kann es sehr hilfreich sein, vorab einen Plan zu erstellen. So ein Plan kann helfen, eine Krise zu bewältigen. Stellen Sie es sich vor wie einen Katastrophenplan, den Behörden für Ereignisse wie Erdbeben bereithalten, oder wie einen Plan dafür, was bei einem Feuer in einer großen Firma zu tun ist. Haben Sie schon einmal einen Plan dieser Art für Ihre Familie oder Arbeit erstellt? Können Sie mir beschreiben, wie diese Pläne ausgesehen haben?

Wie Sie erwähnt haben, beinhalten die meisten Notfallpläne sehr klare Checklisten dazu, was im Notfall zu tun ist. Im Prinzip besteht ein guter Plan aus einer Liste einfacher Anweisungen, wie auf eine bestimmte Situation reagiert werden sollte. Man kann einen ähnlichen Katastrophenplan auch für eigene, persönliche Krisen erstellen. Bevor wir die heutige Sitzung beenden, würde ich gern mit Ihnen zusammen einen solchen Notfallplan für Sie entwickeln. Wäre das in Ordnung? Wir schreiben den Plan auf diese Karteikarte, damit Sie ihn immer griffbereit in der Tasche haben können. ■

Schritt 2: Die eigenen Warnsignale erkennen

Die Therapeut*innen bitten die Patient*innen, über individuelle Warnsignale für Belastungen und Krisen nachzudenken. Oftmals sind diese bereits im narrativen Interview zur Sprache gekommen. In Anhang B.4 finden sich Beispiele für einige weitverbreitete Warnsignale. Wenn Patient*innen Schwierigkeiten damit haben, persönliche Warnzeichen zu identifizieren, dann können Therapeut*innen mit dieser Liste Hilfestellung geben.

Beispiel Der erste Schritt zu einem guten Plan besteht darin, zu überlegen, wann Sie den Plan benutzen werden. Wenn Sie nicht wissen, wann Sie den Plan einsetzen müssen, werden Sie ihn wahrscheinlich nicht zum richtigen Zeitpunkt anwenden. Was würden Sie als Ihre Warnsignale dafür, dass eine Krise bevorsteht, bezeichnen? In anderen Worten, woher wissen Sie, dass sich Ihr psychischer Zustand verschlechtert und Sie diesen Plan vielleicht brauchen werden? Schreiben Sie ein oder zwei dieser Warnsignale oben auf die Karteikarte. ■

Schritt 3: Selbstmanagementstrategien identifizieren

Die Therapeut*innen bitten die Patient*innen, Aktivitäten oder Strategien zu benennen, die zur Ablenkung oder zur Reduktion von Belastung genutzt werden können. Es kann dabei hilfreich sein, Patient*innen nach Aktivitäten, die in der Vergangenheit geholfen haben, zu fragen – auch dann, wenn sie diese Strategien aktuell vielleicht nicht mehr anwenden. Sollten Patient*innen Schwierigkeiten damit haben, Aktivitäten zu benennen, können Therapeut*innen zur Anregung eine Liste möglicher Strategien (siehe Anhang B.5) nutzen. Die Therapeut*innen müssen sicherstellen, dass die Patient*innen tatsächlich in der Lage sind, die gewählten Strategien effektiv einzusetzen. Schlussendlich muss auch besprochen werden, wie lange und unter welchen Umständen Patient*innen die Strategien anwenden sollen.

Beispiel Jetzt, da wir geklärt haben, wann Sie den Plan einsetzen werden, sollten wir ein paar Strategien aufschreiben, die Ihnen dabei helfen können, Ihre Belastung zu lindern oder sich für eine Weile von Problemen abzulenken. Was hilft Ihnen dabei, sich weniger gestresst zu fühlen und entspannter zu werden? Was haben Sie vielleicht früher getan? Überlegen Sie einmal, es ist ganz egal, wenn Sie es schon länger nicht mehr gemacht haben. Schreiben Sie ein oder zwei dieser Strategien unter Ihren Warnsignalen auf.
Was meinen Sie, wie lange können Sie diese Dinge umsetzen? Schreiben Sie das bitte auch auf. ■

Schritt 4: Unterstützende Freund*innen oder Familienmitglieder benennen

Die Therapeut*innen fragen danach, von welchen Personen die Patient*innen in Krisenzeiten Unterstützung erhalten können. Sie bitten die Patient*innen darum, Namen und Telefonnummer dieser Personen zu notieren – selbst dann, wenn diese Informationen bereits im Handy oder anderswo gespeichert sind. Die Therapeut*innen betonen, dass die Patient*innen der anderen Person nicht sagen müssen, dass sie in einer Krise sind. Stattdessen können die Patient*innen diese Person anrufen, ohne ihre Suizidgedanken offenlegen zu müssen; einfach um sich abzulenken oder anderweitig Unterstützung zu erhalten.

Beispiel Manche Strategien sind in manchen Situationen nicht gut umsetzbar, zum Beispiel weil man bei der Arbeit ist oder weil das Wetter schlecht ist. Und manchmal kann es passieren, dass Sie die bisherigen Strategien anwenden, aber es Ihnen hierdurch noch nicht ausreichend besser geht. Es ist daher gut, eine Alternative, einen Plan B zu haben. Der kann etwa darin bestehen, eine Freundin, einen Freund, jemanden aus der Familie oder andere unterstützende Leute anzurufen. Sie müssen dieser Person nicht unbedingt sagen, dass Sie in einer Krise stecken oder dass Sie über Suizid nachdenken. Manchmal reicht es, einfach mit jemandem zu sprechen.
Welche Menschen gibt es in Ihrem Leben, die Ihnen helfen, wenn es Ihnen schlecht geht, oder die es immer gut schaffen, Sie abzulenken? Schreiben Sie die Namen und die Telefonnummern auf Ihre Karteikarte. So haben Sie sie direkt griffbereit, wenn Sie sie brauchen. ■

Schritt 5: Professionelle Ressourcen notieren

Im nächsten Schritt notieren die Therapeut*innen sowohl ihren Namen und ihre Telefonnummer als auch die Kontaktdaten weiterer Anlaufstellen des professionellen Hilfesystem auf dem Notfallplan der Patient*innen. Es muss ausdrücklich erklärt werden, wann die Therapeut*innen ans Telefon gehen oder zurückrufen können. Sollte ein Telefongespräch während der Sprechstunden nur schwer möglich sein, sollten die Patient*innen gebeten werden, eine Nachricht auf dem Anrufbeantworter zu hinterlassen. Es sollte auch erklärt werden, zu welchen Zeiten ein Rückruf erwartet werden kann (z. B. in der Mittagspause, vor Feierabend). Die Therapeut*innen sollten zudem die Nummer der Telefonseelsorge aufschreiben (0800-1110111 od. 0800-1110222). Die Patient*innen sollten zum Schluss noch die Möglichkeit notieren, in die Notaufnahme zu gehen oder den Rettungsdienst bzw. die Polizei zu rufen.

Beispiel Für den Fall, dass Ihre Krise besonders schwer ist oder die anderen Strategien nicht helfen, sollten Sie jetzt noch professionelle Anlaufstellen auf Ihrem Plan notieren. Lassen Sie mich zuerst meinen Namen und meine Nummer aufschreiben. Es kann sein, dass ich nicht immer direkt ans Telefon gehen kann, weil ich vielleicht gerade andere Patient*innen sehe oder anderweitig beschäftigt bin. Ich werde Sie aber so bald wie möglich zurückrufen. Sprechen Sie mir in solchen Fällen eine Nachricht auf meinen Anrufbeantworter. Ich schreibe Ihnen das noch mit auf: »Nachricht mit Namen, Telefonnummer und Uhrzeit hinterlassen«.
Ich höre meinen Anrufbeantworter immer vor Feierabend ab. Wenn Sie also anrufen und mir eine Nachricht aufsprechen, werde ich Sie am späten Nachmittag zurückrufen. Manchmal, wenn zum Beispiel ein Patient nicht zu seinem Termin kommt, werde ich vielleicht auch früher zurückrufen können. Aber es wird meistens eher gegen Ende des Tages sein. Ist das für Sie in Ordnung?
Und weil ich nicht immer ans Telefon gehen oder Sie sofort zurückrufen kann, sind hier noch Anlaufstellen, an die Sie sich wenden können, wenn Sie sofort Unterstützung brauchen. Das hier ist die Nummer der Telefonseelsorge. Sie ist gratis und Sie können da sofort mit jemandem über Ihre Sorgen und Nöte sprechen: 0800-1110111 oder 0800-1110222. Sie können zu jeder Tages- und Nachtzeit, auch am Wochenende und an Feiertagen, dort anrufen.
Und wenn gar nichts hilft, können Sie immer auch in die Notaufnahme eines Krankenhauses gehen oder den Notruf unter 112 oder 110 anrufen. Es ist zwar unwahrscheinlich, dass es so weit kommt, aber wir schreiben es trotzdem mit auf. Vorsicht ist besser als Nachsicht und es hat schon vielen meiner Patient*innen geholfen. Schreiben Sie »In die Notaufnahme gehen« und »112/110 anrufen« als letzte Schritte auf. ■

Schritt 6: Den Plan noch einmal durchgehen und die Patient*innen dazu motivieren, diesen zu nutzen

Nach Fertigstellung des Notfallplans bitten die Therapeut*innen die Patient*innen, die einzelnen Schritte noch einmal mündlich zu wiederholen. Die Wiederholung hilft dabei, den Notfallplan zu verinnerlichen, und macht deutlich, ob die Patient*innen verstanden haben, wie und wann der Notfallplan genutzt werden sollte. Sollten Unklarheiten bestehen, erklären die Therapeut*innen den entsprechenden Schritt noch einmal. Zum Schluss der Intervention werden die Patient*innen gebeten, auf einer Skala von 0 bis 10 einzuschätzen, mit welcher Wahrscheinlichkeit sie den Plan einsetzen werden. 0 steht dabei für »absolut unwahrscheinlich« und 10 für »sehr wahrscheinlich«.

Beispiel Gut, dann gehen wir die Schritte jetzt noch einmal gemeinsam durch. Wie werden Sie merken, dass es Zeit ist, den Plan zu nutzen? Und wenn Sie diese Warnsignale spüren, was werden Sie zuerst machen?
Und wenn das nicht hilft oder Sie diese Strategie gerade nicht umsetzen können, was können Sie dann tun?
Und falls Sie professionelle Unterstützung brauchen? Was können Sie dann tun?
Sehr gut. Verstehen Sie den Plan oder haben Sie noch Fragen?
[Wenn der Plan fertig ist:] Auf einer Skala von 0 bis 10, 0 bedeutet »überhaupt nicht« und 10 bedeutet »auf jeden Fall«, wie hoch schätzen Sie die Wahrscheinlichkeit ein, dass Sie den Notfallplan nutzen werden, wenn es Ihnen schlecht geht?
[Falls ein Wert kleiner 7 genannt wird:] Gibt es irgendetwas, das Sie daran hindert, den Plan umzusetzen? Was könnten wir ändern, damit die Wahrscheinlichkeit steigt, dass Sie den Plan nutzen werden? ■

Tipps bei Schwierigkeiten

Was, wenn die Patient*innen sagen, es gebe nichts, das die Nützlichkeit des Plans erhöht? Infolge der gemeinschaftlichen Entwicklung des Plans ist dies äußerst unwahrscheinlich. Die Behandler*innen prüfen bei jedem Schritt Verständnis und Anwendungsmotivation. Wenn die Patient*innen zu diesem Zeitpunkt die Anwendungswahrscheinlichkeit niedrig bewerten und »nichts« den Plan verbessern kann, deutet dies auf starke Hoffnungslosigkeit und (kognitiven) Widerstand hin.
Die Therapeut*innen können in einem solchen Fall die scheinbare Diskrepanz zwischen den früheren Aussagen der Patient*innen, dass bestimmte Strategien hilfreich und nützlich seien, und der jetzigen Meinung, dass nichts helfen könne, thematisieren.

Zum Beispiel: *Das wundert mich jetzt ein bisschen. Während wir den Plan erstellt haben, sagten Sie, dass Ihnen viele dieser Strategien früher schon einmal geholfen haben und wahrscheinlich wieder helfen könnten. Aber nun sagen Sie, dass die Strategien nicht funktionieren werden. Können Sie mir erklären, weshalb Sie nun so denken?*

Bei sehr hoffnungslosen Patient*innen (z. B. »Ich glaube einfach nicht daran, dass irgendetwas jemals helfen wird«) sollten die Behandler*innen die Motivation erhöhen, indem sie die Patient*innen fragen, ob sie bereit wären, den Plan für eine Weile auszuprobieren, anstatt ihn sofort für immer zu akzeptieren bzw. abzulehnen.

Zum Beispiel: *Angesichts dessen, wie das Leben Ihnen in letzter Zeit mitgespielt hat, kann ich gut verstehen, dass Sie skeptisch sind. Wären Sie vielleicht bereit, den Plan erst einmal nur für eine Woche auszuprobieren? Dann schauen wir, ob Sie ihn so beibehalten wollen oder doch noch etwas verändern. Wären Sie damit einverstanden?*

Schritt 7: Den Notfallplan in jeder Sitzung wiederholen und überprüfen

In jeder der folgenden Sitzungen werden neue Selbstmanagement- und Copingstrategien vorgestellt, die dem Plan hinzugefügt werden können. Sämtliche dieser Strategien werden in den folgenden Kapiteln vorgestellt. Sollten Patient*innen den Notfallplan verlieren oder wegwerfen, helfen die Therapeut*innen ihnen dabei, einen neuen zu erstellen.

Beispiel Haben Sie Ihren Notfallplan seit unserem letzten Termin genutzt?
[Falls ja:] Erzählen Sie mir, was passiert ist und wie Sie Ihren Notfallplan genutzt haben.
[Falls nein:] Erzählen Sie mir, was Sie getan hätten, wenn Sie ihn hätten nutzen müssen. ■

10.3 Die Fallvignetten

Für die Erstellung eines effektiven Notfallplans ist es von entscheidender Bedeutung, dass die Therapeut*innen die Patient*innen dort abholen, wo sie gerade stehen. Hierzu sollten Therapeut*innen die Sprache und Ausdrucksweise der Patient*innen übernehmen. Zudem sollten sie die Intervention an die individuellen Wünsche und Ziele der Behandlung knüpfen. Die folgenden Auszüge aus den Sitzungsprotokollen der Beispielpatient*innen sollen verdeutlichen, wie Therapeut*innen die standardisierten Abläufe des Notfallplans an den individuellen Bedarf von Patient*innen anpassen können.

John

Im Anschluss an die Entwicklung des Fallkonzepts wurde John von seinem Therapeuten gefragt, was er sich von der Behandlung erhoffe. Johns Antwort bezog sich unmittelbar auf die Suizidprävention: »Ich will sicher sein können, dass ich das nie wieder mache. Ich will das meiner Frau und meiner Familie nie wieder antun.« Der Therapeut knüpfte mit dem Notfallplan direkt an dieses Ziel an: »Gut, wir sollten dann vielleicht einen Plan aufstellen, der es weniger wahrscheinlich macht, dass Sie einem Suizid noch einmal so nah kommen.« John stimmte zu, dass dies hilfreich sein könne. Der Therapeut gab ihm eine Karteikarte und gemeinsam begannen Sie, den Notfallplan zu entwickeln. Abbildung 10.1 zeigt den Notfallplan von John.

ABB. 10.1: Johns Notfallplan

Warnsignale:
- Unruhe
- gereizt sein
- der Gedanke »es wird nie besser werden«

- für zehn Minuten spazieren gehen
- eine Folge »Friends« gucken
- mit meinem Hund spielen
- an meine Kinder denken:
  - im Strandurlaub in Florida
  - Heiligabend 2012
- Mama oder Jennifer anrufen / SMS schreiben
- Dr. Brown anrufen: 0123/456789
  - Nachricht mit Namen, Zeit, Nummer hinterlassen
- 0800-1110111 od. 0800-1110222 anrufen
- ins Krankenhaus gehen
- 112/110 anrufen

Mike

Mike berichtete in seinem Erstgespräch – wie im zweiten Kapitel beschrieben – von diversen Symptomen, wie Depressivität, starkem Alkoholkonsum und Unruhe. Er verneinte jedoch Suizidgedanken oder suizidale Verhaltensweisen.

Mikes Therapeut schätzte das Suizidrisiko dennoch als hoch ein, weshalb er das normale Aufnahmegespräch übersprang. Stattdessen führte er ein narratives Interview durch und entwickelte gemeinsam mit Mike einen Notfallplan. Vor dem Hintergrund, dass Mike Suizidgedanken verneinte und ihn das Thema Suizid sichtlich aufregte, stellte der Therapeut den Notfallplan nicht als suizidpräventive Maßnahme vor, sondern als Strategie, seine Emotionen »wieder unter Kontrolle zu bringen«. »Sie haben mir erzählt, dass Sie oft das Gefühl haben, ›außer Kontrolle‹ zu sein. Wie fänden Sie es, einen Plan zu haben, der Ihnen in solchen Situationen helfen kann, Ihre Emotionen wieder unter Kontrolle zu bringen?« Auf diese Weise konnte der Therapeut die Intervention einführen, ohne einen potenziellen Machtkonflikt zu provozieren. Mike arbeitete an der Erstellung des Notfallplans motiviert mit und konnte schnell Selbstmanagementstrategien, Gründe für das Leben und potenzielle Unterstützer*innen identifizieren. Im Behandlungsverlauf wurde die erste Version von Mikes Notfallplan mehrmals angepasst und aktualisiert.

Mikes Notfallplan enthielt zunächst vier Warnsignale: weinen, wütend werden, auf Dinge einschlagen wollen und Streit mit seiner Frau. Auf die Frage, was ihm helfe, mit Stress umzugehen oder sich abzulenken, konnte Mike schnell vier Strategien nennen: Videospiele spielen, in der Garage heimwerken, spazieren gehen und eine Atemübung durchführen, die er viele Jahre zuvor beim Kampfsport gelernt hatte. Als Unterstützer nannte Mike seinen Freund Bill. Der Therapeut schrieb seine eigene Nummer sowie die der Telefonseelsorge auf und erinnerte Mike daran, dass er auch 112 oder 110 anrufen oder in die Notaufnahme gehen könne. Beim nächsten Termin (der zweiten BCBT-Sitzung) erzählte Mike, dass er sich wieder mit seiner Frau gestritten habe. Er sei dann Videospiele spielen gegangen, was seine Frau jedoch nur noch wütender gemacht habe, weil sie das Gefühl hatte, Mike ziehe sich aus dem Streit heraus. Mike und sein Therapeut beschlossen daher, diese Strategie vom Plan zu streichen. Im Verlauf der nächsten Sitzungen identifizierte Mike weitere Selbstmanagementstrategien, die dem Plan hinzugefügt wurden: fotografieren, schreiben, Spiele am Handy spielen (womit seine Frau einverstanden war) und Musik hören. Diese letzte Option wurde später weiter spezifiziert, da Mike in einer Sitzung berichtete, dass er die Strategie ausprobiert habe, es ihm danach aber schlechter gegangen sei. Auf Nachfrage erklärte Mike, er habe Death Metal gehört und sei dadurch noch wütender geworden. Der Therapeut und Mike entschieden daher, ausdrücklich aufzuschreiben, dass Mike fröhliche Musik hören solle. Abbildung 10.2 zeigt den Notfallplan von Mike mit all seinen Anpassungen und Änderungen.

ABB. 10.2: Mikes Notfallplan nach der letzten BCBT-Sitzung

Warnsignale:
1. weinen
2. wütend werden
3. Sachen kaputt machen wollen
4. Streit mit Frau

1. ~~Videospiele~~
2. in der Garage basteln
3. spazieren gehen
4. 10 Minuten Atemübung
5. fotografieren
6. schreiben
7. am Handy spielen
8. Musik hören (fröhliche)

1. mit Bill sprechen
2. Dr. Smith: 0123/456789 (Mailbox)

Janice

Als Janice' Therapeut das Thema Notfallplan anschnitt, sagte sie, sie glaube, so einen Plan schon zu haben. Sie habe ihn mit ihrem letzten Therapeuten erstellt. Der Therapeut sagte, dass das gut möglich sei, und fragte, ob sie den Plan bei sich habe. Janice verneinte dies. Sie wurde daraufhin gebeten, den Plan zu beschreiben. Sie erinnerte sich daran, dass so etwas wie mit ihren Hunden spielen oder Freunde anrufen, auf dem Plan stehen würde; sie wisse es aber nicht mehr genau. Auf die Frage, ob der Plan hilfreich sei, antwortete Janice: »Manchmal vielleicht.« Der Therapeut stellte weitere Fragen dazu, wie Janice zu ihrem früheren Notfallplan stehe. Es wurde deutlich, dass Janice der Nützlichkeit und Wirksamkeit des Notfallplans gegenüber eher ambivalent eingestellt war. Daher bot der Therapeut ihr an, einen neuen Notfallplan zu erstellen, der vielleicht besser helfen könne: »Das klingt so, als würde der Plan noch nicht so gut funktionieren, wie er es vielleicht könnte. Sollen wir zusammen einen neuen Plan erstellen, der Ihnen besser helfen könnte?« Janice stimmte dem zu, woraufhin gemeinschaftlich ein neuer Notfallplan entwickelte wurde (s. Abb. 10.3).

Im Hinblick auf den letzten Schritt des Notfallplans, den Notruf wählen oder in die Notaufnahme gehen, war Janice skeptisch: »Ich wurde schon mal zwangseingewiesen und ich will das nie wieder. Ich werde nicht ins Krankenhaus gehen oder gar die Polizei rufen, denn sonst wird das wieder passieren.« Ihr Therapeut beruhigte sie auf die folgende Weise: »Das verstehe ich absolut. Deshalb schreibe ich diese Möglichkeit auch für gewöhnlich als letzte und nicht gleich am Anfang auf. Meiner Erfahrung nach kommen die meisten Menschen gar nicht bei diesem Schritt an, weil die Strategien davor schon so gut helfen. Aber es schadet nie, ein Sicherheitsnetz zu haben. Wäre es in Ordnung, wenn wir diesen letzten Schritt aufschreiben, auch wenn Sie ihn nie nutzen wollen?« Janice betonte noch einmal, dass sie keinesfalls die Polizei rufen oder in die Notaufnahme gehen werde, sie erklärte sich aber bereit, beides als letzten Schritt des Notfallplans aufzuschreiben.

ABB. 10.3: Janice' Notfallplan

Warnsignale:

- andere vermeiden
- »Wozu das Ganze?«
- nicht aufstehen wollen

- eine Tasse Kaffee trinken
- Jazz hören
- Zeit mit meinem Hund verbringen
- SMS an Michelle
- an meine Kinder denken

- meinen Therapeuten anrufen: 0123/456789
- Telefonseelsorge: 0800-1110111 od. 0800-1110222
- 110/112 anrufen
- ins Krankenhaus gehen

Tipps und Hinweise für den Notfallplan

Den Notfallplan handschriftlich erstellen. Es macht den Notfallplan persönlicher und vermittelt Patient*innen das Gefühl, etwas Eigenes zu haben, wenn sie diesen eigenständig mit der Hand aufschreiben. Vorgedruckte Notfallpläne werden als weniger relevant oder als nicht hilfreich wahrgenommen. Gleiches gilt für Notfallpläne, die getippt und dann gedruckt werden. Diese werden weniger gut angenommen und können weniger wirksam sein als handgeschriebene Notfallpläne.
Karteikarten anstatt DIN-A4-Zettel. Ein Notfallplan kann natürlich auf jedem Blatt Papier erstellt werden, die kompakte Größe einer Karteikarte macht ihn jedoch besonders praktisch, da er so auch in die Hosen- oder Jackentasche passt. Bei größeren Formaten falten die Patient*innen ihren Plan oft mehrmals zusammen, damit er in die Tasche passt. Dies scheint die persönliche Bedeutung des Plans zu mindern.

Auszufüllende Vordrucke vermeiden. Von Vordrucken, die nur ausgefüllt werden müssen, wird abgeraten. Zumeist werden diese Pläne als weniger persönlich wahrgenommen. Zudem werden Patient*innen, die nur einen oder gar keine Punkte für einen der Abschnitte finden können, leere Bereiche auf ihren Notfallplänen zurückbehalten. Hierdurch kann sich bei ihnen die Vorstellung, dass ihnen etwas in ihrem Leben fehlt, verstärken (z. B. »Ich sollte drei Leute anrufen können, ich habe aber nur einen – ich bin wirklich ganz allein«). Erste empirische Erkenntnisse legen nahe, dass diese Methode weniger wirksam ist.

Listen nutzen, wenn Patient*innen keine Warnsignale oder Selbstmanagementstrategien benennen können. Manchen Patient*innen fällt es schwer, einen Notfallplan zu entwickeln. Sie tun sich schwer damit zu erkennen, dass sie auf eine Krise zusteuern, und/oder wissen nicht, wie sie mit diesen Krisen umgehen sollen. Im ersten Falle können die Patient*innen oft keine Warnsignale benennen. Therapeut*innen können Patient*innen in solchen Fällen dadurch unterstützen, dass sie gemeinsam eine Liste mit möglichen Warnsignalen durchgehen. Eine Beispielliste mit Warnsignalen findet sich in Anhang B.4. Auf vergleichbare Weise können Therapeut*innen ihre Patient*innen bei der Identifikation hilfreicher Strategien durch eine Liste unterstützen, aus der die Patient*innen ein oder zwei Strategien auswählen können, die ihnen in der Vergangenheit geholfen haben. Eine Beispielliste mit möglichen Selbstmanagementstrategien findet sich in Anhang B.5.

Nur Skills auflisten, die die Patient*innen beherrschen. Therapeut*innen müssen sicherstellen, dass die notierten Strategien dem Kompetenzniveau der Patient*innen entsprechen. So sollte beispielsweise »Entspannung« nur dann als Strategie aufgenommen werden, wenn die Patient*innen diesen Skill auch tatsächlich beherrschen. Das Kompetenzniveau kann bestimmt werden, indem die Therapeut*innen die Patient*innen bitten, zu beschreiben (oder zu zeigen), wie sie die Strategie zur Stressbewältigung einsetzen. Dabei sollte darauf achtgegeben werden, die Fähigkeiten der Patient*innen nicht zu überschätzen, auch wenn es um relativ »einfache« oder grundlegende Skills geht.

Teil 3: Die erste Therapiephase – Emotionsregulation und Krisenbewältigung

11 Therapieplan und Behandlungsvereinbarung

Der Therapieplan benennt die in der Therapie zu behandelnden Probleme, Ziel und Zweck der Behandlung, Evaluationsmethoden oder Verhaltensindikatoren, die auf einen Therapiefortschritt verweisen, die geplanten Interventionen sowie die voraussichtliche Anzahl an Sitzungen. Der Therapieplan basiert auf einem Konsens zwischen Therapeut*in und Patient*in und strukturiert das therapeutische Vorgehen. Er umfasst in der Regel mehrere grundlegende Abschnitte oder Bereiche: die Problembeschreibung, Ziele, Interventionen, die voraussichtliche Sitzungsanzahl und Ergebnisse. Ein Beispiel für einen Therapieplan findet sich in Anhang A.3.
Im Anschluss an die Verschriftlichung des Therapieplans sollten Therapeut*innen die Behandlungsvereinbarung thematisieren (s. Anhang A.4). Bei der Behandlungsvereinbarung handelt es sich um eine kurze Intervention, die dazu dient, die Motivation und die Bereitschaft zur Mitarbeit zu erhöhen sowie die Rahmenbedingungen der Therapie gemeinschaftlich festzulegen. Es geht darum, ein offenes Gespräch darüber zu führen, wie die Behandlung genau aussieht und was das für die Patient*innen und für die Therapeut*innen jeweils bedeutet. Zusätzlich bietet die Besprechung der Behandlungsvereinbarung Therapeut*innen die Gelegenheit, zu erklären, wie sie mit verschiedenen Arten von Non-Adhärenz der Patient*innen umgehen werden. Dies ist einer der wichtigsten Bestandteile wirksamer Suizidprävention. Die Behandlungsvereinbarung bietet somit einen Rahmen, um (Non-)Adhärenz anzusprechen, und legt gleich zu Behandlungsbeginn fest, wie beide Seiten mit Non-Adhärenz umgehen.

11.1 Hintergrund

Aus klinischer Sicht gibt der Therapieplan der Therapie eine grundlegende Struktur, die insbesondere für die Arbeit mit Hochrisikopatient*innen essenziell ist. Diese Klientel führt oft ein sehr ungeordnetes Leben und hat Schwierigkeiten damit, Emotionen zu regulieren. So gesehen ist der Therapieplan als eine Art Wegbeschreibung zu verstehen: Er zeigt Ausgangspunkt, Ziel und Grenzen der Behandlung.

So haben Patient*innen und Therapeut*innen stets das Ziel und den Zweck der Behandlung vor Augen. Zudem können sie den Fortschritt (oder einen Mangel an Fortschritt) leicht erkennen. Aus einer juristischen Perspektive ist der Therapieplan ein Dokument, welches die klinischen Entscheidungen der Behandler*innen und die Gründe für Auswahl und Anordnung von Interventionen nachvollziehbar festhält. Der Therapieplan verdeutlicht insofern, dass Therapeut*innen ihrer Sorgfaltspflicht und der Erfüllung von Behandlungsstandards nachgekommen sind. Wie bereits beschrieben, geht es beim Konzept der Sorgfaltspflicht darum, dass Therapeut*innen Entscheidungen treffen, die auch andere, ähnlich geschulte Fachkräfte in dieser Situation so getroffen hätten (Berman 2006). Wenn kein verschriftlichter Therapieplan vorliegt, dann wird allgemein davon ausgegangen, dass es keinen Plan gab. Dies kann wiederum die Annahme begründen, dass Therapeut*innen die grundlegenden Standards der klinischen Praxis nicht erfüllt haben.

Der fertige Therapieplan sollte einen Überblick über den Behandlungsverlauf bieten. Zudem sollte er die Auswahl der Interventionen nachvollziehbar machen. Als Erstes sollten die Probleme von Patient*innen identifiziert und priorisiert werden. Unmittelbar darauf folgen die Behandlungsziele. Schließlich sollten die Interventionen – inklusive der zur Zielerreichung eingeplanten Zeit – ausgewählt werden. Schlussendlich sollte ein Zeitpunkt festgelegt werden, zu dem die Wirksamkeit der Intervention bewertet werden wird. So kann überprüft werden, ob sich ein Fortschritt abzeichnet oder ob Änderungen am Therapieplan vorgenommen werden müssen.

Die Zustimmung zur Behandlungsvereinbarung soll die Bereitschaft von Patient*innen verstärken, in der Therapie mitzuarbeiten. Darüber hinaus erhöht es ihren Lebenswillen. Das Gegenteil hiervon wird erreicht, wenn Patient*innen aufgefordert werden, ihr Recht auf Suizid aufzugeben. Wie bereits erwähnt, haben viele Patient*innen das Gefühl, dass Therapeut*innen ihre Autonomie und ihre Kontrolle über ihr Leben einschränken oder verletzen. Hierdurch kann sich ihre Bereitschaft, offen über suizidale Gedanken oder Verhaltensweisen zu sprechen, verringern. Es ist ein Fakt, dass Patient*innen sich für einen Suizid entscheiden können. Sie können sich jedoch auch dazu entscheiden, sich nicht zu suizidieren. Mit der Behandlungsvereinbarung wird diese (unbequeme) Wahrheit implizit anerkannt. Die Patient*innenautonomie wird dadurch betont, dass die BCBT als eine Methode vorgestellt wird, mit der man lernen kann, wie sich ein lebenswertes Leben führen lässt. Es geht darum, dem Leben eine Chance zu geben. Dies vermittelt mit Blick auf Kontrolle und Verantwortung eine ganz andere (implizite und explizite) Botschaft. Der Fokus der BCBT liegt nicht darauf, das Recht der Patient*innen, für sich selbst zu entscheiden, zu beschneiden. Vielmehr geht es um die Genesung der Patient*innen.

Ein Gespräch über die Erwartungen an die Behandlung bietet darüber hinaus Gelegenheit, gemeinsam über möglicherweise unrealistische Erwartungen zu sprechen. Wenn Patient*innen zum Beispiel sagen, dass sie erwarten, niemals stationär eingewiesen zu werden, dann ist dies eine unrealistische Erwartung. Die Therapeut*innen können die Patient*innen unterstützen, diese Erwartung noch einmal zu überdenken, sodass sie etwas realistischer wird, gleichzeitig aber akzeptabel für die Patient*innen bleibt. Die Therapeut*innen können dieses Gespräch des Weiteren nutzen, um den Patient*innen zu erklären, wie die Entscheidung zu einer stationären Einweisung gefällt wird.

Beispiel Ich kann Ihnen zwar nicht versprechen, dass ich Sie niemals einweisen werde. Was ich Ihnen aber versprechen kann, ist, dass wir zusammen daran arbeiten werden, dass Sie in der ambulanten Therapie so sicher sind, wie es geht. Das senkt die Wahrscheinlichkeit, dass es zu einer Einweisung kommt.

Ich würde Ihnen gern erklären, wie ich solche Entscheidungen treffe. Für mich ist eine Einweisung das letzte Mittel der Wahl und nicht die erste Möglichkeit. Die BCBT ist eine ambulante Behandlung und so möchte ich es auch beibehalten. Es kommt in der BCBT nicht häufig dazu, dass Patient*innen eingewiesen werden müssen. Manchmal ist es aber nötig, um in schwierigen Phasen ihre Sicherheit zu gewährleisten. Sollte es bei Ihnen mal eine solche Zeit geben, werden wir beide gemeinsam hierüber sprechen.

Wir werden in unserer gemeinsamen Arbeit diesen Plan verwenden, um Entscheidungen bezüglich der Notwendigkeit einer Einweisung zu fällen. Solange wir gemeinsam entsprechend dem Plan arbeiten können, wird es wahrscheinlich nicht zur stationären Behandlung kommen. Ganz vom Tisch nehmen können wir die Möglichkeit aber auch nicht. Was denken Sie dazu? Ist das so ähnlich oder anders, als Sie es aus früheren Behandlungen kennen? ■

Die Zustimmung zur Behandlungsvereinbarung kann für Therapeut*innen im weiteren Therapieverlauf nützlich sein, wenn Patient*innen die Therapie vorzeitig abbrechen wollen oder non-adhärent werden. Zu einem vorzeitigen Abbruch kommt es am häufigsten am Ende der ersten Therapiephase (d. h. um die fünfte oder sechste Sitzung). Zu diesem Zeitpunkt hat sich die Symptomatik schon etwas reduziert und das zugrunde liegende Problem ist so weit gelöst, dass manchen Patient*innen eine Weiterbehandlung unnötig erscheint. Es kann hilfreich sein, zu einem solchen Zeitpunkt die Behandlungsvereinbarung nochmals gemeinsam durchzugehen, um Patient*innen so wieder vollständig »ins Boot« zu holen. Darüber hinaus sollte das Thema eines vorzeitigen Therapieabbruchs bereits bei der Erstellung des Therapieplans angesprochen werden.

Tipps bei Schwierigkeiten

Was, wenn Patient*innen Anzeichen von Non-Adhärenz zeigen? Non-Adhärenz kann sich auf verschiedene Weise äußern. Besonders häufig kommt es dazu, dass Patient*innen nicht zu Terminen erscheinen, die Hausaufgaben oder Skillsübungen nicht durchführen oder die Einnahme von Medikamenten abbrechen. Ein solches Verhalten sollten Therapeut*innen direkt ansprechen und versuchen, gemeinsam mit ihren Patient*innen bestehende Schwierigkeiten bzw. Vorbehalte zu klären und abzubauen.
Zum Beispiel: *Ist Ihnen etwas dazwischengekommen, als Sie Ihre Übungen für diese Woche machen wollten? Würde es Ihnen helfen, wenn wir den Plan etwas verändern, sodass es für Sie leichter wird zu üben? Wir könnten zum Beispiel die Häufigkeit, mit der Sie üben, die Tageszeit, zu der Sie üben, oder den Ort, an dem Sie üben, anpassen.*

Was, wenn Patient*innen weiterhin non-adhärent sind? Wenn Patient*innen weiterhin Non-Adhärenz zeigen (z. B. wiederholt nicht üben), sollten Therapeut*innen die Patient*innen an den Therapieplan und die Behandlungsvereinbarung erinnern und die Diskrepanz zwischen diesem Plan und der Realität aufzeigen.
Zum Beispiel: *Wir haben schon mehrmals darüber gesprochen, was Sie davon abhalten könnte, Ihre Übungen nach Plan zu machen. Es scheint aber weiterhin ein Problem zu geben. Vielleicht wäre es hilfreich, wenn wir noch einmal die Ziele durchgehen, die wir am Anfang der Therapie vereinbart haben. Wenn wir uns den Therapieplan und die Behandlungsvereinbarung (der Sie zugestimmt haben) einmal anschauen, was würden Sie sagen, wie gut befolgen Sie gerade den Plan und die Vereinbarung?*

Was, wenn Patient*innen die BCBT vorzeitig abbrechen? Wenn Patient*innen die BCBT früher als geplant oder erwartet abbrechen, sollten Therapeut*innen Kontakt aufnehmen, um zu klären, ob sie vielleicht doch bereit wären, die Therapie fortzuführen. Die Therapeut*innen können auch den Therapieplan und die Behandlungsvereinbarung noch einmal mit den Patient*innen durchgehen. Hierbei können sie fragen, wie ein Abbruch zu den vereinbarten Zielen passt.
Zum Beispiel: *Als wir angefangen haben, miteinander zu arbeiten, haben wir uns geeinigt, Ihr Suizidrisiko, Ihre Depression, die Schlafstörungen sowie Ihr Selbstwertgefühl anzugehen. Was denken Sie, wie nah wir diesen Zielen sind? Würden Sie sagen, wir haben diese Ziele schon erreicht? Wir haben auch eine Vereinbarung darüber getroffen, wie wir miteinander an diesen Zielen arbeiten werden. Gehen wir diese*

Vereinbarung doch noch einmal zusammen durch: Als Erstes haben Sie zugesagt, dass Sie zu Ihren Terminen kommen würden. Was meinen Sie, wie das momentan läuft? Das Zweite war die Zielverfolgung. Wie sieht es damit gerade aus?

Die Therapeut*innen können die Behandlungsvereinbarung durchgehen, um herauszufinden, wie die Patient*innen den Behandlungsfortschritt einschätzen. In vielen Fällen wird dies dazu führen, dass Patient*innen die Behandlung fortsetzen. Es kann aber natürlich auch passieren, dass Patient*innen die Behandlung trotz allem abbrechen möchten. Wenn die Patient*innen nicht bereit oder nicht daran interessiert sind, die Behandlung fortzusetzen, sollten die Therapeut*innen ihnen sagen, dass sie die Behandlung auch in Zukunft jederzeit wieder aufnehmen können. Das Gespräch sollte dann, einschließlich einer kurzen Beschreibung der verwendeten Motivationsstrategien, dokumentiert werden.

11.2 Praxisanleitung

Der erste Abschnitt des Therapieplans enthält eine genaue Beschreibung der zentralen Probleme, an denen in der Behandlung gearbeitet werden soll. Das Hauptthema der BCBT ist immer das »Suizidrisiko«. Behandlungen, die sich als primäres Ziel nicht die Reduktion des Suizidrisikos setzen, sind weniger effektiv. Weitere Probleme sollten sodann gemeinsam mit den Patient*innen identifiziert und ihrer Wichtigkeit nach sortiert werden (z. B. Schlafstörungen, Depressionen, Substanzmissbrauch, Beziehungsprobleme).

Im Abschnitt zu den Therapiezielen wird für jedes Problem bzw. jeden Problembereich das gewünschte Therapieergebnis aufgeschrieben. Mit Blick auf das Suizidrisiko besteht das Hauptziel der BCBT darin, das Suizidversuchsrisiko zu senken. Es sei davon abgeraten, Ziele wie »keine Suizidgedanken mehr haben« zu notieren – ein solches Ziel ist für diverse Patient*innen, insbesondere solche, die chronisch suizidal sind, nicht realistisch. In solchen Fällen sind Gedanken an Suizid eine so automatisierte Reaktion auf interne wie externe Auslöser, dass eine vollständige Eliminierung weder praktikabel noch realistisch ist. Eine entsprechende Zielsetzung könnte daher Hoffnungslosigkeit und Verzweiflung verstärken und in der Konsequenz das Suizidrisiko weiter erhöhen.

Mit Blick auf weniger zentrale Ziele wie Depressionserleben oder Insomnie könnten die Ziele zum Beispiel »reduzierte Depression« oder »mehr Stunden Schlaf pro Nacht« lauten. Ziele sollten immer spezifisch und messbar sein, sodass sie

objektiv über den Behandlungsverlauf hinweg bewertet werden können. »Sich besser fühlen« ist zum Beispiel nicht spezifisch genug und kann schwer zu messen sein. Im Gegensatz dazu ist ein Ziel wie »niedrigere Werte auf einer Checkliste für depressive Symptomatik erreichen« spezifisch und gut messbar.
Im nächsten Abschnitt sollten die gewählten Interventionen und Strategien, mit denen die Ziele erreicht werden sollen, aufgelistet werden. Die Therapeut*innen wählen diejenigen Interventionen aus dem BCBT-Manual aus, die auf die Veränderung der jeweiligen Probleme abzielen. Für das Primärziel der Risikoreduktion formulieren die Therapeut*innen gemeinsam mit den Patient*innen den Notfallplan. Bei Patient*innen, die unter Schlafstörungen leiden, können Schlafhygiene und Stimuluskontrolle notiert werden, bei Patient*innen, die unter Depressionen leiden, Aktivitätsplanung und kognitive Umstrukturierung usw. Die BCBT schließt nicht aus, dass auch andere Behandlungsmethoden genutzt werden können. Daher sollten Therapeut*innen auch über Strategien und Interventionen, die nicht im BCBT-Manual beschrieben werden, zum Beispiel Medikation, Entgiftung oder Gruppentherapie, nachdenken.
In Bezug auf jedes Ziel sollte ein Zeitrahmen festgelegt werden. Für das Suizidrisiko werden zwölf Sitzungen, d. h. die durchschnittliche Anzahl an Sitzungen der BCBT, angesetzt. Für die weiteren Probleme kann die Anzahl an Sitzungen, die voraussichtlich für die Behandlung des Problems benötigt wird, festgelegt werden. Im Fall von Insomnien können Therapeut*innen beispielsweise zwei Sitzungen veranschlagen. In der ersten Sitzung kann eine Einführung in die Themen Schlafhygiene und Stimuluskontrolle erfolgen, in der zweiten eine Wiederholung dieser Punkte.
Der letzte Abschnitt des Therapieplans erfasst den Therapiefortschritt in Bezug auf jedes der festgelegten Ziele. Hier wird notiert, ob das Ziel erreicht, teilweise erreicht oder nicht erreicht wurde. Die Beurteilung sollte zu einem gemeinsam festgelegten Zeitpunkt, in der Regel in der zwölften Sitzung, stattfinden.
Die Therapeut*innen geben den Patient*innen eine Kopie der Behandlungsvereinbarung und bitten sie, alle Punkte laut vorzulesen. Die Punkte beziehen sich auf einige Verhaltensindikatoren für die Patient*innenadhärenz, wie regelmäßiges Erscheinen, Vereinbaren von Zielen, Ehrlichkeit, Üben von Skills und die Einnahme der Medikation. Die Therapeut*innen erläutert jeden einzelnen Punkt und bitten die Patient*innen jeweils um Feedback. Die Vorstellungen und Annahmen der Patient*innen gegenüber der Behandlung werden hierbei genauso deutlich wie (gute oder schlechte) Vorerfahrung mit Psychotherapie. Die Therapeut*innen müssen darauf achten, nicht nur ihre Erwartungen an die Patient*innen zu formulieren, sondern Patient*innen auch nach deren Erwartungen an ihre Therapeut*innen und an die Behandlung fragen.

Schritt 1: Den Hintergrund des Therapieplans erklären

Die Therapeut*innen erläutern den Therapieplan und erklären, wie dieser dabei hilft, kein Ziel aus den Augen zu verlieren.

Beispiel Es ist wichtig, dass wir beide uns einig darüber sind, was wir erreichen wollen und wie wir das tun. Außerdem müssen wir festlegen, woran wir festmachen, ob es Fortschritte gibt oder nicht. Deshalb möchte ich nun einen Therapieplan mit Ihnen erstellen.
In dem Therapieplan legen wir fest, was wir uns für die Behandlung vornehmen. Der Plan enthält die wichtigsten Problembereiche, was wir hieran ändern wollen und die Interventionen, die wir zur Lösung dieser Probleme nutzen werden. Außerdem legen wir fest, wie wir prüfen werden, ob Sie Ihre Ziele erreicht haben. Das alles schreiben wir auf, damit wir es uns später immer wieder ansehen können. Sind Sie damit einverstanden? ■

Schritt 2: Das Suizidrisiko priorisieren

Die Therapeut*innen erklären, dass das zentrale Therapieziel in der Reduktion des Suizidrisikos besteht. Sie klären, ob die Patient*innen einverstanden damit sind, dass ihre Sicherheit bei der ambulanten Behandlung Priorität hat.

Beispiel Das zentrale Problem, mit dem wir uns befassen werden, ist das Suizidrisiko. Das ist sicherlich nicht sonderlich überraschend. Ich möchte diesem Thema Vorrang einräumen, weil wir Ihre Sicherheit gewährleisten müssen und wir natürlich auch bei keinem anderen Thema weiterkommen werden, wenn Sie sich suizidieren. Was halten Sie davon, Ihre Sicherheit zu priorisieren?
Da dies das Hauptproblem ist, würde ich vorschlagen, dass unser zentrales Ziel darin bestehen sollte, Ihr Suizidrisiko zu reduzieren. Was denken Sie darüber? Um dieses Ziel zu erreichen, werden wir vor allem Ihren Notfallplan verwenden. Wir werden während der gesamten Behandlung daran arbeiten, Ihren Notfallplan zu optimieren. Ich schätze, dass wir etwa zwölf Sitzungen brauchen, um dieses Ziel zu erreichen. Sind Sie damit einverstanden? ■

Tipps bei Schwierigkeiten

Was, wenn Patient*innen anderen Aspekten den Vorrang geben möchten? Wenn Patient*innen den Wunsch äußern, andere Probleme als das Suizidrisiko oder die persönliche Sicherheit als primäres Behandlungsziel festzulegen, sollten Therapeut*innen sie bitten, all ihre Behandlungsziele ihrer Wichtigkeit nach zu ordnen

und die Gründe für diese Anordnung zu erläutern. Die Therapeut*innen können auch danach fragen, inwieweit die persönliche Sicherheit der Patient*innen für alle anderen Ziele relevant ist.
Zum Beispiel: *Ich verstehe, weshalb diese anderen Ziele für Sie so wichtig sind. Könnten Sie Ihre Ziele und Ihre persönliche Sicherheit der Wichtigkeit nach ordnen? Was sind Ihre Gründe für diese Reihenfolge? Welche Rolle spielt persönliche Sicherheit Ihrer Meinung nach beim Erreichen Ihrer Ziele?*

In vielen Fällen hilft diese Intervention Patient*innen dabei, zu erkennen, dass Sicherheit eine Voraussetzung für alle anderen Ziele ist. In der Folge steigt der Wert, den Patient*innen dem Ziel »persönliche Sicherheit« beimessen.
Wenn Patient*innen zwar anerkennen, dass Sicherheit ein wichtiges Behandlungsziel ist, aber trotzdem anderen Zielen weiterhin Vorrang vor der Sicherheit geben möchten, sollten Therapeut*innen dies akzeptieren. Auf diese Weise wird vermieden, dass die therapeutische Allianz Schaden nimmt.

Was, wenn Patient*innen sagen, dass sie persönliche Sicherheit überhaupt nicht als relevant ansehen? Wenn Patient*innen nicht bereit sind, persönliche Sicherheit in irgendeiner Form als Behandlungsziel oder -voraussetzung zu akzeptieren, müssen Therapeut*innen besprechen, ob eine ambulante Behandlung aktuell geeignet ist. Eine ambulante Behandlung erfordert ein bestimmtes Maß an Sicherheit, sodass einer Auseinandersetzung hiermit nicht aus dem Weg gegangen werden kann.
Wenn Patient*innen nicht bereit sind, sich mit sicherheitsbezogenen Fragen zu befassen oder dem Behandlungsziel »persönliche Sicherheit« zuzustimmen, könnte eine intensivere Behandlung (z. B. (teil)stationäre Aufnahme) angemessener als eine ambulante Behandlung sein.

Schritt 3: Weitere Behandlungsziele ermitteln und gemeinsam festlegen

Im Anschluss fragen die Therapeut*innen die Patient*innen nach ihren Behandlungszielen. Diese Ziele werden sodann gemeinsam nach Wichtigkeit geordnet und die Therapeut*innen wählen BCBT-Interventionen aus, die auf die Erreichung einzelner Ziele ausgerichtet sind. Äußern Patient*innen beispielsweise den Wunsch, die depressive Symptomatik zu verringern, dann könnten die Therapeut*innen die Interventionen Aktivitätsplanung, das ABC-Arbeitsblatt und das Arbeitsblatt »Hilfreiche Fragen« auswählen. In Tabelle 11.1. finden sich Beispiele dafür, wie verschiedene Interventionen mit häufigen Patient*innenzielen verknüpft werden können.

Beispiel Lassen Sie uns nun über einige andere Probleme sprechen und sie nach ihrer Wichtigkeit ordnen. Sie haben über eine Reihe von Problemen in Ihrem Leben gesprochen. Die Lösung welches dieser Probleme ist Ihnen am wichtigsten? Was würden Sie an diesem Problem gern ändern? Wenn ich Ihnen mal auf der Straße begegnen sollte, woher weiß ich dann, ob das Problem gelöst ist? Was würden Sie dann anders machen als jetzt?

TABELLE 11.1: BCBT-Verfahren in Verbindung mit häufig genannten Patient*innenzielen

	Geeignete Interventionen									
Patient*innenziel	**Notfallplan**	**Stimuluskontrolle**	**Entspannungstraining**	**Achtsamkeitstraining**	**Gründe für das Leben / Survivalkit**	**ABC-Arbeitsblatt**	**Arbeitsblatt »Hilfreiche Fragen«**	**Arbeitsblatt »Problematische Denkmuster«**	**Aktivitätsplanung**	**Bewältigungskarten**
Depression mindern	●			●	●	●	●	●	●	●
Angst/Unruhe reduzieren	●		●	●			●	●	●	●
Wut reduzieren	●		●	●		●	●	●	●	●
Positive Stimmung erhöhen	●			●	●	●	●	●	●	●
Besser schlafen		●	●	●						
Beziehungen verbessern					●	●	●	●	●	
Energie erhöhen		●							●	
Alkoholkonsum reduzieren	●			●		●	●	●	●	●
Selbstwert steigern						●	●	●	●	●
Stressbewältigung verbessern	●		●	●		●	●	●	●	●

Das ist ein Ziel, an dem wir auf jeden Fall gemeinsam arbeiten können. Es gibt eine spezifische Strategie, die Sie und ich gemeinsam dafür nutzen können. Sie heißt [Name der Intervention]. Lassen Sie uns das als Teil Ihres Therapieplans aufschreiben. ■

Die Therapeut*innen wiederholen diesen Prozess für jedes identifizierte Problem.

Schritt 4: Die Behandlungsvereinbarung lesen

Die Therapeut*innen geben den Patient*innen eine Kopie der Behandlungsvereinbarung und bitten sie darum, diese abschnittsweise laut vorzulesen. Nach jedem Abschnitt fragen die Therapeut*innen die Patient*innen nach ihrer Meinung zu dem jeweiligen Punkt und gehen auf etwaige Bedenken der Patient*innen ein.

Beispiel Nachdem wir nun einen Plan für unsere Zusammenarbeit aufgestellt haben, möchte ich mit Ihnen über meine und Ihre Erwartungen an den Therapieprozess und das Erreichen dieser Ziele sprechen. In diesem Dokument, der sogenannten Behandlungsvereinbarung, werden eine Reihe von Maßnahmen aufgelistet, die zu schnelleren und besseren Behandlungsergebnissen beitragen. Ich möchte, dass wir jeden dieser Punkte gemeinsam durchgehen und einen nach dem anderen besprechen. So können wir sicher sein, dass wir uns einig darüber sind, was er bedeutet. Lesen Sie doch bitte einmal den ersten Satz und die erste darunterstehende Aussage vor. ■

Die folgenden Fragen können genutzt werden, um die Behandlungsvereinbarung zu diskutieren:

- Was denken Sie darüber? Klingt das für Sie sinnvoll?
- Würden Sie dem zustimmen? Was spricht dagegen, diesem Aspekt zuzustimmen?
- Welche Erfahrungen haben Sie mit diesem Thema in früheren Behandlungen gemacht?
- *[Wenn Patient*in bei Punkt 9 angelangt ist:]* In diesem Abschnitt fügen wir alle Erwartungen hinzu, die Sie an die Behandlung oder an mich als Therapeut*in haben. Was erwarten Sie von mir und unserer Zusammenarbeit?

11.3 Die Fallvignetten

In Abbildung 11.1 werden die Therapiepläne von John, Mike und Janice dargestellt (s. Anhang A.3 für eine Blankovorlage). In allen drei Fällen wird das Suizidrisiko als primäres Ziel eingestuft und der Notfallplan wird als primäre Intervention genannt. Die Zugangsbeschränkung zu letalen Mittel (s. Kapitel 12) wird bei John und Mike, da sie Waffen besitzen, als zusätzliche Intervention aufgenommen. Die sekundären Behandlungsziele fokussieren solche Risikofaktoren, die direkt zum Suizidrisiko der Patient*innen beitragen. Die Reihenfolge der Therapieziele entspricht den Wünschen der Patient*innen. Spezifische Interventionen aus dem BCBT-Manual werden zur Erreichung dieser Ziele ausgewählt. Die Anzahl der Sitzungen, die für die Problembearbeitung vorgesehen ist, wird ebenfalls festgehalten. Für John wird zusätzlich zur BCBT eine Überweisung an eine Suchthilfestelle empfohlen.

Mike

Mike war – wie bereits beschrieben – nicht bereit, Suizidgedanken oder -absichten offenzulegen, obwohl er Aussagen machte, die stark auf Suizidgedanken hindeuteten (»Ich sollte es einfach tun«). Der Therapeut stellte einige Nachfragen zu dieser Aussage, aber Mike verneinte weiterhin eine Suizidabsicht. Der Therapeut schätzte das Suizidrisiko von Mike als erhöht ein und legte die Verringerung der Suizidrisikos als primäres Behandlungsziel fest. Anhand des folgenden Gesprächsauszuges wird verdeutlicht, wie ein solches Gespräch geführt werden kann, ohne hierduch die therapeutische Allianz zu gefährden. Der Therapeut schaffte es erfolgreich, das Thema trotz Mikes Unbehagen anzusprechen und gleichzeitig Mikes Autonomie zu respektieren:

Therapeut: Als Nächstes entwerfen wir den Therapieplan. Der Therapieplan ist im Grunde genommen unsere schriftliche Vereinbarung darüber, was wir gemeinsam in der Therapie erreichen wollen und wie wir dabei vorgehen werden. Wir können den Plan auch nutzen, um zu bewerten, ob wir Fortschritte machen oder vom Weg abgekommen sind. Ist Ihnen das so weit klar?
Mike: Ja, verstehe ich.
Therapeut: Okay, gut. Wir werden hier in der Liste die wichtigsten Probleme oder Themen für die Therapie auflisten. Sobald wir diese Liste haben, werde ich Empfehlungen dazu abgeben, was wir konkret tun sollten, um diese Probleme anzugehen. Was würden Sie sagen, sind Ihre wichtigsten Ziele? Was muss am dringendsten bearbeitet bzw. verändert werden?

ABB. 11.1: Therapiepläne von John, Mike und Janice

Therapieplan für:		John			
Problem Nr.	**Problembeschreibung**	**Ziele**	**Interventionen**	**Geschätzte Anzahl Sitzungen**	**Ergebnis**
1	Suizidrisiko	Suizidversuchsrisiko verringern	Notfallplan, Zugang zu letalen Mitteln beschränken	12	
2	Geringes Selbstwertgefühl	Selbstkritik reduzieren (gemessen anhand niedrigerer Werte auf der Suicide Cognitions Scale)	ABC-Arbeitsblatt, Arbeitsblatt »Hilfreiche Fragen«	5	
3	Schlafstörungen	Verbesserung der Schlafqualität (gemessen anhand niedrigerer Werte auf der Insomnia Severity Scale)	Stimuluskontrolle, Entspannung	2	

Therapieplan für:		Mike			
Problem Nr.	**Problembeschreibung**	**Ziele**	**Interventionen**	**Geschätzte Anzahl Sitzungen**	**Ergebnis**
1	Suizidrisiko	Suizidversuchsrisiko verringern	Notfallplan, Zugang zu letalen Mitteln beschränken	12	
2	Alkoholkonsum	Alkoholkonsum auf < 5 Getränke pro Woche reduzieren	Überweisung an Suchthilfe, kognitive Neubewertung	12	
3	Beziehungsprobleme	Beziehungsqualität in der Ehe verbessern (gemessen anhand einer Verbesserung des Ergebnisses des Fragebogens zur Beziehungszufriedenheit um mind. 10 Punkte)	Krisenunterstützungsplan, Aktivitätsplanung, kognitive Neubewertung	5	

Therapieplan für:		Janice			
Problem Nr.	**Problembeschreibung**	**Ziele**	**Interventionen**	**Geschätzte Anzahl Sitzungen**	**Ergebnis**
1	Suizidrisiko	Suizidversuchsrisiko verringern	Notfallplan	12	
2	Stressmanagement	Stressbewältigung verbessern	Entspannung, ABC-Arbeitsblatt, Arbeitsblatt »Hilfreiche Fragen«	7	
3	Selbstwert steigern	Selbstkritik einschränken	ABC-Arbeitsblatt, Arbeitsblatt »Hilfreiche Fragen«	4	

Mike: Auf jeden Fall sollte ich weniger trinken. Wenn ich mit dem Trinken aufhören könnte, würde das viele meiner Probleme lösen.

Therapeut: Okay, das ergibt absolut Sinn, wenn man bedenkt, was wir bisher besprochen haben. Lassen Sie mich eine Frage stellen, um sicherzugehen, dass ich Ihr Ziel richtig verstehe. Wollen Sie den Alkoholkonsum ganz einstellen oder denken Sie eher an eine Reduktion?

Mike: Ganz aufhören. Ich muss ganz aufhören zu trinken, ansonsten werde ich weiterhin Probleme mit meiner Frau haben.

Therapeut: Ja, okay. Also überhaupt kein Alkohol mehr. Und was ist am Wochenende, wenn Sie zum Beispiel mit Freunden grillen oder sich ein Fußballspiel im Fernsehen anschauen? Wollen Sie auch dann nichts trinken oder wären in solchen Situationen ein paar Bier in Ordnung?

Mike: Hm, ich denke, es wäre in Ordnung, ein paar Bier mit Freunden oder sogar ein Glas Wein zum Abendessen zu trinken. In solchen Situationen macht es mir keine Probleme. Es ist nur ein Problem, wenn ich allein bin und viel trinke.

Therapeut: Okay, das verstehe ich. Ich wollte nur sichergehen, dass wir uns nicht missverstehen, denn manche Menschen wollen ganz mit dem Trinken aufhören, während andere es vielleicht nur reduzieren möchten.

Mike: Ja, verstehe ich. Danke. Es ist gut, dass wir darüber gesprochen haben. Wenn meine Frau und ich abends essen gehen oder wir uns mit Freunden treffen und ich dann doch etwas trinke, würde ich mich sonst wahrscheinlich sehr schlecht fühlen. Obwohl das eigentlich nicht das Hauptproblem ist, das ich habe.

Therapeut: Genau, das denke ich auch. Was möchten Sie sich also als Ziel setzen?

Mike: Also, wenn ich nur am Wochenende oder zum Abendessen ab und zu mal was trinke, komme ich wahrscheinlich auf etwa fünf Drinks pro Woche.

Therapeut: Okay. Sollen wir also das Ziel festlegen, dass Sie weniger als fünf Drinks die Woche trinken?

Mike: Ja.

Therapeut: Glauben Sie, dass fünf Drinks realistisch sind?

Mike: Ja, weil wir nur etwa einmal in der Woche zum Essen Wein trinken. Und wenn wir ausgehen oder Freunde besuchen, sind drei oder vier Drinks eine gute Zahl. Ich gerate dann nicht außer Kontrolle und es ist mehr so ein soziales Ding.

Therapeut: Gut, dann fünf. Gibt es noch ein weiteres Ziel, das Sie erreichen möchten?

Mike: Ich möchte die Beziehung zu meiner Frau verbessern.

Therapeut: Okay, das verstehe ich. Daran können wir auf jeden Fall arbeiten. Was wäre anders, wenn sich Ihre Beziehung verbessern würde?

Mike: Tja, ich denke, wir würden uns weniger oft streiten und ich würde mich in der Beziehung besser und glücklicher fühlen.

Therapeut: Mmhm, okay. Um Ihren Fortschritt zu verfolgen, würde ich Sie gerne bitten, einen kurzen Fragebogen zur Qualität Ihrer Beziehung auszufüllen. Bei einigen der Fragen geht es um Meinungsverschiedenheiten und Streitigkeiten. Es geht also um das, worüber Sie gerade sprechen. Andere Fragen beziehen sich auf Ihre Zufriedenheit mit der Beziehung und wie nah Sie sich Ihrer Frau fühlen. Der Fragebogen wurde schon in vielen verschiedenen Studien verwendet. Wir können die Gesamtpunktzahl, die Sie in dem Fragebogen haben, daher als Maßstab für Verbesserungen nutzen. Ein Anstieg um zehn Punkte wird in der Regel als Zeichen für eine bedeutende und aussagekräftige Verbesserung der Beziehungsqualität verwendet. Sollten wir einen Anstieg um zehn Punkte als Ziel festlegen? Was halten Sie davon?

Mike: Das klingt gut. Ich werde den Fragebogen ausfüllen.

Therapeut: Okay, dann sollten wir das als Behandlungsziel aufnehmen. Haben Sie noch andere Ziele?

Mike: Ja, ich schätze, es gibt noch mehr, aber ich habe das Gefühl, wenn ich diese Probleme erst einmal löse, dann werden die anderen Probleme auch weniger werden. Wut ist beispielsweise ein weiteres Problem. Ich weiß aber, dass ich vor allem dann wütend werde, wenn ich mich mit meiner Frau streite. Ich werde weniger wütend sein, wenn unsere Ehe wieder besser läuft.

Therapeut: Das ergibt Sinn. Wir werden Ihre Wut im Hinterkopf behalten.

Aber wie Sie selbst sagen, ist es vielleicht sinnvoller, sich zunächst auf die anderen Ziele zu konzentrieren.

Mike: Ja.

Therapeut: Okay, das klingt gut soweit. Es gibt noch ein weiteres Ziel, an dem ich gerne arbeiten würde. Wären Sie bereit, darüber nachzudenken?

Mike: Ja, sicher.

Therapeut: Ich möchte, dass wir uns auch mit dem Thema Suizidrisiko befassen und uns als Ziel setzen, Ihr Risiko zu senken.

Mike: Hm, ich habe ja schon gesagt, dass das für mich kein wirkliches Problem ist.

Therapeut: Richtig, ich erinnere mich, dass Sie sagten, Sie hätten weder Suizidgedanken noch einen Suizidversuch unternommen. Ich kann daher verstehen, dass Sie vielleicht nicht ganz nachvollziehen können, weshalb ich dieses Thema anspreche.

Mike: Ja.

Therapeut: Ich will es Ihnen erklären. Sie haben erzählt, dass es in letzter Zeit viele Belastungen in Ihrem Leben gibt: Ärger, Schlafprobleme, Sorgen, Selbstkritik, Traurigkeit, Beziehungsprobleme und finanzielle Sorgen. Sie haben auch davon gesprochen, dass Sie das Gefühl haben, dass Ihre Emotionen, vor allem wenn Sie viel trinken, außer Kontrolle geraten. All diese Probleme erhöhen die Wahrscheinlichkeit eines Suizids – auch bei Menschen, die nicht über Suizid nachdenken. Sie haben sicher schon einmal davon gehört, dass Menschen, die durch Suizid sterben, diese Art von Problemen haben.

Mike: Ja, davon habe ich schon gehört, aber ich würde das nie tun.

Therapeut: Das freut mich sehr zu hören. Es ist nur leider so, dass viele Menschen, die über Suizid nachdenken oder versuchen, sich zu suizidieren, glauben, dass sie es nie tun würden. Aber wenn Dinge außer Kontrolle geraten und all diese Probleme bestehen, vergessen sie das manchmal. Ich möchte also dafür sorgen, dass wir dieses Thema nicht aus den Augen verlieren, auch wenn es im Moment kein Problem für Sie darstellt. Wir können so verhindern, dass es in Zukunft eins werden wird. Wir schaffen ein Sicherheitsnetz, selbst wenn gerade alles okay zu laufen scheint.

Mike: Wie meinen Sie das?

Therapeut: Nehmen wir Alkohol als Beispiel. Die meisten Menschen haben nicht vor, in einen Autounfall zu geraten, wenn sie getrunken haben. Es sagt sich ja niemand: »Heute werde ich trinken und dann Auto fahren und in einen Unfall verwickelt werden.« Und weil die meisten von uns das nicht wollen, denken wir darüber nach und ergreifen Maßnahmen, um zu verhindern, dass etwas passiert. Bevor wir beispielsweise in eine Bar gehen, legen wir fest, wer fährt, oder wir planen, mit einem Taxi nach Hause zu fahren. Wir legen uns einen Plan zurecht, bevor wir anfangen zu trinken, und vermeiden so spätere Probleme im Zusammenhang mit Alkohol, richtig?

Mike: Ja, das stimmt wohl so.

Therapeut: Das Gleiche können wir beim Thema Suizid auch tun. Vielleicht haben Sie aktuell keine Suizidgedanken. Aber wie Sie selbst sagten, sind die Probleme, die Sie haben, bei vielen Menschen, die Suizidgedanken haben, weitverbreitet. Ich schlage daher vor, dass wir immer ein Auge darauf haben und zur Sicherheit einen Notfallplan aufstellen. So wie wir auch vorausplanen, wenn wir mit Freunden etwas trinken gehen. Ergibt das für Sie Sinn?

Mike: Ja, schon. Aber ich weiß nicht …

Therapeut: Ich habe den Eindruck, dass Sie sich bei diesem Thema unwohl fühlen.

Mike: Das Thema ist mir nicht unangenehm. Ich weiß nur nicht, ob wir das unbedingt in meinen Unterlagen vermerken müssen.

Therapeut: Oh, ich verstehe. Nun, was würde denn Ihrer Meinung nach passieren, wenn wir das Suizidrisiko als Behandlungsziel aufnehmen würden?

Mike: Na ja, das würde heißen, dass etwas nicht mit mir stimmt und dass man mich wegsperren wird. Ich kann es mir nicht leisten, in einer Klinik weggesperrt zu werden. Das würde mich meinen Job kosten, mich in Schulden stürzen und alle möglichen weiteren Probleme mit sich bringen.

Therapeut: Sie fürchten also, dass Sie in die Klinik eingewiesen werden, wenn wir das Suizidrisiko als Behandlungsziel aufnehmen, und dass das wiederum eine ganze Reihe negativer Folgen haben kann?

Mike: Ja, absolut.

Therapeut: Okay, das verstehe ich. Ich würde Ihnen gerne erklären, wie ich Entscheidungen über die Einweisung von Patient*innen fälle. Ich denke, das könnte Ihnen die Sorgen nehmen.

Mike: Ja, das wäre schön. Darüber hatte ich auch schon nachgedacht.

Therapeut: Okay, gerne. Also, kurz gesagt, mir geht es vor allem um die Sicherheit meiner Patient*innen. Wie wir bereits besprochen haben, werden wir bei jedem Termin Ihre Fortschritte mithilfe von Symptomskalen und anderen Fragebögen verfolgen, um so zu sehen, wie gut es Ihnen geht. Außerdem werden wir natürlich darüber sprechen, wie es läuft und ob die Strategien, die Sie lernen und anwenden, hilfreich für Sie sind. Auf der Grundlage dieser Informationen werde ich immer wieder einschätzen, ob Ihre Sicherheit in einer ambulanten Therapie weiterhin gewährleistet ist. Wenn ich Ihre Sicherheit für gegeben halte, dann werden wir uns weiterhin im ambulanten Rahmen treffen. Wenn ich den Eindruck bekomme, dass Ihr Suizidrisiko so stark gestiegen ist, dass Ihre Sicherheit nicht mehr gewährleistet ist, dann werde ich Ihnen eine Einweisung in eine Klinik empfehlen. Es ist aber wichtig, sich vor Augen zu führen, dass neben einem wöchentlichen Termin und einer Klinikeinweisung noch viele andere therapeutische Möglichkeiten existieren. Wir könnten zum Beispiel beschließen, dass wir uns zwei- oder dreimal pro Woche treffen, um eine schwierige Phase zu überbrücken, oder wir könnten zwischen den Terminen telefonieren, sodass ich Sie besser unterstützen kann. Ein solches Vorgehen ziehe ich im Allgemeinen einer Einweisung vor. Und egal, was passiert, wir werden diese Entscheidungen immer gemeinsam besprechen. Ich werde eine solche Entscheidung nie fällen, ohne Ihre Meinung und Ihre Wünsche zu berücksichtigen. Ich tue das, weil ich weiß, dass Sie schnellere Fortschritte machen werden, wenn Sie sich voll auf die Behandlung einlassen und wir als Team zusammenarbeiten. Ergibt das für Sie Sinn?

Mike: Sie entscheiden also nicht einfach, Menschen gegen ihren Willen einzuweisen?

Therapeut: Das musste ich noch nie tun. Ich habe schon mal die Empfehlung zu einer Einweisung ausgesprochen, aber immer erst, nachdem der Patient und ich darüber gesprochen hatten und wir uns einig waren, dass eine stationäre Behandlung zu diesem Zeitpunkt die beste Option war. Ich musste noch nie jemanden gegen seinen Willen einweisen. Ich hoffe, dass dies auch so bleibt. Aus diesem Grund habe ich das Thema angesprochen. Ich habe die Erfahrung gemacht, dass meine Patient*innen und ich an einem Strang ziehen und nur selten unterschiedlicher Meinung über Behandlungsentscheidungen sind, wenn wir zusammenarbeiten und gemeinsam das Suizidrisiko überwachen – selbst dann, wenn sie zu Beginn der Behandlung nicht suizidgefährdet sind.

Mike: Das klingt gut.

Therapeut: Ja, es hat bisher immer gut geklappt. Und ich sehe keinen Grund, warum es bei Ihnen anders sein sollte.

Mike: Wirklich?

Therapeut: Ja, wirklich. Ist Ihnen nun klarer, wie ich Entscheidungen über einen Krankenhausaufenthalt treffe?

Mike: Ja, das war sehr hilfreich.

Therapeut: Okay, gut. Ich bin froh, dass wir das geklärt haben.

Mike: Ich auch.

Therapeut: Nachdem wir nun also ausführlich darüber gesprochen haben: Wie denken Sie darüber, das Suizidrisiko als eines unserer Behandlungsziele aufzunehmen?

Mike: Es macht schon Sinn. Auch wenn das jetzt noch kein Problem ist, wäre es wohl am besten, einen Plan zu haben.

Therapeut: Das denke ich auch. Wir haben bereits einiges getan, um dieses Problem anzugehen. Aber es gibt noch weitere Maßnahmen, die wir treffen können.

Hier wird gezeigt, wie Therapeut*innen das Thema Therapieplanung ansprechen können, ohne das Therapieziel Suizidrisiko unmittelbar zu fokussieren und Gefahr zu laufen, auf Widerwillen und Abwehr zu stoßen. Der Therapeut spricht das Thema Suizidrisiko an, nachdem zunächst Mikes persönliche Ziele thematisiert wurden und nachdem er Mike um Erlaubnis gebeten hat, dieses Ziel aufzunehmen. Auf Mikes Bedenken reagiert der Therapeut nicht mit Gegenwehr, sondern mit Offenheit und Transparenz. Mike kann so seine Bedenken einem Klinikaufenthalt gegenüber benennen und begründen. Das folgende Gespräch ist von großer Offenheit und Transparenz geprägt. Es zeigt dem Patienten, dass er als eigenständiges Individuum gesehen wird und seine legitimen Wünsche und Bedenken respektiert werden. Indem der Therapeut demonstriert, dass er Mikes Autonomie respektiert, und ausführlich erklärt, dass Mike in alle Behandlungsentscheidungen einbezogen werden wird, kann er Mikes Sorgen weitgehend zerstreuen. Auf diese Weise kann das Suizidrisiko als Behandlungsziel aufgenommen werden, obwohl Mike abgestritten hat, Suizidgedanken zu haben. Dem Therapeuten gelingt es auf diese Weise, Mike als Verbündeten für das gemeinsame Ziel der Suizidprävention zu gewinnen.

Tipps und Ratschläge für die Therapieplanung und die Behandlungsvereinbarung

Das Suizidrisiko priorisieren, ohne die Patient*innenautonomie zu verletzen. BCBT stellt die Reduktion des Suizidrisikos als primäres Ziel in den Vordergrund. Therapeut*innen sollten dies ausdrücklich im Therapieplan dokumentieren. Das Manual verlangt jedoch nicht, dass das Suizidrisiko in allen Fällen an erster Stelle des Therapieplans steht. Wenn Patient*innen darauf bestehen, einem anderen Ziel Vorrang vor dem Suizidrisiko einzuräumen, sollten Therapeut*innen diesen Wunsch respektieren. Die therapeutische Allianz und die Bereitschaft der Patient*innen zur Mitarbeit sind wichtiger als der Vermerk »Suizidrisiko« am Anfang eines Formulars.

Die Patient*innenautonomie wahren und respektieren. Auch wenn es der Zweck der Behandlungsvereinbarung ist, die Therapiemotivation von Patient*innen zu erhöhen, sollten Therapeut*innen die Behandlungsvereinbarung nicht als

Druckmittel verwenden. Die Behandlungsvereinbarung trägt dazu bei, die Behandlung als einen Prozess hin zu einem sinnvollen Leben und nicht als einen Prozess zur Vermeidung des Todes zu verstehen. Daher hilft die Behandlungsvereinbarung dabei, Gespräche über Veränderungen und Wachstum anzuregen. Wenn sie jedoch als Instrument eingesetzt wird, das die Patient*innenautonomie einschränkt, kann sie die Motivation und die Einsatzbereitschaft in der Therapie verringern.

12 Means-Safety-Counseling und der Krisenunterstützungsplan

Beim sogenannten Means-Safety-Counseling geht es darum, den Zugang der Patient*innen zu letalen Mitteln zu begrenzen.[5] Die Intervention setzt sich aus zwei separaten, aufeinanderfolgenden Schritten zusammen (Harvard University School of Public Health o.J.): (1.) Klärung, ob eine suizidgefährdete Person Zugang zu einer Schusswaffe oder anderen letalen Mitteln hat, und (2.) Zugang zu diesen Mitteln, gemeinsam mit der Person und ihrem Unterstützungssystem, begrenzen, bis die Person nicht mehr suizidgefährdet ist. Von den zahlreichen Interventionen und Strategien, die zur Suizidprävention entwickelt wurden, ist die Wirksamkeit des Means-Safety-Counseling am allerbesten belegt. Es ist die einzige Intervention, die in verschiedenen Stichproben und Populationen konsistent zu einem Rückgang der Suizide geführt hat (Bryan u. a. 2011; Mann u. a. 2005). Mit Blick auf die Gesamtbevölkerung zeigt sich der größte Effekt bei Mitteln, die weitverbreitet und hochletal sind (Mann u. a. 2005). Obwohl die Sicherung letaler Mittel seit Langem wichtiger Bestandteil der klinischen Arbeit mit suizidgefährdeten Patient*innen ist, gibt es erst seit Kurzem klare Leitlinien und Empfehlungen für das Means-Safety-Counseling (Britton u. a. 2016; Bryan u. a. 2011).

Das Means-Safety-Counseling kann durch einen Krisenunterstützungsplan ergänzt werden. Im Rahmen dieser Intervention wird eine Person aus dem Umfeld der Patient*innen, die bei der Sicherung der Mittel unterstützt, hinzugezogen. In Ergänzung zur Zugangsbeschränkung soll der Krisenunterstützungsplan die Wahrscheinlichkeit erhöhen, dass sich Patient*innen an die Strategien und Empfehlungen halten. Zudem kann der Krisenunterstützungsplan die Bindung zwischen der suizidgefährdeten Person und einer wichtigen Bezugsperson stärken. Zur Entwicklung des Krisenunterstützungsplans bitten die Therapeut*innen die

5 **Anmerkung der Herausgeber:** Die folgenden Ausführungen beziehen sich – passend zur Situation in den USA – schwerpunktmäßig auf die Sicherung von Schusswaffen. Alle Überlegungen und Interventionen lassen sich jedoch gleichermaßen auf die Zugangsbeschränkung von anderen letalen Mitteln übertragen. Im Einzelnen kann es beispielsweise darum gehen, dass ein Medikamentenvorrat weggeworfen oder einer vertrauten Person (inkl. Behandler*innen) zur Verwahrung gegeben wird, dass das Auto eine Zeit lang nicht verwendet wird, dass ein ausgewähltes Seil abgegeben, im Keller versteckt oder in einem Schließfach eingeschlossen wird, dass die Balkontür mit einem schweren Sessel, Sofa oder Regal verstellt wird, dass keine Rasierklingen im Haushalt verfügbar sind und/oder dass ein Bahnsteig immer erst betreten wird, nachdem ein Zug eingefahren ist

Patient*innen, die Bezugsperson, die Unterstützung bei der Sicherung letaler Mittel leisten kann, zu einer Sitzung mitzubringen.
Idealerweise sollte der Zugang zu letalen Mitteln vollständig unterbunden werden. Dies ist jedoch nicht immer umsetzbar. Die Zugangsbeschränkung kann daher darin bestehen, dass der Zugang zu letalen Mitteln erschwert wird. Mit Blick auf die Sicherung von Schusswaffen können beispielsweise Abzugsschlösser (trigger lock), Kabelschlösser (cable gun lock) und/oder Waffenschränke bei Patient*innen zum Einsatz kommen, die Schusswaffen besitzen, aber nicht bereit sind, diese aus ihrer Wohnung zu entfernen (Bryan u. a. 2011).[6] Entsprechende Maßnahmen können die Verfügbarkeit einer Methode deutlich begrenzen (ein Abzugs- oder Kabelschloss verhindert, dass eine Waffe abgefeuert werden kann) oder den Aufwand, um die Methode zu nutzen, stark erhöhen (Aufbewahrung einer ungeladenen Waffe in einem Waffenschrank und Aufbewahrung der Munition an einem anderen Ort). Dies gibt der betreffenden Person Zeit, um ersten Abstand zur akuten Krise zu gewinnen.

12.1 Hintergrund

Das Means-Safety-Counseling beruht auf drei Grundannahmen: (1.) Phasen akuter Suizidwünsche sind kurz, (2.) weitere Suizidversuche sind unwahrscheinlich, wenn jemand eine suizidale Krise überlebt, und (3.) der Zugang zu letalen Mitteln ist der stärkste Bestimmungsfaktor für den Ausgang eines Suizidversuchs (d. h. tödlich oder nicht tödlich). Die erste Annahme steht im Einklang mit der Fluid Vulnerability Theory, in der davon ausgegangen wird, dass das Suizidrisiko dynamisch ist (s. Kapitel 2) und die Dauer des akuten Suizidrisikos relativ kurz und zeitlich begrenzt ist. Diese Annahme wird durch Studien gestützt, die zeigen, dass die meisten Personen, die einen Suizidversuch unternommen haben, die Entscheidung zum Suizidversuch etwa eine Stunde zuvor getroffen haben (Simon u. a. 2001). Neuere Daten liefern noch genauere Erkenntnisse: Die Entscheidung über die Methode des Suizidversuchs erfolgt ca. zwei Stunden vor dem Versuch, die Entscheidung über den Ort des Versuchs ca. dreißig Minuten vorher und die endgültige Entscheidung zu handeln ca. fünf Minuten vor dem Suizidversuch (Millner u. a. 2017). Dieses enge Zeitfenster kann es Therapeut*innen und anderen Unterstützer*innen unmöglich machen, einzugreifen, sodass vorab getroffenene Sicherungsmaßnahmen wichtig

6 **Anmerkung der Herausgeber:** In Deutschland ist die Nutzung eines Waffenschranks obligatorisch, Abzugs- und Kabelschlösser können daher nur als zusätzliche Sicherungsmaßnahmen, nicht jedoch als Alternative zum Waffenschrank genutzt werden.

sind, um während einer akuten Krise einen tödlichen Ausgang zu verhindern. Die zweite Annahme wird durch Befunde gestützt, die zeigen, dass nur 10% der Personen, die einen medizinisch schwerwiegenden Suizidversuch überleben, in den folgenden Jahren und Jahrzehnten durch einen Suizid sterben werden (Owens u. a. 2002). Dies deutet darauf hin, dass Personen, die eine suizidale Krise oder einen Suizidversuch überstanden haben, wahrscheinlich keinen weiteren Suizidversuch unternehmen oder durch einen Suizid sterben.

Die dritte Annahme ist für viele Therapeut*innen überraschend. So wird häufig davon ausgegangen, dass die Schwere eines Suizidversuchs von der Stärke der Suizidabsicht einer Person abhängt. Diese Annahme beruht wiederum auf der Vorstellung, dass Personen, die einen sehr starken Suizidwunsch haben, letalere Methoden wählen. Die Forschung stützt diese Vorstellung jedoch nicht: Der Zusammenhang zwischen Suizidabsicht und Letalität eines Suizidversuchs ist tatsächlich nur relativ schwach ausgeprägt (Brown u. a. 2004; Pirkola u. a. 2003; Swahn & Potter 2001). Ein viel stärkerer Zusammenhang findet sich mit einem einfachen oder bequemen Zugang zu einer Suizidmethode (Eddleston u. a. 2006; Peterson u. a. 1985). Diese Befunde deuten darauf hin, dass suizidgefährdete Personen dazu neigen, die Methode zu wählen, zu der sie in einer akuten Krise leichten Zugang haben. Dies bedeutet, dass selbst Personen mit relativ niedriger Suizidabsicht durch einen Suizid sterben können, wenn sie Zugang zu hochgradig letalen Mitteln (z. B. Schusswaffen) haben. Umgekehrt können Personen mit relativ starker Suizidabsicht einen Suizidversuch mit geringer Letalität unternehmen, wenn sie nur Zugang zu Methoden mit niedrigem Letalitätsprofil (z. B. Messer) haben. Anders gesagt, werden suizidgefährdete Personen nicht durch Suizid sterben, wenn sie nicht über die Mittel hierzu verfügen, selbst dann, wenn sie einen starken Suizidwunsch haben.

Diese drei Punkte sind vor allem in Bezug auf Schusswaffen relevant. Schusswaffen haben eine besonders hohe Tötungswahrscheinlichkeit. In den Vereinigten Staaten werden Schusswaffen am allerhäufigsten als Suizidmethode verwendet; so werden mehr als die Hälfte aller Suizide mit Schusswaffen vollzogen. Da der leichte Zugang zu einer dermaßen tödlichen Methode für suizidgefährdete Personen so gefährlich sein kann, sollten Therapeut*innen alle ihre Patient*innen fragen, ob sie Zugang zu Schusswaffen haben. Dies sollte auch dann geschehen, wenn Patient*innen angeben, über eine andere Suizidmethode nachzudenken. Die Frage nach Schusswaffen kann mithilfe von Screeningitems oder durch direktes Nachfragen erfolgen. Es kann auch sein, dass suizidgefährdete Patient*innen Schusswaffen im Verlauf des narrativen Interviews erwähnen.

Der Krisenunterstützungsplan dient der Förderung sozialer Unterstützung. Er erhöht zudem die Wahrscheinlichkeit, dass andere Interventionen, einschließlich des Notfallplans und der Sicherung der letalen Mittel, Wirkung zeigen. Beziehungsprobleme gehören zu den häufigsten Auslösern von Suizidversuchen (Bryan & Rudd 2012; Frey & Cerel 2015; Smith u. a. 1988), während soziale Unterstützung zu den robustesten Schutzfaktoren gegenüber suizidalem Verhalten zählt (Bryan & Hernandez 2013; Joiner 2005). Vor allem chronische Beziehungsprobleme werden mit schwereren suizidalen Krisen und vermehrten Suizidversuchen in Verbindung gebracht (Bryan u. a. 2015b). Der Krisenunterstützungsplan kann insbesondere für Patient*innen, die mit Beziehungsproblemen kämpfen, hilfreich sein, da er die Patient*innen und ihre Lebensgefährt*innen gemeinsam im Umgang mit der Suizidproblematik stärkt. In einigen Fällen kann er auch den negativen Einfluss von Beziehungsproblemen auf den psychischen Zustand von Patient*innen verringern.

12.2 Praxisanleitung Means-Safety-Counseling

Das Means-Safety-Counseling muss *ambivalentes Erleben* berücksichtigen. Ambivalenz meint einen psychischen Zustand, der durch gemischte und auch widersprüchliche Erlebensweisen gekennzeichnet ist: Patient*innen sehen einerseits das erhöhte Risiko, das sich aus dem leichten Zugang zu letalen Mitteln ergibt, und möchten sich andererseits die Möglichkeit zu einer Selbsttötung offenhalten. Dieser Wunsch kann durch eine Reihe von Faktoren beeinflusst sein, darunter gesellschaftspolitische Ansichten (z. B. der Glaube an das Recht, eine Waffe besitzen zu dürfen), sicherheitsbezogene Überlegungen (z. B. der Wunsch, sich selbst und seine Familie zu schützen) und Autonomiewünsche (z. B. die Möglichkeit behalten, sich zu suizidieren). Wenn Therapeut*innen nun sehr beharrlich auf die Sicherung letaler Mittel bestehen, erhöht dies die Wahrscheinlichkeit, dass Patient*innen mit Widerstand reagieren. Diese Tendenz wird als »Reaktanz« bezeichnet und ist ein gut erforschtes Prinzip im Kontext von Ambivalenz und Verhaltensänderung (Britton u. a. 2016). Therapeut*innen sollten Patient*innen daher auf eine Art ansprechen, die die Wahrscheinlichkeit erhöht, dass Patient*innen sich eigenständig für die Sicherungsmaßnahmen entscheiden. Dies kann mithilfe einiger relativ einfacher und unkomplizierter Schritte, die den vier Kernprinzipien der motivierenden Gesprächsführung (Motivational Interview, MI; Miller & Rollnick 2012) folgen, erreicht werden: das Thema ansprechen (engaging) und konkretisieren (focusing), Veränderungsbereitschaft hervorrufen (evoking) und einen Plan entwickeln (planning).

Das Thema ansprechen

Zu Beginn des Gesprächs stellen die Therapeut*innen das Konzept der Zugangsbeschränkung zu letalen Mitteln vor und bitten die Patient*innen, ihre Gedanken zu diesem Thema offen zu äußern. Die Therapeut*innen hören den Patient*innen aufmerksam zu, um auf dieser Basis zu entscheiden, wie das Gespräch weitergeführt werden sollte und wie den Patient*innen die Bedeutung des Themas am besten nähergebracht werden kann. So könnten die Therapeut*innen die Patient*innen zum Beispiel nach Schusswaffen im Allgemeinen fragen: »Sie haben erzählt, dass Sie eine Waffe besitzen. Was für eine Art von Waffe ist das?« Indem sie mit einer unverfänglichen Frage zum Thema Waffen beginnen, können die Therapeut*innen Anhaltspunkte für das weitere Gespräch bekommen. Bei Patient*innen, die Langwaffen (z. B. Gewehre, Schrotflinten) für die Jagd oder für sportliche Zwecke besitzen, kann eine andere Herangehensweise sinnvoll sein als bei Patient*innen, die Kleinwaffen (z. B. Handfeuerwaffen, Pistolen) zur Selbstverteidigung besitzen. Im ersten Fall könnte die Bereitschaft, die Waffe sicher zu lagern, höher sein als im zweiten Fall.

Konkret werden

Die Therapeut*innen müssen das Thema Sicherheit zwar direkt ansprechen, sollten dies aber auf eine Weise tun, die die Patient*innen in das Gespräch einbezieht und ihre Autonomie wahrt. Ein *lenkender Ansatz* liegt zwischen einem *bestimmenden Ansatz* (d. h., Therapeut*innen bestimmen das Gespräch) und einem *folgenden Ansatz* (d. h., Patient*innen bestimmen das Gespräch). Der *bestimmende* Ansatz kann die Bereitschaft von Patient*innen, sich auf das Gespräch einzulassen, verringern. Der *folgende* Ansatz kann dazu führen, dass das Gespräch völlig vom Thema abkommt. Die Zugangsbeschränkung zu letalen Mitteln kann angesprochen werden, indem zunächst die persönliche Sicherheit im Allgemeinen angesprochen wird: »Das erinnert mich an etwas, worüber ich noch mit Ihnen sprechen wollte: Ihre persönliche Sicherheit. Wären Sie bereit, ein wenig mit mir über die Sicherheitsvorkehrungen zu sprechen, die Sie als Waffenbesitzer*in befolgen?« Indem die Therapeut*innen das Thema auf diese Weise ansprechen, können sie das Gespräch in die gewünschte Richtung lenken, ohne die Kontrolle vollständig abzugeben. Darüber hinaus bitten die Therapeut*innen die Patient*innen, über die von ihr bereits ergriffenen Sicherheitsmaßnahmen zu sprechen, anstatt davon auszugehen, dass bislang keine entsprechenden Maßnahmen ergriffen wurden. Letzteres könnte von Patient*innen als Vorwurf missverstanden werden.

Veränderungsbereitschaft evozieren

Nachdem die Patient*innen zugestimmt haben, über die Sicherung letaler Mittel zu sprechen, fragen die Therapeut*innen nach Gründen, die aus Patient*innensicht für die Zugangsbeschränkung sprechen. Die Therapeut*innen bringen die Patient*innen auf diese Weise dazu, selbst zu Fürsprecher*innen für die Begrenzung des Zugangs zu Suizidmethoden zu werden. Die Therapeut*innen können die Patient*innen beispielsweise bitten, ihre Meinung über die sichere Lagerung von Waffen zu äußern: »Was halten Sie davon, Schusswaffen zu Hause zu sichern oder wegzuschließen?« Es kann vorkommen, dass Patient*innen in diesem Zusammenhang auch Argumente gegen die Sicherung von Tötungsmitteln nennen. Therapeut*innen sollten dies zulassen und die Argumente auf eine respektvolle und nicht wertende Weise aufnehmen. Es kann auch vorkommen, dass Patient*innen nicht bereit sind, ihren Zugang zu potenziellen Suizidmethoden einzuschränken. In solchen Fällen sollten Therapeut*innen sich klarmachen, dass ein Veränderungsprozess bei manchen Menschen länger dauern kann als bei anderen und dass auch zwischen den Sitzungen Veränderungen auftreten können.

Das Ansprechen des Themas ist ein wichtiger erster Schritt zu einer möglichen Verhaltensänderung. Durch ein erneutes Aufgreifen des Themas in späteren Sitzungen lässt sich sicherstellen, dass das Thema »auf dem Tisch« bleibt. Möglicherweise entwickelt sich bei Patient*innen so Schritt für Schritt eine zunehmende Akzeptanz der Sicherung von Tötungsmitteln.

Planung

Wenn Patient*innen beginnen, über Veränderungen zu sprechen und damit Veränderungsbereitschaft zeigen, können Therapeut*innen vorschlagen, die Zugangsbeschränkung zu letalen Mitteln in einer schriftlichen Vereinbarung festzuhalten: »Viele Menschen finden es hilfreich, einen Sicherheitsplan aufzuschreiben. Möchten Sie, dass ich Ihnen dabei helfe, einen solchen Plan aufzustellen?« Die Therapeut*innen können den Sicherheitsplan (s. Abb. 12.1) als Methode für die Entwicklung und Dokumentation eines solchen schriftlichen Plans einführen. Wie auch bei anderen Plänen, die in der BCBT-Behandlung entwickelt werden, unterstützen Therapeut*innen ihre Patient*innen dabei, spezifische Ziele zu formulieren und Personen auszuwählen, die bei der Umsetzung des Plans helfen können. Diese Vertrauenspersonen sollen im Verlauf auch überprüfen, ob die Zugangsbeschränkung tatsächlich umgesetzt wurde. Therapeut*in und Patient*in schreiben die gemeinsam vereinbarten Schritte auf (z. B. »Schusswaffen meinem Freund geben«; »Abzugsschloss an meiner Pistole anbringen«; »Medikamente in einem Safe einschließen und Schlüssel meiner Frau geben«) und notieren zusätzlich, unter welchen Bedingungen der Plan nicht mehr benötigt wird und/oder die betroffene Person wieder unbeschränkten Zugang zu den Mitteln erhalten kann. Sobald der Sicherheitsplan umgesetzt wurde, können die Patient*innen sich dies durch die Unterschrift ihrer Vertrauensperson bestätigen lassen.

Beim Means-Safety-Counseling sollten Therapeut*innen den Patient*innen immer mehrere Optionen zur Auswahl stellen. Hierdurch wird die Autonomie der Patient*innen respektiert und ein Gefühl von Entscheidungsfreiheit bewahrt. Zudem betont ein solches Vorgehen die Verantwortung, die Patient*innen für ihre eigene Sicherheit haben. Es ist zu empfehlen, dass Therapeut*innen das Thema so einleiten, dass die Erhöhung der persönlichen Sicherheit von Patient*innen und nicht die Prävention von Suiziden betont wird. Letzteres wird von Patient*innen manchmal als Einschränkung ihrer Autonomie empfunden. Therapeut*innen können beispielsweise von einer »sicheren Handhabung von Waffen« anstatt von einer »Beschränkung des Zugangs zu Waffen« sprechen. Der Sicherheitsplan sollte (1.) die spezifischen Schritte enthalten, die unternommen werden müssen, um einen leichten Zugang zu potenziell letalen Mitteln einzuschränken, (2.) die Vertrauensperson benennen, die bei der Umsetzung des Plans behilflich sein wird, und (3.) die Bedingungen, unter denen der Zugang zu den potenziellen Mitteln wiederhergestellt werden kann, explizieren. In Anhang A.5 findet sich eine Vorlage für einen solchen Sicherheitsplan (Means-Safety-Plan).

In Abbildung 12.1 werden eine Reihe von Punkten aufgelistet, auf die sich Therapeut*innen beim Means-Safety-Counseling beziehen können. Es erhöht – wie bereits beschrieben – die Wirksamkeit der Intervention, wenn Therapeut*innen motivierende Strategien anwenden und Patient*innen so dazu bringen, diese Aspekte selbst zu benennen (anstatt dass Therapeut*innen sie selbst zur Sprache bringen).

ABB. 12.1: Empfohlene Gesprächsthemen für »Means-Safety-Counseling«

1.	Suizidwünsche können sich sehr schnell verstärken.
2.	Ein leichter Zugang zu letalen Mitteln kann in Krisenzeiten gefährlich sein.
3.	Die vorübergehende Einschränkung des Zugangs zu Tötungsmitteln verringert die Wahrscheinlichkeit eines tödlichen Ausgangs.
4.	Wenn es nicht möglich ist, den Zugang zu letalen Mitteln vollständig einzuschränken, können andere Optionen zur Erhöhung der Sicherheit genutzt werden:
a	Weitergabe der Mittel an Freund*innen oder ein Familienmitglied
b	Einschließen der Mittel auf eine Weise, die den Zugriff erschwert

c	In Bezug auf Schusswaffen gilt: • die Schusswaffe auseinanderbauen und ein funktionsrelevantes Bauteil einer anderen Person geben, • die Schusswaffe in einem manipulationssicheren Safe, der von einer anderen Person überwacht wird, aufbewahren, • die Schusswaffe ungeladen aufbewahren und die Munition woanders aufheben, • ein Abzugs- oder ein Kabelschloss verwenden.
5.	Das Verstecken von nicht eingeschlossenen Gegenständen (insbesondere von Schusswaffen) ist nicht ausreichend, da versteckte Gegenstände mit geringem Aufwand gefunden werden können.
6.	Bei gemeinsamem Sorgerecht für suizidgefährdete Kinder oder Jugendliche ist sicherzustellen, dass die letalen Mittel in allen Wohnungen, die von den Kindern/ Jugendlichen regelmäßig besucht werden, sichergestellt sind.
7.	Der Einbezug eines Familienmitglieds oder von einzelnen Freund*innen kann die Wahrscheinlichkeit, dass der Plan umgesetzt wird, erhöhen.

Schritt 1: Das Thema der Sicherheit ansprechen und den Zugang zu Schusswaffen prüfen

Therapeut*innen leiten das Means-Safety-Counseling unter dem Gesichtspunkt der Maximierung der Patient*innensicherheit ein.

Beispiel Wir haben viel darüber gesprochen, was in letzter Zeit in Ihrem Leben passiert ist und mit welchen Problemen Sie konfrontiert waren. Ich weiß es zu schätzen, dass Sie bereit sind, all das mit mir zu teilen. Das war sicher nicht immer einfach. Wären Sie in Anbetracht der Ereignisse der letzten Zeit bereit, ein wenig mehr darüber zu sprechen, wie wir Ihre Sicherheit während der Behandlung maximieren können? ■

Tipps bei Schwierigkeiten

Was, wenn Patient*innen sagen, dass sie nicht bereit sind, über das Thema Sicherheit zu sprechen? Wenn Patient*innen die obige Frage verneinen, können Therapeut*innen ihre Patient*innen bitten, ihre Gründe dafür zu erläutern. **Zum Beispiel:** *Was würde denn Ihrer Meinung nach passieren, wenn wir darüber sprechen? Wie würde das Gespräch ablaufen?*

In vielen Fällen hängt der Unwille der Patient*innen, über Sicherheitsfragen zu sprechen, mit der Sorge vor einer Einschränkung ihrer Autonomie zusammen

(z. B. Wegnahme von Schusswaffen, Klinikeinweisung). Wenn solche Bedenken reduziert werden können, steigt oft die Bereitschaft, über sicherheitsbezogene Themen zu sprechen.

Schritt 2: Aufklärung über Sicherheit im Umgang mit Schusswaffen

Die Therapeut*innen erläutern kurz den Hintergrund des Gesprächs und lenken die Patient*innen dahin, die im Kasten oben aufgeführten Punkte anzusprechen. Sie bitten die Patient*innen, Gründe für eine vorübergehende Sicherung von Schusswaffen zu nennen und zu erläutern.

Beispiel Ein wichtiges Thema im Zusammenhang mit Ihrer Sicherheit sind Schusswaffen. Ein leichter Zugang zu Schusswaffen kann in Krisenzeiten fatale Folgen haben. Studien haben beispielsweise gezeigt, dass die Wahrscheinlichkeit von Todesfällen im Zusammenhang mit Waffen in Haushalten, in denen Schusswaffen nicht sicher aufbewahrt werden, deutlich erhöht ist. Was halten Sie davon, Schusswaffen zu Hause zu sichern oder einzuschließen? ■

Mögliche offene Fragen:

- Was halten Sie davon, wenn jemand, der sehr aufgebracht und suizidgefährdet ist, Zugang zu Waffen hat?
- Welche Vorteile könnte es haben, wenn Sie Ihren Zugang zu Schusswaffen vorübergehend einschränken würden?
- Wenn eine vollständige Entfernung der Waffen nicht möglich ist, welche anderen Möglichkeiten gäbe es, damit die Waffe während unserer Behandlung ausreichend gesichert ist?
- Was halten Sie davon, einen Plan dazu aufzustellen?

Schritt 3: Einen schriftlichen Plan für die Sicherung von Schusswaffen aufstellen

Therapeut*in und Patient*in erarbeiten gemeinsam einen schriftlichen Plan für die Sicherung von Schusswaffen und bestimmen eine Person, die bei der Umsetzung des Plans helfen kann.

Beispiel Wir haben jetzt einige konkrete Schritte zur Erhöhung Ihrer Sicherheit ermittelt – wie möchten Sie jetzt damit umgehen? Viele Menschen finden es

hilfreich, einen Sicherheitsplan aufzuschreiben. Möchten Sie, dass ich Ihnen helfe, einen solchen Plan zu entwerfen? Es kann außerdem hilfreich sein, ein Familienmitglied, einen Freund oder eine Freundin in die Umsetzung des Sicherheitsplans einzubeziehen. Gibt es jemanden in Ihrem Leben, der helfen könnte, diesen Plan in die Tat umzusetzen? Glauben Sie, dass es hilfreich wäre, wenn diese Person zum nächsten Termin mitkäme, um mehr über diesen Plan und die Sicherung von Waffen im Allgemeinen zu erfahren?
[Wenn der Plan fertig ist:] Auf einer Skala von 0 bis 10, wenn 0 »überhaupt nicht« und 10 »auf jeden Fall« bedeutet, wie hoch schätzen Sie die Wahrscheinlichkeit ein, dass Sie den Plan umsetzen werden?
[Falls unter 7:] Gibt es irgendetwas, das Sie daran hindert, den Plan umzusetzen? Was könnten wir ändern, damit es wahrscheinlicher wird, dass Sie den Plan tatsächlich umsetzen? ■

Tipps bei Schwierigkeiten

Was, wenn Patient*innen den Plan nicht aufschreiben möchten? Wenn Patient*innen den Plan nicht verschriftlichen wollen, sollten Therapeut*innen fragen, ob es denn in Ordnung wäre, wenn die Therapeut*innen den Plan für ihre Akte notieren.
Zum Beispiel: *Okay, kein Problem. Ich mache mir nur schnell ein paar Notizen zu dem Plan, damit ich ihn nicht vergesse. Ich werde meine Notizen in Ihrer Akte aufbewahren, damit wir in Zukunft darauf zurückgreifen können. Lassen Sie uns den Plan noch einmal gemeinsam durchgehen, um sicherzustellen, dass ich ihn richtig verstanden habe.*

Therapeut*innen und Patient*innen können dann jede Komponente des Sicherheitsplans noch einmal besprechen. Daraufhin können die Therapeut*innen den Patient*innen eine Kopie des schriftlichen Plans aushändigen und so die Intervention auf subtile, indirekte Weise umsetzen.
Zum Beispiel: *Okay, ich glaube, ich hab's. Ist das so alles richtig? Ich mache einfach schnell eine Kopie für Sie, damit Sie den Plan in Ihrem Behandlungsprotokoll oder an einem anderen Ort aufbewahren können, falls Sie noch einmal draufschauen wollen. Ich selbst werde wahrscheinlich noch einmal einen Blick darauf werfen müssen.*

Was, wenn Patient*innen niemanden zur Umsetzung des Sicherheitsplans hinzuziehen möchten? Wenn Patient*innen keine Vertrauensperson einbeziehen wollen, sollte diese Entscheidung respektiert werden. Die Therapeut*innen sollten jedoch betonen, wie gut es wäre, eine Vertrauensperson hinzuzuziehen.

Zum Beispiel: *Das ist in Ordnung. Auch wenn die Person nicht mit Ihnen zum Termin kommen soll, könnten wir sie bitten, uns zu helfen. Wären Sie bereit, mit ihr über diesen Plan zu sprechen und sie zu bitten, durch ihre Unterschrift zu bestätigen, dass der Plan umgesetzt wurde? Auf diese Weise können wir sicher sein, dass sie mitmacht und bereit ist, zu helfen.*

12.3 Praxisanleitung Krisenunterstützungsplan

In der Angehörigensitzung mit der Vertrauensperson (in der Regel Ehepartner*in, Freund*in oder Familienmitglied) bitten die Therapeut*innen die Patient*innen zunächst darum, der Vertrauensperson ihren Suizidalen Modus zu erläutern. Dies ist eine gute Gelegenheit, um festzustellen, ob die Patient*innen das Fallkonzept verstanden haben und sie ihre individuellen Risikofaktoren und Auslöser für suizidales Erleben klar benennen können. Dadurch, dass die Patient*innen in die Rolle von »Lehrer*innen« schlüpfen, wird zudem die implizite Botschaft vermittelt, dass die Patient*innen in der Lage sind, mit ihren Problemen umzugehen. Als Nächstes bitten die Therapeut*innen ihre Patient*innen, den Notfallplan und seine Schritte zu beschreiben. Dies ist eine weitere Möglichkeit, den Wissensstand der Patient*innen einzuschätzen, und verfestigt zudem die Idee des Selbstmanagements, da die Patient*innen explizit und mit ihren eigenen Worten beschreiben, was »ihr« maßgeschneiderter Plan zur Bewältigung »ihrer« Krisen ist.

Die Therapeut*innen übergeben dann sowohl den Patient*innen als auch der Bezugsperson ein schriftliches Exemplar des Krisenunterstützungsplans, der daraufhin zu dritt besprochen wird. Im ersten Abschnitt des Krisenunterstützungsplans legen die Patient*innen und die Bezugsperson verschiedene Möglichkeiten der Unterstützung fest. Dies können zum Beispiel sein: gemeinsame Spaziergänge, Atemübungen, eine Umarmung, zusammen einen Film ansehen oder Videospiele spielen. Da es vielen suizidgefährdeten Personen schwerfällt, ihre Bedürfnisse anderen gegenüber effektiv zu artikulieren, kann dieser Schritt als Training zwischenmenschlicher Kommunikationsfähigkeiten verstanden werden. Zudem können negative Beziehungsmuster, die zur emotionalen Notlage der Patient*innen beitragen, abgebaut werden. Die Therapeut*innen besprechen dann die Grundprinzipien des Means-Safety-Counseling und bitten die Vertrauensperson darum, bei den Sicherheitsvorkehrungen mitzuhelfen. Schließlich besprechen die Therapeut*innen mit der Vertrauensperson das Vorgehen bei der Krisenbewältigung. Dieser letzte Schritt ist entscheidend, damit die unterstützende Person nicht fälschlicherweise den Eindruck gewinnt, sie sei allein für die Bewältigung von Krisen verantwortlich, und damit sie weiß, dass es nicht nur akzeptabel, sondern sogar erwünscht ist, im Notfall Hilfe zu rufen. Abschließend fragen die Therapeut*innen, ob es Fragen oder Bedenken bezüglich des Plans gibt, und sie bitten die Vertrauensperson darum, auf einer Skala von 0 (überhaupt nicht wahrscheinlich) bis 10 (sehr wahrscheinlich) einzuschätzen, wie wahrscheinlich es ist, dass sie den Plan umsetzen kann. Wenn die Vertrauensperson die Wahrscheinlichkeit als gering einstuft, sollten die Therapeut*innen sie fragen, was an dem Plan geändert oder überarbeitet werden müsste, um die Wahrscheinlichkeit zu erhöhen. In Anhang A.6 findet sich eine Vorlage für den Krisenunterstützungsplan.

Schritt 1: Den Suizidalen Modus besprechen

Die Therapeut*innen bitten die Patient*innen darum, ihrer Vertrauensperson das Konzept des Suizidalen Modus zu erklären und zu erläutern, wie der Suizidale Modus bei ihnen selbst beschaffen ist.

Beispiel Ich möchte Sie [Patient*in] zunächst bitten, mit [Vertrauensperson] über Ihren Suizidalen Modus zu sprechen. Wären Sie bereit, zu erklären, was der Suizidale Modus ist, und ihr Ihren eigenen Suizidalen Modus, den wir hier erarbeitet haben, zu zeigen?
Sagen Sie [Vertrauensperson] Bescheid, wenn Sie zu irgendeinem Zeitpunkt Fragen haben.
*[Wenn Patient*in mit der Erklärung fertig ist:]* Haben Sie [Vertrauensperson] Fragen zum Suizidalen Modus und dazu wie er bei [Patient*in] beschaffen ist? ■

Schritt 2: Den Notfallplan vorstellen

Die Therapeut*innen bitten die Patient*innen, den Zweck und Hintergrund des Notfallplans zu erläutern und dann die einzelnen Schritte ihres eigenen Plans vorzustellen.

Beispiel Wir haben den Suizidalen Modus als Leitfaden für notwendige Veränderungen und die in einer Krise zu ergreifenden Maßnahmen verwendet. Zuerst haben wir einen sogenannten Notfallplan entwickelt. Könnten Sie [Patient*in] einmal erklären, was der Notfallplan ist, und Ihren Plan einmal zeigen?

*[Wenn Patient*in mit der Erklärung fertig ist:]* Wie hat Ihnen [Patient*in] dieser Plan bisher geholfen? ■

Schritt 3: Den Krisenunterstützungsplan vorstellen

Als Nächstes stellen die Therapeut*innen den Krisenunterstützungsplan vor und erläutern seinen Hintergrund. Sie betonen, dass der Plan die Sicherheit der Patient*innen und die Behandlungsergebnisse verbessern soll.

Beispiel Als Nächstes möchte ich den sogenannten Krisenunterstützungsplan vorstellen. Dieser Plan ähnelt in vielerlei Hinsicht dem gerade beschriebenen Notfallplan Der Unterstützungsplan bezieht aber andere Personen noch viel stärker mit ein. Die Idee dahinter ist, konkrete Strategien zur Unterstützung von [Patient*in] und zur Erhöhung ihrer allgemeinen Sicherheit festzulegen. Beides wird zu besseren Behandlungsergebnissen führen. Hier ist eine Kopie des Plans. Lassen Sie uns den Plan einmal gemeinsam durchgehen. ■

Schritt 4: Hilfreiche, unterstützende Maßnahmen identifizieren

Patient*innen und jeweilige Vertrauensperson ermitteln im Gespräch einfache Verhaltensstrategien, mit denen die Vertrauensperson die suizidgefährdete Person während einer Krise unterstützen kann.

Beispiel In diesem ersten Abschnitt werden wir einige einfache Strategien auflisten, die Sie [Vertrauensperson] ergreifen können, um [Patient*in] im täglichen Leben zu unterstützen.
[Patient*in], was könnte [Vertrauensperson] tun oder sagen, um Sie zu ermutigen und zu unterstützen? Wie oft und wann möchten Sie, dass [Vertrauensperson] das tut?
[Wenn eine Strategie vorgeschlagen wird:] [Vertrauensperson], klingt das für Sie in Ordnung? Wären Sie bereit, das zu tun? ■

Schritt 5: Means-Safety-Counseling durchführen

Die Therapeut*innen und die Patient*innen stellen der Vertrauensperson den Sicherheitsplan vor. Die Bezugsperson wird gebeten, bei der Sicherung der letalen Mittel mitzuhelfen. Der Sicherheitsplan wird ggf. basierend auf den Ideen der Vertrauensperson überarbeitet oder angepasst.

Beispiel Als Nächstes möchte ich darüber sprechen, wie wir die Wohnung von [Patient*in] insbesondere im Hinblick auf Schusswaffen [oder andere Suizidmethoden] so sicher wie möglich machen können. [Patient*in] und ich haben über den sicheren Umgang mit Waffen gesprochen und einen ersten Plan entwickelt. Den würden wir gerne mit Ihnen [Vertrauensperson] durchgehen, um Ihre Meinung dazu zu erfahren und zu prüfen, ob Sie [Vertrauensperson] uns bei der Umsetzung helfen könnten.
Lassen Sie uns gemeinsam einige der wichtigsten Punkte durchgehen.
*[Therapeut*in liest Punkt 3 des Krisenunterstützungsplans vor (s. Anhang A.6). Nach jedem Punkt:]*
Was denken Sie [Vertrauensperson] darüber?
Glauben Sie [Vertrauensperson], dass dieser Schritt machbar ist?
Gibt es dabei irgendwelche Herausforderungen? ■

Schritt 6: Besprechen, was im Notfall zu tun ist, und die Zustimmung zur Mitarbeit einholen

Die Therapeut*innen besprechen die Notfallmaßnahmen, die im Falle einer Krise oder bei akuter Suizidgefahr zu ergreifen sind. Diese beinhalten, die betreffende Person in eine Klinik zu bringen und/oder den Notruf zu wählen. Nach Fertigstellung des Krisenunterstützungsplans sollten die Therapeut*innen die Patient*innen und die Vertrauensperson bitten, die Wahrscheinlichkeit, dass sie den Plan gemeinsam umsetzen werden, auf einer Skala von 0 bis 10 einzuschätzen , wobei 0 »überhaupt nicht wahrscheinlich« und 10 »sehr wahrscheinlich« bedeutet.

Beispiel Eines möchte ich klarstellen: Sie [Vertrauensperson] müssen nie den Eindruck haben, einen Notfall allein bewältigen zu müssen. Wenn [Patient*in] in eine schwere Krise geraten sollte, sollten Sie [Vertrauensperson] professionelle Hilfe hinzuziehen. Hier ist meine Telefonnummer, damit Sie mich anrufen können, wenn Sie Fragen haben oder Hilfe brauchen. Da ich nicht immer sofort zur Verfügung stehe, gebe ich Ihnen auch die Nummer der Telefonseelsorge, falls Sie sofort mit jemandem sprechen müssen und ich nicht erreichbar bin. Bei der Telefonseelsorge können Sie zu jeder Tages- und Nachtzeit sofort mit jemandem sprechen. Die kostenlose Nummer ist bereits hier auf diesem Plan vermerkt. Wenn Sie sich in einer Notsituation befinden, bringen Sie [Patient*in] in das nächstgelegene Krankenhaus oder rufen Sie den Notruf an.
Haben Sie noch Fragen zu diesen Notfallmaßnahmen oder dem Plan an sich?
[Wenn der Plan fertig ist:] Auf einer Skala von 0 bis 10, wobei 0 »überhaupt nicht«

und 10 »auf jeden Fall« bedeutet, wie hoch schätzen Sie die Wahrscheinlichkeit ein, dass Sie den Plan gemeinsam umsetzen werden?
[Falls unter 7:] Gibt es irgendetwas, das Sie beide daran hindert, den Plan umzusetzen? Was könnten wir ändern, damit es wahrscheinlicher wird, dass Sie beide den Plan gemeinsam umsetzen? ■

12.4 Die Fallvignetten

Mike

Die Anamnesebögen der Klinik fragen Waffenbesitz ab, Mike hat diese Fragen jedoch übersprungen und nicht beantwortet. Mikes Therapeut fragte ihn daher nach der Erstellung des Notfallplans, ob er Schusswaffen besitze. Der folgende Auszug zeigt, wie der Therapeut Mike sanft zum Thema lenkt:

Therapeut: Als ich vor unserem heutigen Treffen Ihre Unterlagen durchgesehen habe, ist mir aufgefallen, dass Sie den Punkt, der nach dem Besitz von Schusswaffen fragt, ausgelassen haben. Das war die einzige Frage, die Sie nicht beantwortet haben.
Mike: Ja, ich möchte diese Frage eigentlich nicht beantworten. Dürfen Sie mich das überhaupt fragen?
Therapeut: Ja, ich darf das fragen. Es wird Therapeut*innen sogar nahegelegt, ihre Patient*innen nach Schusswaffen zu fragen, so wie andere Ärzt*innen fragen, ob Sie Drogen nehmen , Kondome verwenden oder einen Sicherheitsgurt im Auto anlegen: Es geht um Sicherheitsfragen und die Vermeidung von Verletzungen oder anderen gesundheitlichen Problemen.
Mike: Aha, okay. Ich möchte einfach nicht, dass mich jemand für verrückt hält und mir meine Waffen wegnehmen will, obwohl ich nichts falsch gemacht habe.
Therapeut: Ja, das verstehe ich. Ich weiß, dass dies eine weitverbreitete Sorge ist. Ich habe allerdings noch nie von jemandem gehört, dem nach einem Gespräch mit einem Psychologen tatsächlich die Waffe abgenommen wurde. Es ist zumindest noch nie meinen Patient*innen passiert, und ich denke, sie hätten es mir gesagt. Kennen Sie jemanden, dem das passiert ist?
Mike: Nein, nicht persönlich.

Therapeut: Haben Sie schon einmal gehört, dass das jemandem außerhalb Ihres persönlichen Umfelds passiert wäre?
Mike: Nein. Ich meine, man hört davon, aber ich kann Ihnen kein konkretes Beispiel nennen.
Therapeut: Ja, da geht es mir ähnlich. Ich habe auch schon viele Geschichten gehört, aber noch nie einen konkreten Namen. Das wirft allerdings eine interessante Frage auf: Was glauben Sie, warum jemand wie ich diese Frage stellt?
Mike: Na ja, wahrscheinlich, weil sich Leute erschießen können, aber das werde ich nicht tun.
Therapeut: Genau, es geht um Suizid.
Mike: Ich habe diese Gedanken aber nicht.
Therapeut: Ja, ich habe hier in Ihren Unterlagen gesehen, dass Sie das angegeben haben. Und vorhin haben Sie es ja auch gesagt. Sie haben aber gesagt, dass Sie sich sehr schlecht fühlen, schlecht schlafen und mehr trinken als sonst, richtig?
Mike: Ja.
Therapeut: Und wir haben etwas darüber geredet, wie belastend Ihr Leben momentan ist.
Mike: Ja, aber das heißt nicht, dass ich mir das Hirn wegpusten werde.
Therapeut: Ja, das ist richtig. Probleme zu haben und sich schlecht zu fühlen, bedeutet nicht zwangsläufig, dass man suizidgefährdet ist. Diese Umstände können es jedoch erschweren, sich zu konzentrieren und Entscheidungen zu treffen, oder?
Mike: Ja.
Therapeut: Darüber hatten wir auch bereits gesprochen: dass Sie das Gefühl haben, keine guten Entscheidungen mehr treffen zu können und »es« nicht mehr aushalten zu können. Deshalb haben Sie mehr getrunken und sind immer wütender geworden.
Mike: Ja.
Therapeut: Was halten Sie davon, wenn jemand, der viele Probleme hat, sich niedergeschlagen und überfordert fühlt, der mehr trinkt als sonst und Schwierigkeiten hat, Entscheidungen zu treffen, leichten Zugang zu Schusswaffen hat? Selbst dann, wenn diese Person nicht suizidgefährdet ist?
Mike: Ja, also, Alkohol und Waffen sind keine gute Idee.
Therapeut: Warum nicht?
Mike: Na ja, man kann dann nicht so klar denken, also macht man vielleicht Dummheiten. Das ist wie Alkohol am Steuer. Man hatte vielleicht nicht vor, etwas Dummes zu tun, aber es kann trotzdem schlecht ausgehen, wenn man doch fährt.

Therapeut: Und die Konsequenzen können ziemlich dramatisch sein.
Mike: Ja, absolut.
Therapeut: Starker Alkoholkonsum und Waffen können also eine schlechte Kombination sein?
Mike: Ja.
Therapeut: Was ist mit den anderen Themen, über die wir gesprochen haben? Dinge wie leicht wütend zu werden und zu wenig zu schlafen? Wie verträgt sich das mit einem leichten Zugang zu Schusswaffen?
Mike: Ja, das sind auch keine guten Kombinationen. Wenn Menschen wütend sind und Waffen haben, ist das beängstigend, und wenn man nicht schläft, ist man wahrscheinlich auch nicht so gut geschützt.
Therapeut: Das sind also auch sicherheitsrelevante Aspekte?
Mike: Ja.
Therapeut: Wenn ich Sie also richtig verstehe, erhöhen die Probleme, mit denen Sie derzeit zu tun haben, in Kombination mit Schusswaffen das Risiko eines negativen Ausgangs?
Mike: Ja, das stimmt wohl so.
Therapeut: Was meinen Sie, was das für Sie persönlich heißen könnte?
Mike: Nun, es ist wahrscheinlich nicht so gut, wenn ich mit einer Waffe unter meinem Bett schlafe.
Therapeut: Ja, ich denke, dass Sie da wahrscheinlich recht haben. Sollen wir vielleicht ein wenig über verschiedene Möglichkeiten sprechen, wie wir dieses Problem angehen können?
Mike: Okay.

In dem Gesprächsauszug nutzt der Therapeut alle vier Mechanismen der Motivierenden Gesprächsführung: Einleitung des Themas, Konkretisierung, Veränderungsbereitschaft evozieren und Planung. Der Therapeut bittet Mike zunächst zu erzählen, wie er die Fragen zu Schusswaffen in den Anamnesebögen erlebt hat. Als Nächstes nimmt er, ohne das Gespräch zu dominieren, das Thema der Sicherheit in den Blick. Gleichzeitig stellt der Therapeut sicher, dass auch Mike nicht die vollständige Kontrolle über das Gespräch übernimmt. Indem er Mike bittet zu reflektieren, was es bedeutet könnte, wenn man unter verschiedenen Problemen leidet und gleichzeitig Zugang zu Schusswaffen hat, ruft der Therapeut Veränderungsbereitschaft hervor. Auf diese Weise wird Mike dazu gebracht, selbst pro Schusswaffensicherung zu argumentieren. Schließlich geht der Therapeut mit Mike in eine aktive Planungsphase über, indem er ein Gespräch über verschiedene Möglichkeiten der Sicherung vorschlägt.

John

Nach Johns Entlassung aus stationärer Behandlung und seinem ersten ambulanten Termin führte der Therapeut mit John und einem Freund von John gemeinsam das Means-Safety-Counseling durch. John und sein Freund vereinbarten, Johns Gewehr bis zum Ende der Behandlung im Haus des Freundes aufzubewahren. Die Frage der Sicherung der Mittel wurde in der dritten Sitzung erneut angesprochen, als John von seiner Frau Alice begleitet wurde. Der Therapeut erstellte gemeinsam mit John und Alice einen Krisenunterstützungsplan. Im Verlauf dieses Gesprächs äußerten John und Alice unterschiedliche Meinungen zu den aktuellen Sicherheitsmaßnahmen, insbesondere zum Kauf eines Waffenschranks. John befürwortete diese Option, während Alice wegen der Kosten Bedenken äußerte. Im folgenden Gesprächsauszug wird deutlich, dass dieses Problem durch die behutsame Gesprächsführung des Therapeuten, bei der alle vier Prinzipien der Motivierenden Gesprächsführung genutzt wurden, gelöst werden konnte.

Therapeut: Wenn ich Sie also richtig verstehe, dann haben Sie beide bereits über die Anschaffung eines Waffenschranks gesprochen. Es geht Ihnen dabei um die Erhöhung Ihrer Sicherheit. Gleichzeitig haben Sie aufgrund der Kosten aber noch keinen Waffenschrank gekauft. Es hört sich allerdings so an, als hätten sich die Rollen, wer dafür und wer dagegen ist, inzwischen vertauscht.
John: Ja, es schien immer wichtigere Dinge zu geben, für die wir unser Geld ausgeben mussten, aber jetzt denke ich, dass das vielleicht Vorrang haben sollte. Jetzt sagt meine Frau aber, dass wir es uns nicht leisten können, obwohl sie es war, die vorher ständig einen Tresor kaufen wollte.
Therapeut: Aha, interessant. Alice, was meinen Sie dazu?
Alice: Er hat recht, dass ich ihn seit etwa einem Jahr darum bitte, einen Waffenschrank zu kaufen. Ich denke einfach, dass es sicherer ist, wenn man die Waffe darin aufbewahrt, besonders jetzt, wo wir ein Baby bekommen wollen. Ich möchte nicht, dass es mit einer Waffe spielt.
Therapeut: Es klingt also so, als ob Ihnen Sicherheit sehr wichtig ist.
Alice: Oh, ja. Ich würde die Waffe am liebsten gar nicht im Haus haben, aber John ist das wichtig.
John: Ich fühle mich einfach sicherer mit einer Waffe. Ich möchte meine Familie beschützen können, wenn jemand versucht, einzubrechen. Früher habe ich das nicht für so wichtig gehalten, aber jetzt schon.
Therapeut: Wir sind uns also alle einig, dass Sicherheit wichtig ist?
John und Alice: Ja.
Therapeut: Okay, gut. Das scheint also nicht wirklich ein Diskussionsthema zu sein. Wo sind Sie beide nicht einer Meinung?

John: Nun, ich denke, ich sollte den Waffenschrank jetzt besorgen, aber sie meint, wir sollten warten, weil wir es uns nicht leisten können. Und das verwirrt mich total, denn bevor das alles passiert ist, war sie diejenige, die den Safe unbedingt haben wollte.

Therapeut: Alice, ist das richtig?

Alice: So gesehen, ja. Es ist aber nicht so, dass ich keinen Waffenschrank will. Ich weiß, dass das wichtig ist, und ich möchte nicht, dass John sich etwas antut.

Therapeut: Sie wollen also einen Waffenschrank und Sie wollen auch, dass Johns Sicherheit gewährleistet ist, aber irgendetwas steht Ihnen da momentan im Weg.

Alice: Ja, wohl schon.

Therapeut: Was glauben Sie, würde passieren, wenn Sie sich einen Waffenschrank zulegen würden?

Alice: Na ja, dann würde er seine Waffe von seinem Freund zurückverlangen und ich weiß nicht, ob das im Moment eine gute Idee ist.

Therapeut: Erzählen Sie mir mehr darüber.

Alice: Erst vor ein paar Wochen hat er das Ding rausgeholt, um sich zu erschießen, während ich mit ihm telefoniert habe. Das war der beängstigendste Moment meines Lebens und er wollte mir nicht zuhören und nicht antworten. Ich dachte, mein Mann würde sich unmittelbar am Telefon mit dieser Waffe umbringen. Es war furchtbar. Ich will nicht, dass die Waffe wieder in der Nähe ist – zumindest noch nicht. Ich weiß nicht, ob er schon so weit ist, dass er die Waffe zurückbekommen sollte.

John: Schatz, wenn wir den Waffenschrank holen, wird alles gut.

Alice: Aber sie wird immer noch bei uns zu Hause sein. Es ist noch zu früh.

Therapeut: Wenn ich Sie richtig verstehe, Alice, sind Sie also immer noch sehr aufgewühlt wegen des Vorfalls und befürchten, dass es nicht sicher genug ist, die Waffe wieder im Haus zu haben, selbst wenn sie in einem Waffenschrank liegt. Ist das richtig?

Alice: Ja.

Therapeut: Sie sind also nicht gegen einen Waffenschrank, sondern machen sich Sorgen um die Sicherheit Ihres Mannes.

Alice: Ja, und ich mache mir Sorgen, dass er den Safe vielleicht nur will, um seine Waffe zurückzubekommen.

Therapeut: Ich verstehe. Das ist eine berechtigte Sorge. Was meinen Sie dazu, John?

John: So ist es nicht. Ich versuche nicht, jemanden auszutricksen.

Therapeut: Ich glaube auch nicht, dass Sie versuchen, uns zu täuschen. Gleichzeitig ist Alice um Ihre Sicherheit besorgt und – korrigieren Sie mich, wenn ich falsch liege, Alice – sie ist noch nicht bereit, die Waffe wieder in Ihrem Haus zu haben.

Alice: Das ist richtig.

Therapeut: John, was denken Sie darüber, dass Alice die Waffe noch nicht wieder im Haus haben möchte?

John: Ich kann das verstehen.

Therapeut: Okay, gut. Heißt das, dass es hier in erster Linie darum geht, wann Sie die Waffe wiederbekommen, und nicht darum, ob Sie einen Waffenschrank kaufen oder nicht?

John: Wie meinen Sie das?

Therapeut: Nun, es klingt, als wären wir uns alle einig, was die Sicherheit angeht, und wir sind uns auch alle einig, dass ein Waffenschrank eine gute Idee ist. Liege ich damit richtig?

John und Alice: Ja.

Therapeut: Wir sind uns noch nicht einig, wann die Waffe wieder nach Hause kommt und in den Safe gelegt wird.

Alice: Ja, da haben Sie wohl recht.

Therapeut: Was ist mit Ihnen, John?

John: Ja, das macht Sinn. Wie wäre es, wenn wir den Waffenschrank jetzt kaufen, damit wir ihn schon mal haben, und irgendwann später können wir dann mein Gewehr holen und es im Safe aufbewahren. Das muss aber nicht sofort sein.

Therapeut: Das ist doch eine interessante Idee. Was halten Sie davon, Alice?

Alice: Das wäre für mich in Ordnung. Ich habe kein Problem damit, den Safe zu kaufen, aber die Waffe will ich im Moment nicht zurück.

John: Das ist in Ordnung, Schatz. Ich muss sie nicht sofort zurückhaben. Wir können eine Weile warten.

Therapeut: Haben wir uns also gerade geeinigt?

Alice: Ja, ich glaube schon.

John: Ja.

Therapeut: Okay, also, Sie kaufen einen Waffenschrank und dann werden wir zu einem späteren Zeitpunkt noch mal darüber sprechen, wann Sie das Gewehr zurückbekommen. Ich empfehle in der Regel, dieses Gespräch in der letzten Sitzung zu führen. Das wird in etwa zwei bis drei Monaten der Fall sein. Wie hört sich das an?

John: Das ist für mich in Ordnung.

Alice: Ja, das ist gut.

Therapeut: Okay, dann haben Sie ja auch ein wenig Zeit, um einen Safe auszusuchen und zu finanzieren.

Tipps und Hinweise für das Means-Safety-Counseling und den Krisenunterstützungsplan

Auf die Wortwahl achten. Wir haben festgestellt, dass die Verwendung der Formulierung »Zugangsbeschränkung zu letalen Mitteln« (und insbesondere »Zugangsbeschränkung zu Schusswaffen«) häufig die Abwehrhaltung von Patient*innen verstärkt. Die Verwendung des Begriffs »Sicherung von Mitteln« führt zu weniger starken negativen Reaktionen.

Patient*innen selbst für die Sicherung der Mittel argumentieren lassen. Therapeut*innen sollten das Gespräch so lenken, dass Patient*innen die Gründe für die Sicherung letaler Mittel selbst benennen. Dies lässt sich oft dadurch erreichen, dass man Patient*innen fragt, was sie darüber denken, wenn suizidgefährdete Personen Zugang zu Schusswaffen haben (z. B. »Zum Thema Sicherheit frage ich mich, was Sie darüber denken, wenn suizidgefährdete Menschen leichten Zugang zu Schusswaffen haben. Was würden Sie denken, wenn ein Familienmitglied oder ein Freund Zugang zu seinen Schusswaffen hätte, wenn er suizidgefährdet wäre?«). Wenn Patient*innen Gründe für die Sicherung von Mitteln nennen, dann können Therapeut*innen im Gesprächsverlauf auf Worte und Argumente der Patient*innen zurückgreifen (z. B. »Wie passt das zu dem, was Sie zuvor über die Gefährlichkeit von Schusswaffen gesagt haben?«).

13 Schlafstörungen

Stimuluskontrolle und Schlafhygiene sind zwei verhaltenstherapeutische Ansätze zur Behandlung von Schlafstörungen und Insomnien. Die Technik der *Stimuluskontrolle* basiert auf den Prinzipien der Lerntheorie und der klassischen Konditionierung. Das primäre Ziel besteht darin, Assoziationen zwischen dem Stimulus Bett und schlafbezogenen Verhaltensweisen (z. B. Entspannen, Hinlegen, Einschlafen) zu verstärken. Gleichzeitig soll die Assoziation zwischen dem Bett und Tätigkeiten, die nichts mit dem Schlafen zu tun haben (z. B. Lesen, Fernsehen), abgeschwächt werden. Stimuluskontrolle gilt als die wirksamste verhaltenstherapeutische Intervention zur Behandlung von Schlaflosigkeit und führt bei Insomnien in der Regel zu 50–60%igen Verbesserungen (Taylor u. a. 2007). Die Intervention der *Schlafhygiene* umfasst die Vermittlung psychoedukativer Informationen, um einerseits Verhalten abzubauen, welches Schlaf beeinträchtigen kann (z. B. übermäßiger Koffeinkonsum, nächtlicher Nikotinkonsum, Sport kurz vor dem Schlafengehen), und andererseits Umweltbedingungen, die zu Schlafproblemen beitragen könnten (z. B. Temperatur im Schlafzimmer, zu viel Licht oder Lärm), zu modifizieren. Die Intervention der Schlafhygiene wird häufig in Kombination mit anderen medizinischen und verhaltenstherapeutischen Behandlungen eingesetzt, sodass nicht bekannt ist, wie effektiv diese Maßnahme als Stand-alone-Intervention ist. In der BCBT wird die Schlafhygiene in Kombination mit der Stimuluskontrolle eingesetzt.

Stimuluskontrolle umfasst mehrere miteinander verknüpfte Grundsätze:

Im Bett passiert nichts außer schlafen oder Sex. Wenn im Bett anderen Aktivitäten als Schlafen und Sex (z. B. Fernsehen, Essen, Lesen, Lernen) nachgegangen wird, dann wird das Bett mit diesen Aktivitäten assoziiert. Findet im Bett jedoch nichts außer schlafen und Sex statt, dann wird das Bett mit Ruhe/Inaktivität und schlafen assoziiert. Hierdurch erhöht sich die Wahrscheinlichkeit, dass Betroffene (wieder) schneller einschlafen.

Wieder aufstehen, wenn man nicht innerhalb einer Viertelstunde eingeschlafen ist. Diese Idee knüpft an die vorangegangene Idee an: Liegt man längere Zeit im Bett, ohne einzuschlafen, führt dies zu Frustration und Stress und das Bett wird mit Schlaflosigkeit assoziiert. Das Bett zu verlassen, statt schlaflos liegen zu bleiben, unterbricht diesen Prozess. Nach dem Aufstehen sollten nur Aktivitäten, die entspannend und/oder nicht stimulierend sind, ausgeführt werden. Tätigkeiten wie Putzen, Fernsehen, das Spielen von Videospielen oder Surfen im Internet sind nicht ideal, da sie aktivierend wirken können. Bei Letzteren kommt die helle Lichtquelle, die dem Gehirn vortäuschen kann, dass es Tag wäre, erschwerend hinzu.

Erst wieder ins Bett gehen, wenn man schläfrig ist. Es besteht ein Unterschied zwischen »Müdigkeit« und »Schläfrigkeit«. Müdigkeit bedeutet, dass man körperlich oder geistig erschöpft ist. Es heißt jedoch nicht zwangsläufig, auch schläfrig zu sein. Daher sollte man nur ins Bett gehen, wenn man sich schläfrig fühlt (z. B. bereits kurz einnickt).

13.1 Hintergrund

Es ist nicht vollständig geklärt, über welche Mechanismen Schlafstörungen mit einem erhöhten Risiko für suizidale Gedanken und Verhaltensweisen assoziiert sind. Es existieren jedoch verschiedene Theorien: Eine dieser Theorien betont die Bedeutung übermäßigen emotionalen Arousals. Diese Theorie geht davon aus, dass Schlaflosigkeit ein Indikator für übermäßiges körperliches Arousal bzw. Agitiertheit ist; bei beidem handelt es sich, insbesondere bei Männern (Bryan u. a. 2014c), um Risikofaktoren für Suizide (Busch u. a. 2003; Hall u. a. 1999). Der Theorie zufolge tragen Schlafstörungen vermittelt über erhöhtes autonomes Arousal zu negativen Gefühlszuständen bei. Diese Theorie ist in der Literatur zur Suizidprävention weitverbreitet. Eine andere Theorie betont die Bedeutung neurokognitiver Störungen infolge von Schlafstörungen. Dieser Theorie zufolge tragen Schlafstörungen zu einer Verschlechterung der Problemlösefertigkeiten (Harrison & Horne 2000) und der emotionalen Reaktivität bei (Gujar u. a. 2011).

Es ist jedoch nicht nur unklar, über welche Mechanismen Schlafprobleme mit suizidalem Erleben und Verhalten assziiert sind, sondern auch, welche spezifischen Komponenten von Schlafstörungen am stärksten zum Auftreten von suizidalen Gedanken und Verhaltensweisen beitragen. Hall (2010) hat vier diskrete, aber miteinander verbundene Aspekte von Schlafstörungen beschrieben: Schlafdauer, Schlafkontinuität, Schlafarchitektur und Schlafqualität. Die *Schlafdauer* bezieht sich auf die Gesamtmenge an Schlaf, die eine Person erhält. In der Regel bezieht sie sich auf die Gesamtzeit im Bett abzüglich der Zeit, die zum Einschlafen benötigt wird, und der Zeit, die man während der Nacht wach ist. Sie wird gemeinhin gemessen, indem man die Patient*innen bittet, anzugeben, wie viele Stunden sie normalerweise in der Nacht (oder in einem 24-Stunden-Zeitraum) schlafen. Exaktere Daten bieten Schlaftagebücher oder objektive Messungen der Schlafdauer (z. B. Aktigrafen, Elektroenzephalogramme [EEG]). Die *Schlafkontinuität* bezieht sich auf die Fähigkeit der Person, ein- und durchzuschlafen. Ähnlich wie die Schlafdauer wird auch die Schlafkontinuität häufig anhand von Selbstauskünften und/oder objektiven Messungen mithilfe von Aktigrafen beurteilt. Die *Schlafarchitektur* bezieht sich auf das Muster der elektrischen Aktivität im Gehirn, das mit den verschiedenen Schlafstadien, insbesondere mit dem REM-Schlaf (rapid eye movement) und dem NREM-Schlaf (non rapid eye movement), korrespondiert. Die Erfassung der Schlafarchitektur erfordert objektive Messverfahren, die die elektrische Aktivität des Gehirns während der Schlafphasen messen. Die *Schlafqualität* bezieht sich schließlich auf die subjektive Beurteilung des Schlafs durch die betroffene Person selbst. Hierfür steht eine Reihe verschiedener Fragebögen zur Verfügung.

Von diesen vier Aspekten findet die Schlafqualität in der Suizidforschung die größte Beachtung. Es wurde immer wieder gezeigt, dass die Schlafqualität mit Suizidgedanken und suizidalen Verhaltensweisen zusammenhängt; und zwar stärker als andere Risikofaktoren wie soziodemografische Faktoren oder Depressivität (Woznica u. a. 2015). Immer mehr Hinweise legen zudem nahe, dass Schlafstörungen ein wichtiger Risikofaktor sind und in vielen Fällen Suizidgedanken, -versuche und Suizide vorhersagen, selbst bei Kontrolle anderer Risikovariablen wie Depressionen (Barraclough & Pallis 1975; Bernert u. a. 2005). Weitere Studien haben gezeigt, dass Patient*innen, die von Schlafstörungen berichten, deutlich früher nach ihrem letzten Arzttermin durch einen Suizid sterben als Patient*innen, die nicht von Insomnien berichtet haben (Pigeon u. a. 2012). Interessanterweise wurde bei Militärangehörigen und Veteran*innen ein etwas anderes Muster beobachtet: In dieser Population wird der Zusammenhang zwischen Schlafstörungen, Suizidgedanken und suizidalen Verhaltensweisen durch gleichzeitig bestehende Depressionen mediiert (Bryan u. a. 2015c). Dies lässt darauf schließen, dass affektive Störungen bei Militärangehörigen und Veteran*innen enger mit dem Suizidrisiko verbunden sind als Schlafstörungen.

Trotz der noch unvollständigen Erkenntnisse deutet die Evidenz darauf hin, dass Personen, die mit ihrem Schlaf unzufrieden sind und/oder meinen, schlecht zu schlafen, eher zu Suizidgedanken und suizidalen Verhaltensweisen neigen. Es ist aktuell unklar, inwieweit diese Einschätzungen tatsächliche Schlafdefizite oder dysfunktionale Wahrnehmungen und Bewertungen des eigenen Schlafs widerspiegeln. Angesichts des beschriebenen Zusammenhangs zwischen der subjektiven Schlafqualität und dem Suizidrisiko ist jedoch zu vermuten, dass sich durch Interventionen, die auf die subjektive Schlafqualität abzielen, Suizidgedanken und suizidales Verhalten verringern lassen. Tatsächlich unterstützen neuere Studien diese Idee. In einer Kohortenstudie an Personen, die eine KVT zur Behandlung von Insomnien (KVT-I) erhielten, zeigte sich, dass Suizidgedanken im Verlauf der Behandlung deutlich zurückgingen (Trockel u. a. 2015). Die Veränderung der selbst berichteten Schlafqualität zeigte sich als belastbarer Prädiktor für die Veränderung der Stärke von Suizidgedanken. Verbesserungen der Schlafqualität hingen demnach mit einer Reduktion von Suizidgedanken zusammen. Die Behandlung von Schlafstörungen scheint somit das Suizidrisiko zu verringern.

13.2 Praxisanleitung

Eine einfache und unkomplizierte Strategie zur Umsetzung von Stimuluskontrolle und Schlafhygiene besteht darin, die wichtigsten Richtlinien und Empfehlungen auf einem Patient*innenmerkblatt aufzulisten (s. Anhang A.7) und mit den Patient*innen zu besprechen. Die Therapeut*innen klären in Bezug auf jeden einzelnen Aspekt, ob dieser auf die Patient*innen zutrifft, und bitten die Patient*innen zu überlegen, wie sie die jeweilige Intervention konkret umsetzen könnten. Nachdem alle Aspekte besprochen wurden, fragen die Therapeut*innen, welche der beschriebenen Veränderungsoptionen die Patient*innen umsetzen wollen und können. Die Therapeut*innen müssen hierbei unter Umständen motivationsfördernde Strategien anwenden, um die Veränderungsbereitschaft der Patient*innen zu erhöhen. Dies trifft insbesondere auf Strategien der Stimuluskontrolle zu, von denen einige schwierig oder unangenehm sein können (z. B. wieder aufzustehen, wenn man nicht innerhalb von 15 Minuten einschläft). Da es mehrere Wochen dauern kann, bis Stimuluskontrolle und Schlafhygiene ihre Wirkung zeigen, werden diese Maßnahmen am besten gleich zu Beginn der BCBT vorgestellt.

Schritt 1: Die Konzepte Stimuluskontrolle und Schlafhygiene vorstellen

Die Therapeut*innen führen in die Themen Stimuluskontrolle und Schlafhygiene ein, erläutern die Gründe für die Intervention und geben den Patient*innen ein Infoblatt zum Thema.

Beispiel Wir haben darüber gesprochen, dass Sie unter Schlafproblemen leiden, an denen Sie gerne etwas verändern möchten. Schlaflosigkeit fällt in den körperlichen Bereich des Suizidalen Modus. Wenn wir also in diesem Bereich Verbesserungen erzielen, gehen wir auf einen körperlichen Aspekt Ihrer Schwierigkeiten ein. Sollen wir heute über Schlafstörungen sprechen?

Ich würde Ihnen dann gerne ein paar nützliche Strategien vorstellen, die unter den Begriffen »Stimuluskontrolle« und »Schlafhygiene« zusammengefasst werden. Diese Interventionen haben sich als die wirksamsten Methoden zur Verbesserung des Schlafs erwiesen. Hier ist ein Merkblatt, auf dem die Interventionen beschrieben werden. ■

Schritt 2: Die Prinzipien der Stimuluskontrolle und der Schlafhygiene besprechen

Die Therapeut*innen geben den Patient*innen das Infoblatt »Besser schlafen« (s. Anhang A.7) und bitten sie, die einzelnen Empfehlungen nacheinander zu lesen. Dabei fragen sie die Patient*innen, ob und, wenn ja, inwiefern die jeweilige Empfehlung auf sie selbst zutrifft. Wenn die Empfehlung relevant ist, bitten die Therapeut*innen ihre Patient*innen, sie zu markieren.

Beispiel Ich würde dieses Arbeitsblatt gerne einmal gemeinsam mit Ihnen durchgehen und darüber sprechen, inwieweit die einzelnen Punkte auf Sie zutreffen könnten. Würden Sie bitte den ersten Punkt vorlesen? Was denken Sie darüber? Trifft das auch auf Ihre eigenen Schlafgewohnheiten zu?
[Falls ja:] Erzählen Sie mir ein wenig mehr darüber, inwiefern das für Sie relevant ist. Da dies auf Sie zutrifft, markieren Sie es sich doch bitte. Wir kommen dann später darauf zurück. Lassen Sie uns zum nächsten Punkt gehen. Würden Sie bitte wieder vorlesen?
[Falls nein:] Okay, dann lassen Sie uns zum nächsten Punkt gehen. Würden Sie bitte wieder vorlesen? ■

Schritt 3: Einen konkreten Plan aufstellen und die Patient*innen zur Umsetzung motivieren

Im letzten Schritt der Intervention zu Stimuluskontrolle und Schlafhygiene bitten die Therapeut*innen die Patient*innen, alle markierten Punkte durchzugehen und diejenigen Verhaltensweisen auszuwählen, die sofort geändert werden können. Die vereinbarten Änderungen sollten schriftlich festgehalten werden. Wenn die Patient*innen Widerwillen oder Bedenken gegen eine Veränderung ihres Schlafverhaltens äußern, sollten die Therapeut*innen motivationsfördernde Strategien anwenden. Anschließend sollten die Therapeut*innen die Akzeptanz prüfen, indem sie die Patient*innen bitten, die Wahrscheinlichkeit, dass sie den Plan umsetzen werden, auf einer Skala von 0 bis 10, wobei 0 »überhaupt nicht wahrscheinlich« und 10 »sehr wahrscheinlich« bedeutet, zu bewerten.

Beispiel Nachdem wir nun alle diese Punkte durchgegangen sind, haben Sie eine ganze Reihe von Hinweisen dazu bekommen, was Sie tun könnten, um Ihren Schlaf zu verbessern. Wenn wir uns all die Punkte ansehen, die Ihrer Meinung nach auf Sie zutreffen: Was könnten Sie sofort ändern?
Was müssten Sie tun, um diese Veränderung zu erreichen? Schreiben Sie das doch am besten auf.
[Wenn der Plan fertig ist:] Auf einer Skala von 0 bis 10, wobei 0 »überhaupt nicht« und 10 »auf jeden Fall« bedeutet, wie hoch schätzen Sie die Wahrscheinlichkeit ein, dass Sie den Plan umsetzen werden?
[Falls unter 7:] Gibt es irgendetwas, das Sie daran hindert, den Plan umzusetzen? Was könnten wir ändern, damit es wahrscheinlicher wird, dass Sie den Plan umsetzen? ■

13.3 Fallvignette: Mike

Mike berichtete von erheblichen Problemen beim Ein- und Durchschlafen. Diese Probleme habe er bereits seit mehreren Jahren, sie hätten sich aber in den Monaten unmittelbar vor der BCBT weiter verschlechtert. Die Verbesserung der Schlafqualität war eines von Mikes primären Behandlungszielen und schien überdies eng mit seiner Unruhe und psychischen Belastung zusammenzuhängen. Vor diesem Hintergrund entschied sich der Therapeut dazu, die Interventionen Stimuluskontrolle und Schlafhygiene in der dritten Sitzung einzuführen. Bei der Besprechung des Merkblattes »Besser schlafen« identifizierte Mike die folgenden möglichen Veränderungen: aufstehen, wenn er nicht innerhalb von 15 Minuten einschlafen kann, das Bett nur zum Schlafen und für Sex benutzen, Alkohol vermeiden, regelmäßig Sport treiben, sich vor dem Schlafengehen entspannen und einen regelmäßigen Schlafrhythmus einhalten. Mike gab an, dass er alle diese Verhaltensweisen ab sofort ändern könne. Beim nächsten Termin stellte sich jedoch heraus, dass er keine der Änderungen umgesetzt hatte. Mike und sein Therapeut führten daraufhin den folgenden Dialog:

Therapeut: Was hat Sie daran gehindert, diese Änderungen umzusetzen?
Mike: Ich bin mir nicht ganz sicher. Es ist ja eigentlich alles ganz einfach. Ich meine, ich habe keinen Alkohol getrunken, aber das habe ich schon vorher nicht getan.
Therapeut: Das haben Sie also schon geändert?
Mike: Ja, aber das war am einfachsten, weil ich es schon vorher gemacht habe.

Therapeut: Oh, ich verstehe. Also sind einige Änderungen schwieriger als andere?
Mike: Ja, ich denke schon.
Therapeut: Was würden Sie sagen, ist die schwierigste Veränderung?
Mike: Wahrscheinlich, nach 15 Minuten aus dem Bett aufzustehen, wenn ich nicht eingeschlafen bin. Klar ist das eigentlich ziemlich einfach, aber es fällt mir wirklich schwer, wenn ich im Bett liege und einfach nur einschlafen will.
Therapeut: Ja, das ist etwas, was den meisten Leuten sehr schwerfällt. Sie haben schon recht: Es ist eine eigentlich einfache Sache, die sich in der Praxis als sehr schwierig erweist. Welche dieser Änderungen wäre also am einfachsten zu bewerkstelligen?
Mike: Wahrscheinlich eine feste Schlafenszeit mit vorheriger Entspannungsphase.
Therapeut: Wieso wäre das am einfachsten?
Mike: Na ja, ich habe schon eine Art Routine, aber nicht unbedingt zu einer festen Zeit. Wenn ich also eine feste Zeit für das Zubettgehen festlegen würde, könnte ich auch eine feste Zeit festlegen, um vorher etwas runterzukommen.
Therapeut: Was wäre denn eine gute Zubettgehzeit?
Mike: Wahrscheinlich so um 23 Uhr. Da bin ich normalerweise schon im Bett.
Therapeut: Wie lange bleiben Sie normalerweise wach, nachdem Sie sich hingelegt haben?
Mike: Vielleicht eine Stunde oder so.
Therapeut: Um Mitternacht schlafen Sie also normalerweise?
Mike: Ja, meistens.
Therapeut: Da wir die Zeit, die Sie im Bett schlafen, maximieren wollen und die Zeit, die Sie wach im Bett liegen, minimieren wollen, wäre es vielleicht gut, Ihre Zubettgehzeit auf Mitternacht festzulegen? So würden Sie, schon bald nachdem Sie sich hinlegen, einschlafen. Wäre das okay?
Mike: Ja, das klingt gut.
Therapeut: Wann soll dann die Entspannungsphase starten?
Mike: Um 23 Uhr. Dann habe ich eine Stunde Zeit, um etwas herunterzukommen.
Therapeut: Das klingt nach einem guten Plan. Wann könnten Sie damit anfangen?
Mike: Ich denke, gleich heute.
Therapeut: Dann probieren Sie es doch heute einmal aus und schauen Sie, wie es läuft. Und wenn es gut klappt, suchen wir das nächste Mal die zweiteinfachste Änderung von der Liste aus. Wie hört sich das an?

Mike: Das ist gut.
Therapeut: Okay, dann legen wir Ihre Entspannungszeit auf 23 Uhr und die Schlafenszeit auf Mitternacht fest. Und nächstes Mal machen wir mit den anderen Änderungen weiter. So fangen wir mit etwas Einfachem an und gehen von dort aus weiter.

Beim nächsten Termin berichtete Mike, dass er sich an den Plan gehalten und außerdem weitere Schritte unternommen hatte: Er hatte einen Stuhl in sein Schlafzimmer gestellt, damit er fernsehen und lesen konnte, ohne im Bett zu liegen. Auf Rückfrage dazu berichtete Mike: »Also, als ich anfangen wollte, mich zu entspannen, wurde mir klar, dass mir Lesen hilft. Also habe ich einen Stuhl in mein Zimmer gestellt, damit ich lesen kann, ohne die anderen Regeln zu brechen.« Im weiteren Verlauf nahm Mike weitere Änderungen an seinem Schlafverhalten vor. Sein Therapeut konnte Mike zu diesen Veränderungen motivieren, indem er jeweils Implementierungsschwierigkeiten analysierte und eine einfache Strategie zur Behebung von Schwierigkeiten vorschlug: Alle vorgeschlagenen Veränderungen wurden ihrer Schwierigkeit nach angeordnet und es wurde jeweils mit der am leichtesten umzusetzenden Veränderung begonnen. Nachdem Mike erst einmal eine Änderung umgesetzt hatte, fiel es ihm deutlich leichter, weitere Verhaltensänderungen vorzunehmen.

Tipps und Hinweise zum Umgang mit Schlafstörungen

Sich mit der KVT-I vertraut machen. Die in der BCBT verwendeten Prinzipien der Stimuluskontrolle basieren auf der Kognitiven Verhaltenstherapie für Insomnien (KVT-I). Die KVT-I befasst sich nicht nur mit den verhaltensbezogenen Aspekten der Schlafstörung, sondern auch mit verzerrten Annahmen über Schlaf an sich (z. B. »Ich muss jede Nacht acht Stunden schlafen, sonst kann ich nicht funktionieren«; »Wenn ich jetzt nicht einschlafe, wird der morgige Tag furchtbar sein«). Therapeut*innen, die mit der KVT-I vertraut sind, können Schlafstörungen effektiver behandeln.
Auf mögliche atmungsbedingte Schlafstörungen achten. Atmungsbedingte Schlafstörungen wie eine Schlafapnoe lassen sich nicht durch Stimuluskontrolle beeinflussen. Mögliche Anzeichen für eine atmungsbedingte Schlafstörung sind Schnarchen, Luftschnappen im Schlaf (in der Regel können Partner*innen hier Auskunft geben) und Tagesmüdigkeit trotz ausreichender Schlafdauer. Patient*innen mit möglichen atmungsbedingten Schlafstörungen sollten zur weiteren Abklärung in ärztliche Behandlung, eventuell auch in ein Schlaflabor, überwiesen werden.

14 Entspannungs- und Achtsamkeitstraining

Entspannungstraining ist eine weitverbreitete KVT-Intervention, mit der Patient*innen lernen können, körperliches Arousal zu kontrollieren. Achtsamkeitstraining ist eine zunehmend beliebtere Intervention, die dem Entspannungstraining ähnlich scheint. Dies ist in vielerlei Hinsicht auch so. Die beiden Trainings unterscheiden sich jedoch in Bezug auf die Bereiche, auf die sie abzielen: Entspannungsübungen konzentrieren sich auf den körperlichen, Achtsamkeitsübungen auf den kognitiven Bereich. Durch die Aktivierung des Parasympathikus bewirkt das Entspannungstraining eine Verringerung negativer emotionaler Zustände, die mit körperlicher Erregung einhergehen, wie zum Beispiel Nervosität, Furcht, allgemeines Unbehagen und Wut.

Es existieren viele Formen von Entspannungstrainings. Am häufigsten sind wohl die Zwerchfellatmung und die progressive Muskelentspannung.

Zwerchfellatmung. Bei der Zwerchfellatmung wird sehr langsam und tief eingeatmet, bis die Lungen vollständig gefüllt sind. Dann wird ebenso langsam ausgeatmet. Die Zwerchfellatmung wird manchmal auch als »Bauchatmung« bezeichnet, da sich der Bauch beim Einatmen durch die Ausdehnung des Zwerchfells nach unten ebenfalls ausdehnt. Bei der Einführung und Demonstration der Zwerchfellatmung können Therapeut*innen verbale Anregungen geben, um den Entspannungseffekt zu verstärken (z. B. »Lassen Sie beim Ausatmen die Schultern sinken«).

Progressive Muskelrelaxation (PMR). Bei der progressiven Muskelrelaxation wird eine Muskelgruppe nach der anderen angespannt und dann entspannt. Die Patient*innen spannen eine Muskelgruppe (z. B. die Füße) an, halten die Spannung mehrere Sekunden lang und lösen sie dann wieder. Dann wird zur nächsten Muskelgruppe (z. B. den Waden) übergegangen und der Vorgang wird wiederholt. So wird sukzessive der gesamte Körper entspannt. Der unmittelbar zu spürende Unterschied von An- und Entspannung erzeugt ein gesteigertes Entspannungserleben und verstärkt so die Wirkung der PMR.

Andere Entspannungsstrategien (z. B. Imagination und autogenes Training) können alternativ zur Zwerchfellatmung oder PMR eingesetzt werden.

Im Gegensatz zum Entspannungstraining, das auf autonomes, körperliches Arousal abzielt, ist Achtsamkeit eine Methode, mit der Patient*innen lernen, sich ihrer Gedanken, ihrer psychischen Erfahrungen und ihrer Verhaltensweisen bewusster zu werden und die auf diese verschiedenen internen Zustände gerichtete Aufmerksamkeit besser zu regulieren. Viele der maladaptiven Gedanken und Verhaltensweisen, die suizidgefährdete Patient*innen erleben, treten hochautomatisiert auf. Suizidgefährdete Personen neigen zudem zu einer erhöhten sogenannten kognitiven Reaktivität. Hierbei handelt es sich um einen Prozess, bei dem (leichte) Änderungen der Stimmung unmittelbar bestimmte (dysfunktionale) Kognitionsmuster aktivieren (Ingram u. a. 2006). Suizidale Personen fühlen sich, in Reaktion auf Veränderungen ihrer Stimmung (z. B. Depression, Wut, Angst), daher mit höherer Wahrscheinlichkeit unmittelbar stark belastet und reagieren mit maladaptiven Verhaltensweisen. In der Konsequenz haben Betroffene oft den Eindruck, ihr Verhalten nicht kontrollieren oder steuern zu können. Außenstehende erleben dies dann oftmals als »Überreaktion«. Kurz gesagt, basieren die Reaktionen suizidgefährdeter Patient*innen vielfach eher auf automatisierten Reaktionsmustern als auf einer bewussten Entscheidungsbildung.

Das Achtsamkeitstraining soll diese Vulnerabilität ausgleichen. Es stärkt das Bewusstsein der Patient*innen für ihren psychischen Zustand und die Umstände, die hierzu geführt haben. So werden Betroffene in die Lage versetzt, bewusster auf bestimmte Situationen zu reagieren. Eine suizidgefährdete Person, die beispielsweise davon überzeugt ist, permanent zu versagen, neigt möglicherweise dazu, ein unerwünschtes Ereignis oder einen unglücklichen Umstand als Beweis für diese Annahme zu sehen – selbst dann, wenn ihre Handlungen oder Entscheidungen nur wenig mit dem Ereignis zu tun hatten. In der Konsequenz erlebt sie Schuld- oder Schamgefühle und beginnt über ihr »Versagen« zu grübeln und zu versuchen, das Problem »ungeschehen« zu machen oder »zu beheben«; letztendlich erlebt sie hierdurch eine noch größere psychische Belastung. Insbesondere das Grübeln kann einen großen Teil der Aufmerksamkeit binden sowie kognitive Ressourcen in Anspruch nehmen, wodurch Bewusstheit für den Augenblick verloren geht. Betroffene fühlen sich in ihrer Not »gefangen« und sind nicht in der Lage, ihre Aufmerksamkeit auf angenehme und bestärkende Lebenserfahrungen, die Abhilfe verschaffen und Not lindern könnten, zu richten. In vielen Fällen erfolgt diese Reaktion automatisch, ohne dass sich Betroffene dessen bewusst sind. Suizidgefährdete Patient*innen verfangen sich also in maladaptiven Kognitions- und Verhaltensmustern und sind nicht in der Lage, ihre Aufmerksamkeit auf Erfahrungen zu lenken, die diese Muster durchbrechen könnten.

Achtsamkeit ist weder Ablenkung noch Loslösung von unangenehmen inneren Erlebnissen. Das Ziel der Achtsamkeit ist tatsächlich das Gegenteil von Ablenkung: Achtsamkeit soll in die Lage versetzen, innere Zustände ohne Bewertung zu erleben, um hierdurch eine bewusste und adaptive Reaktion zu ermöglichen. Dies wird nicht durch die Reduktion eines negativen inneren Zustands (z. B. Depression) erreicht; vielmehr wird die ganzheitliche Bewusstheit der Person so gestärkt, dass der negative innere Zustand nicht mehr die ganze Aufmerksamkeit – oder den Großteil der Aufmerksamkeit – einnimmt. Achtsamkeit beseitigt also nicht das Problem, sondern ermöglicht es Betroffenen, ein Problem in einen größeren Zusammenhang zu stellen, wodurch es subjektiv (und vielleicht auch objektiv) handhabbarer wird. Es existieren eine ganze Reihe von Achtsamkeitsübungen. Bislang gibt es jedoch keine Daten, die darauf hindeuten, dass eine bestimmte Übung effektiver als andere ist.

14.1 Hintergrund

Die Wirkung von Entspannungstrainings zur Verringerung von emotionaler Belastung, Depression, Unruhe und Angst ist empirisch gut belegt (Jain u. a. 2007; Luebbert u. a. 2001; Stetter & Kupper 2002). Entspannung gilt daher als eine zentrale Fähigkeit zur Regulation von Emotionen bei allen psychischen Störungen und Verhaltensstörungen. Die progressive Muskelentspannung hat sich zudem in der Behandlung von Insomnien als wirksam erwiesen (Taylor u. a. 2007). Das Entspannungstraining dient somit der Emotionsregulation; es stellt darüber hinaus aber auch eine hilfreiche Intervention dar für suizidale Patient*innen, die unter Schlafstörungen leiden.

Achtsamkeitsübungen sind – wegen ihrer positiven Wirkung auf die kognitive Reaktivität (Lynch u. a. 2006) – häufiger Bestandteil von Psychotherapien, die sich in der Behandlung von Suizidgedanken und Suizidversuchen als wirksam erwiesen haben (Katz u. a. 2004; Linehan 1993; Miklowitz u. a. 2009; Rudd u. a. 2015). Entspannungs- und Achtsamkeitsübungen erscheinen auf den ersten Blick recht ähnlich und sie scheinen auch beide zur Reduktion allgemeiner Belastung beizutragen (Jain u. a. 2007; Kabat-Zinn u. a. 1992; Speca u. a., 2000; Stetter & Kupper 2002). Studienergebnisse verweisen gleichwohl darauf, dass die Wirkung von Entspannung und Achtsamkeit über unterschiedliche Mechanismen zustande kommt. Entspannungsübungen wirken auf den körperlichen Bereich, Achtsamkeitsübungen wirken im kognitiven Bereich. Hierauf verweisen Befunde, die zeigen, dass Achtsamkeit Grübeln reduziert – was Entspannung nicht tut (Jain u. a. 2007). Darüber hinaus scheint Achtsamkeit positive Emotionen deutlich stärker zu fördern als Entspannung (Jain u. a. 2007). Da Entspannungs- und Achtsamkeitsübungen somit auf unterschiedliche Bereiche des Suizidalen Modus abzielen und mit unterschiedlichen Outcomes verbunden sind, sind beide Teil der BCBT.

14.2 Praxisanleitung

Das Entspannungstraining wird mit psychoedukativen Informationen, die sich auf die Aspekte autonomes Arousal und die Stressreaktion konzentrieren, eingeleitet. Die meisten Patient*innen besitzen grundlegende Kenntnisse über die Funktionsweise des autonomen Nervensystems und in der Regel kennen sie das Konzept der Kampf-oder-Flucht-Reaktion. Nach einer Erläuterung, wie Entspannung zur Verringerung körperlicher und emotionaler Erregung beiträgt, leiten die Therapeut*innen die erste Übung an. In Anhang B.6 findet sich hierzu ein Beispiel. Nach Abschluss der Übung helfen die Therapeut*innen den Patient*innen mittels sokratischer Gesprächsführung dabei, sich der Wirkung der Intervention bewusst zu werden.
Das Achtsamkeitstraining beginnt auch mit einer psychoedukativen Einheit. Es wird hierbei erläutert, wie Aufmerksamkeitsverzerrungen das subjektive Erleben von Stress beeinflussen können. Für viele Patient*innen ist die Idee, dass emotionaler Stress dadurch reduziert werden kann, dass man ihn zulässt, anstatt ihn zu verdrängen oder zu vermeiden, neu.
Nach einer Erklärung dazu, wie Achtsamkeit Grübeln verringern kann und dabei hilft, »Dinge ins rechte Licht« zu rücken und in anderem Zusammenhang wahrzunehmen, leiten die Therapeut*innen die erste Übung an. In Anhang B.7 findet sich hierzu ein Beispiel. Auch hier helfen die Therapeut*innen den Patient*innen mittels sokratischer Gesprächsführung dabei, die Wirkung der Intervention bewusster wahrzunehmen.

Schritt 1 (Entspannung): Einführung in das Entspannungstraining

Die Therapeut*innen beginnen mit der Einführung des Konzepts der Entspannung und erläutern die Aktivierung und Deaktivierung des autonomen Nervensystems.

Beispiel Lassen Sie uns ein wenig über die körperlichen Aspekte von Stress sprechen. Wenn Sie emotional aufgewühlt sind, woran merken Sie das? Was verändert sich bei Ihnen körperlich, das Ihnen sagt, dass Sie zum Beispiel wütend statt glücklich sind? Welche anderen körperlichen Veränderungen haben Sie bemerkt, wenn Sie gestresst oder aufgebracht sind?
Diese Veränderungen sind eine Folge Ihrer Stressreaktion. Wir alle kennen diese Stressreaktion. Sie ist dazu da, uns in gefährlichen oder bedrohlichen Situationen zu schützen. Vielleicht haben Sie schon einmal von der Kampf-oder-Flucht-Reaktion gehört. Können Sie mir erklären, was Sie darunter verstehen?

In einer gefährlichen Situation bereitet sich unser Körper unmittelbar darauf vor, entweder um unser Leben zu kämpfen oder so schnell wie möglich wegzulaufen. Unser Herz schlägt schneller, wir fangen an zu schwitzen, bekommen einen trockenen Mund, unsere Atmung wird schnell und flach, unsere Muskeln spannen sich an usw. Wenn Sie gestresst oder aufgewühlt sind, reagiert Ihr Körper genau auf diese Weise.
Wenn ein solcher Stresszustand dauerhaft anhält, dann kann dies sehr anstrengend sein. Es zehrt an Körper und Geist. Ausgehend von unseren bisherigen Gesprächen könnte ich mir vorstellen, dass das auf Sie zutreffen könnte: Sie sind von all dem Stress erschöpft. Würden Sie mir da zustimmen oder eher nicht?
Zum Glück können wir unsere Stressreaktion gut in den Griff bekommen. Es gibt einige recht einfache Strategien, um zum Beispiel unsere Atmung zu verlangsamen und uns auf die Anspannung in unseren Muskeln zu konzentrieren. Haben Sie schon einmal irgendwelche Entspannungs- oder Atemtechniken gelernt?
[Falls ja:] Würden Sie mir erklären, was Sie gelernt haben, und mir zeigen, wie man es macht?
[Falls nein:] Ich möchte Ihnen eine wirklich einfache Technik zeigen. Wären Sie daran interessiert? ■

Schritt 1 (Achtsamkeit): Einführung in das Achtsamkeitstraining

Die Therapeut*innen führen das Konzept der Achtsamkeit ein und erklären, was Aufmerksamkeitsverzerrungen sind.

Beispiel Ich würde gern mit Ihnen darüber sprechen, wie Ihre Aufmerksamkeitsausrichtung unter Stress Ihre Unruhe aufrechterhalten kann. Sie haben gesagt, dass Sie sich oft überfordert fühlen, wenn Sie aufgewühlt sind, und dass Sie dann an nichts anderes als an Ihr Problem und die Belastung, die Sie empfinden, denken können. Manche Leute beschreiben es als eine Art »Tunnelblick«. Würden Sie das auch so beschreiben?
Ich kann mir gut vorstellen, dass es Ihnen in einem solchen Zustand schwerfällt, Entscheidungen zu treffen und das große Ganze im Auge zu behalten. Unter Stress ist das für uns alle schwierig: Unsere Aufmerksamkeit fokussiert auf das Problem und wir können uns nur noch schwer auf andere Dinge konzentrieren. Unsere Wahrnehmung des Problems kann dann durch die Annahmen und Überzeugungen, die wir über uns selbst, andere und die Welt haben, gefärbt werden. Wenn also jemand überzeugt ist, ein schlechter Mensch zu sein, wird er in belastenden Situationen genau solchen Aspekten Aufmerksamkeit schenken,

die diese Annahme unterstützen und verstärken. Dabei wird er alles, was nicht dazu passt, ignorieren oder ausblenden. Genau das Gleiche passiert, wenn man davon überzeugt ist, mit Stress nicht umgehen zu können. Man konzentriert sich nur noch auf Aspekte, die diese Annahme unterstützen.
Wenn Sie aufgewühlt sind, unternehmen Sie dann manchmal Versuche, *nicht* an das Problem oder daran, dass Sie sich aufregen, zu denken? Funktioniert das? Oder macht es die Situation schlimmer? Das Interessante daran ist, dass ein Problem immer größer zu werden scheint, je mehr wir versuchen, nicht daran zu denken. Es ist eine Art Paradoxon: Wenn man versucht, nicht über etwas nachzudenken, denkt man umso mehr darüber nach. Eine potenziell ungünstige Möglichkeit, auf Stress zu reagieren, ist dementsprechend der Versuch, nicht daran zu denken. Eine alternative Möglichkeit besteht darin, Gedanken an ein Problem zuzulassen, einen Schritt vom Problem zurückzutreten und es objektiver zu betrachten – ohne einzugreifen oder zu bewerten.
Haben Sie schon einmal versucht, Probleme, Gedanken und Gefühle einfach nur wahrzunehmen, ohne zu versuchen, sie zu ändern?
Wenn Sie es versuchen möchten, kann ich Ihnen gerne zeigen, wie man das macht. Wenn man Gedanken und Gefühle einfach nur wahrnimmt, anstatt dass man versucht, sie zu vermeiden oder loszuwerden, kann dies dabei helfen, einen Schritt zurückzutreten und das Gesamtbild zu sehen. Dadurch verschwindet das Problem nicht unbedingt, aber es kann weniger überwältigend wirken. Möchten Sie diese Technik erlernen? ■

Schritt 2: Die Übung einleiten und durchführen

Die Therapeut*innen laden die Patient*innen ein, eine kurze Entspannungs- oder Achtsamkeitsübung gemeinsam zu trainieren, und führen sie anschließend behutsam durch die Übung.

Beispiel Bitte schauen Sie, dass Sie bequem und aufrecht sitzen. Sie sollten mit geradem Rücken sitzen, dabei aber nicht verkrampfen oder ganz starr sein. Wenn Sie möchten, können Sie die Augen schließen, Sie müssen das aber nicht. Manchen fällt es anfangs leichter, die Augen zu schließen. Wenn Sie das nicht wollen, können Sie einen Punkt an der Wand oder auf dem Boden fokussieren, damit Ihre Augen nicht umherwandern.
Die Therapeut*innen lesen sodann entweder das Entspannungsskript (s. Anhang B.6) oder das Achtsamkeitsskript (s. Anhang B.7) vor. ■

Schritt 3: Die Erfahrung besprechen

Nach Abschluss der Übung helfen die Therapeut*innen den Patient*innen dabei, die Wirkung und den Wert der Übung zu erkennen. Offene Fragen sind hierfür ideal, in manchen Fällen müssen jedoch auch geschlossene Fragen gestellt werden, um Patient*innen zu helfen, die Wirkung der Intervention zu erkennen.

Beispiel

Beispielfragen zur Nachbereitung der Entspannungsübung:

- Wie war das für Sie?
- Was haben Sie während der Übung bemerkt?
- Was hat sich an Ihrem Muskeltonus / Ihrer Herzfrequenz / Ihrer Atmung geändert?
- Beschreiben Sie einmal, was Sie gefühlt haben.
- Woran haben Sie gemerkt, dass Sie entspannter wurden? Wo in Ihrem Körper haben Sie sich entspannter gefühlt?
- War irgendetwas davon schwer zu bewerkstelligen? Was war am leichtesten?
- Was hat Ihnen am besten gefallen?

Beispielfragen zur Nachbereitung der Achtsamkeitsübung:

- Wie war das für Sie? Beschreiben Sie, was Sie gefühlt haben.
- Haben Sie es geschafft, Ihren Fokus und Ihre Aufmerksamkeit zu verlagern?
- Was war dabei schwierig?
- Was war dabei leicht?
- Was war in Bezug auf Ihre stressigen Gedanken anders als sonst?
- Wie war es, ruhig zu bleiben, während Sie an belastende Dinge gedacht haben? ■

Schritt 4: Einen Übungsplan aufstellen und die Patient*innen zur Umsetzung motivieren

Im letzten Schritt des Skillstrainings fragen die Therapeut*innen, ob die Patient*innen bereit wären, die Entspannungs- oder Achtsamkeitsübung regelmäßig zu machen. Es wird dann gemeinsam ein Plan aufgestellt, in dem die Häufigkeit, der Zeitpunkt und die Dauer der Übung festgelegt werden.

Daraufhin sollten die Therapeut*innen die Akzeptanz prüfen, indem sie die Patient*innen bitten, die Wahrscheinlichkeit, dass sie den Plan umsetzen werden, auf einer Skala von 0 bis 10, wobei 0 »überhaupt nicht wahrscheinlich« und 10 »sehr wahrscheinlich« bedeutet, zu bewerten.

Beispiel Wie Sie gesehen haben, ist die Übung nicht schwer und sie dauert auch nicht lange. Die meisten Menschen stellen fest, dass sich ihr Stresslevel verbessert,

wenn sie täglich oder sogar mehrmals am Tag üben. Was meinen Sie, wie häufig können Sie sich Zeit für diese Übung nehmen? Wie viele Minuten haben Sie dann Zeit, um zu üben? Gibt es einen bestimmten Ort, an dem Sie üben können, oder gibt es bestimmte Situationen, die es Ihnen leichter machen könnten, zu üben? Gibt es Zeiten, zu denen es gut wäre, zu üben?
[Wenn der Plan fertig ist:] Auf einer Skala von 0 bis 10, wobei 0 »überhaupt nicht« und 10 »auf jeden Fall« bedeutet, wie hoch schätzen Sie die Wahrscheinlichkeit ein, dass Sie den Plan umsetzen werden?
[Falls unter 7:] Gibt es irgendetwas, das Sie daran hindert, den Plan umzusetzen? Was könnten wir ändern, damit Sie den Plan mit höherer Wahrscheinlichkeit umsetzen werden? ■

14.3 Fallvignette: Janice

Janice' Therapeut führte das Entspannungstraining in der fünften Sitzung ein, um ihre Defizite bei der Stressbewältigung zu behandeln. Diese Entscheidung wurde getroffen, nachdem Janice in der Sitzung zuvor mitgeteilt hatte, dass sie einen erneuten Suizidversuch unternommen habe. Janice hatte ihren Notfallplan und verschiedene Copingstrategien genutzt, fühlte sich nun aber gleichwohl unruhig und gab an, etwas zu brauchen, das ihr dabei helfe, sich zu beruhigen. Das Gespräch lief wie folgt ab:

Therapeut: Könnten Sie genauer beschreiben, wie Sie sich fühlen, wenn Sie aufgewühlt sind?
Janice: Also, ich bin unruhig, kann nicht stillsitzen und meine Muskeln sind angespannt.
Therapeut: Wenn Sie also sagen, dass Sie etwas brauchen, um sich zu beruhigen …
Janice: Ich meine etwas, das mir hilft, mich zu entspannen, damit ich mich hinlegen kann, um ein Nickerchen zu machen oder so.
Therapeut: Okay, das verstehe ich. Haben Sie schon einmal irgendwelche Entspannungstechniken gelernt?
Janice: Nur diese Atemgeschichte, die Sie mir beigebracht haben.
Therapeut: Okay, dann zeige ich Ihnen jetzt eine andere Übung, die Ihnen dabei helfen wird, Ihre Muskeln zu entspannen und ruhiger zu werden.

Nach der Durchführung der Entspannungsübung setzte sich das Gespräch wie folgt fort:

Therapeut: Wie war das für Sie?

Janice: Es hat mir gefallen.

Therapeut: Schön! Was hat Ihnen besonders gut gefallen?

Janice: Ich fand es gut, dass sich mein Körper nicht mehr so angespannt angefühlt hat und mein Herz langsamer und nicht mehr so heftig geschlagen hat.

Therapeut: Ja, das sagen viele. Was haben Sie sonst noch während der Übung bemerkt?

Janice: Also, ich hatte kurz das Gefühl, ich würde einschlafen.

Therapeut: Ja, ich habe bemerkt, dass Ihr Kopf nach vorne in Richtung Brust gesunken ist.

Janice: Ja. Das war irgendwie friedlich, ich konnte irgendwie einfach entspannen.

Therapeut: Sie haben sich also ruhig gefühlt?

Janice: Ja, auf jeden Fall.

Therapeut: Wollen Sie das dann vielleicht regelmäßig so machen?

Janice: Ja, ich werde die Übung jeden Abend machen, wenn ich ins Bett gehe. Ich kann es auch morgens machen, wenn ich zur Arbeit komme. Zu dem Zeitpunkt geht das mit der Anspannung meistens los.

Therapeut: Das klingt nach einem guten Plan. Schreiben wir das doch am besten einmal auf.

Tipps und Hinweise für das Entspannungs- und Achtsamkeitstraining

Die Stimme effektiv einsetzen. Therapeut*innen, die noch nie eine Entspannungs- oder Achtsamkeitsübung durchgeführt haben, sollten vor der ersten Durchführung unbedingt üben, wie sie Patient*innen effektiv durch die Übung leiten können. Für den Effekt der Übung ist eine angemessene Stimmmodulation besonders wichtig. Es geht vor allem darum, mit weicher Stimme und in einem angenehmen Rhythmus zu sprechen.

Achtsamkeit hat nichts mit Vermeidung oder Verdrängung zu tun. Ein gängiges Missverständnis besteht darin anzunehmen, dass es bei Achtsamkeit darum ginge, Gedanken anzuhalten, auszublenden oder zu verdrängen. Es geht jedoch vielmehr darum, das eigene Denken zu beobachten, ohne es zu bewerten oder einzugreifen. Wenn Patient*innen berichten, dass die Achtsamkeitsübung nicht hilft (oder »nicht mehr funktioniert«), sollten Therapeut*innen prüfen, inwieweit die Patient*innen fehlerhafte Vorstellungen von Achtsamkeit haben. Ist dies der Fall, sollten Therapeut*innen das Missverständnis aufklären und erneut mit den Patient*innen üben.

15 Die Liste von Gründen für das Leben und das Survivalkit

Suizidgefährdete Personen, die sich in Behandlung begeben, stehen einem Suizid häufig ambivalent gegenüber: Sie wollen gleichzeitig sterben und leben. In emotionalen Krisen konzentrieren sich suizidgefährdete Menschen in der Regel jedoch stärker auf ihre Gründe für das Sterben als auf ihre Gründe für das Leben. Die Erinnerung an Gründe für das Leben kann der Eskalation einer suizidalen Krise entgegenwirken. Die Liste der Gründe für das Leben und das Survivalkit sind zwei Interventionen, die das Ziel verfolgen, den Lebenswillen von Patient*innen zu stärken.

Das Survivalkit wird in der kognitiven Therapie zur Suizidprävention (Wenzel u. a. 2009) als »Hope Box« bezeichnet. Beide Begriffe beschreiben dieselbe Intervention; die unterschiedlichen Bezeichnungen könnten jedoch für verschiedene Patient*innengruppen unterschiedlich passend und annehmbar sein. Der Begriff »Survivalkit« mag unter Umständen für männliche Patienten akzeptabler sein, während der Begriff »Hope Box« für weibliche Patientinnen (insbesondere Jugendliche) akzeptabler sein könnte. In der Liste von Gründen für das Leben werden Gründe für das (Weiter-)Leben schriftlich aufgelistet, wohingegen im Survivalkit konkrete Gegenstände, die als Erinnerungsreize an schöne Erlebnisse dienen, zusammengestellt werden. Diese Maßnahmen verringern nicht direkt den Suizidwunsch von Patient*innen, sie können aber den Lebenswillen stärken und in der Folge Ambivalenz dahingehend verstärken, dass die Entscheidung zur Umsetzung eines Suizidwunsches verzögert wird. Außerhalb einer akuten Krise wird durch die Intervention die Orientierung von Patient*innen hin zum Leben und weg von einem Todeswunsch gestärkt.

15.1 Hintergrund

Der Hauptzweck der Liste von Gründen für das Leben besteht darin, die kognitive Flexibilität von Patient*innen zu erhöhen, indem die Tendenz, sich auf todes- und suizidbezogene Informationen zu konzentrieren, abgemildert wird. Kognitive Verzerrungen, bei denen Betroffene ihre Aufmerksamkeit vermehrt auf Annahmen und Erinnerungen richten, die Suizidkrisen auslösen und/oder aufrechterhalten, wurden mit einem Risiko für Suizidversuche in Verbindung gebracht (Cha u. a. 2010; Nock u. a. 2010). Entsprechende Verzerrungen tragen auch dazu bei, dass suizidgefährdete Personen (1.) weniger Gründe für das Leben angeben als nicht suizidale Personen (Strosahl u. a. 1992) und (2.) die Wahrscheinlichkeit, dass ihnen in der Zukunft positive Ereignisse widerfahren werden (MacLeod u. a. 1993), unterschätzen. Suizidale Personen sind jedoch in der Lage, genauso viele *negative* zukünftige Ereignisse in Betracht zu ziehen wie nicht suizidgefährdete Personen. Dieser Befund deutet darauf hin, dass es suizidalen Peronen zwar schwererfällt, wünschenswerte zukünftige Ereignisse in Betracht zu ziehen, dass sie aber keine grundsätzlichen Probleme damit haben, sich die Zukunft vorzustellen. Die Liste von Gründen für das Leben hilft Betroffenen dabei, sich neben möglichen negativen zukünftigen Lebensereignissen auch mögliche positive zukünftige Lebensereignisse bewusst zu machen. So wird Hoffnungslosigkeitserleben verringert (MacLeod & Tarbuck 1994).

Beim Survivalkit geht es auf vergleichbare Weise darum, kognitive Rigidität zu verringern, kognitive Flexibilität zu erhöhen und positive emotionale Zustände zu evozieren. All dies verstärkt den Wunsch, weiterzuleben. Die Fähigkeit, eine positive emotionale Erfahrung aufrechtzuerhalten und zu verstärken, wird als »Savouring« (dt.: genießen, auskosten) bezeichnet (Bryant 2003). Das Survivalkit unterstützt das Savouring auf zwei Arten: Es regt einerseits dazu an, sich auf einen positiven emotionalen Zustand zu konzentrieren, was als Vergegenwärtigungsfähigkeit (being present skills) bezeichnet wird, andererseits erlaubt es, diese Erfahrung mit anderen Personen zu teilen, was als Kapitalisierungsfähigkeit (capitalizing skills) bezeichnet wird (Quoidbach u. a. 2010). Vergegenwärtigung wird mit einem häufigeren und intensiveren Erleben positiver Emotionen in Verbindung gebracht (Bryant 2003; Erisman & Roemer 2010; Quoidbach u. a. 2010), Kapitalisierung verstärkt hingegen die Wirkung positiver emotionaler Erfahrungen über den gegenwärtigen Moment hinaus (Gable u. a. 2004). Anderen von positiven Erlebnissen zu berichten (z. B. Therapeut*innen), ist zudem mit einer höheren Lebenszufriedenheit assoziiert (Quoidbach u. a. 2010).

Gründe für das Leben verringern – selbst bei Patient*innen mit einem starken Suizidwunsch – das Suizidrisiko dadurch, dass sie Ambivalenz verstärken. Studienergebnisse legen nahe, dass ein starker Wunsch zu sterben nur bei solchen Patient*innen mit einem erhöhten Suizidrisiko einhergeht, die gleichzeitig einen geringen Wunsch zu leben angeben (Brown u. a. 2005a). Beachtenswert ist, dass bereits ein schwacher oder moderater Wunsch zu leben ausreicht, um das mit einem starken Todeswunsch assoziierte Risiko auszugleichen. Patient*innen dabei zu helfen, sich an Gründe für das Leben zu erinnern, kann daher ein starkes Gegengewicht zum Wunsch zu sterben erzeugen – selbst dann, wenn die Gründe für das Leben nur schwach ausgeprägt sind.

In Kapitel 10 wurde bereits beschrieben, dass die Auseinandersetzung mit Gründen für das Leben Teil des Notfallplans ist. Dementsprechend überschneiden sich der Notfallplan und die hier besprochenen Interventionen. Dies liegt daran, dass die Beschäftigung mit Gründen für das Leben im ursprünglichen BCBT-Manual noch nicht Teil des Notfallplans war. Sie wurden – so wie hier beschrieben – als zwei separate Interventionen umgesetzt. Die Beschäftigung mit Gründen zu leben und der Notfallplan erwiesen sich jedoch als besonders beliebte Behandlungselemente und sie gehören zu den Interventionen, an die sich die Patient*innen nach der Behandlung am häufigsten erinnerten.

In weiteren Studien zeigte sich, dass der Wunsch zu leben besondere Relevanz bei der Prävention von Suizidversuchen zu haben scheint und in der BCBT einen Hauptmechanismus für Veränderung darstellt (Bryan u. a. 2016b). Mit dem Ziel, die Wirksamkeit des Notfallplans weiter zu erhöhen, wurde die Beschäftigung mit Gründen für das Leben als weiterer Baustein in den Notfallplan integriert. Tatsächlich führte dieser Schritt nicht zu einer stärkeren Wirkung des Notfallplans auf Suizidgedanken und suizidale Verhaltensweisen; es konnten jedoch eine signifikante Zunahme von Hoffnung und Gelassenheit und eine signifikante Abnahme des Eindrucks, eine Last für andere zu sein, nachgewiesen werden. Eine gezielte Auseinandersetzung mit den persönlichen Gründen für das Leben scheint daher eine besonders starke Wirkung auf das Suizidrisiko zu haben.

15.2 Praxisanleitung: Liste von Gründen für das Leben

Mit dem Ziel, die Liste an Gründen für das Leben zu erstellen, fragen die Therapeut*innen die Patient*innen direkt und explizit danach, welche Gründe diese haben, sich nicht zu suizidieren. Suizidgefährdete Patient*innen antworten häufig, dass sie keinen einzigen Grund für das Weiterleben haben. Therapeut*innen können in so einer Situation danach fragen, was die Patient*innen davon abhält oder abhalten könnte, einen (bzw. einen weiteren) Suizidversuch zu unternehmen. Therapeut*innen bitten ihre Patient*innen sodann darum, ihre Gründe für das Leben so detailliert wie möglich zu erörtern. Auf diese Weise wird die emotionale Bedeutung und Salienz der verschiedenen Gründe verstärkt. Die Gründe sollten von den Patient*innen dann handschriftlich auf der Rückseite des Notfallplans oder auf einer Karteikarte, die laminiert werden kann, notiert werden. Darüber hinaus sollte die Auseinandersetzung mit Gründen zu leben (z. B. »Gründe für das Leben durchgehen«) im zweiten Abschnitt des Notfallplans (»Selbstmanagementstrategien«) als Strategie aufgeführt werden. Gründe für das Leben auf der Rückseite des Notfallplans aufzuschreiben, hilft dabei, diese Intervention mit anderen Coping- und Emotionsregulationsstrategien zu verbinden.

Schritt 1: Das Konzept der Gründe für das Leben erläutern

Die Therapeut*innen führen das Konzept der Gründe für das Leben ein und erläutern den Hintergrund der Intervention.

Beispiel Ich möchte mit Ihnen heute darüber sprechen, was Sie trotz aller Belastungen und Probleme am Leben hält. Ist Ihnen vielleicht schon einmal aufgefallen, dass es einem sehr schwerfällt, sich an tolle Erlebnisse zu erinnern oder an schöne Dinge zu denken, wenn man sehr aufgewühlt ist oder in einer Krise steckt? Das liegt daran, dass wir einem mentalen Filter ausgesetzt sind, der dazu führt, dass wir uns vor allem auf Dinge konzentrieren, die zu unseren momentanen Gefühlen passen. Wenn wir also deprimiert sind, fällt es uns leichter, uns an deprimierende Dinge zu erinnern. Wenn wir uns ängstlich fühlen, fällt es uns leichter, uns an andere angstauslösende oder unheimliche Dinge zu erinnern. Und wenn jemand suizidal ist, dann fällt es der Person leicht, sich die Gründe zu vergegenwärtigen, die für das Sterben sprechen, während es schwerfällt, an Gründe zu denken, die für das Leben sprechen. Das bedeutet nicht, dass es keine Gründe für das Leben gibt, wenn jemand suizidal ist, sondern nur, dass es schwerfällt, sich an diese zu erinnern. Wenn wir uns einen Moment Zeit nehmen, um darüber nachzudenken, warum wir leben wollen, kann das dabei helfen, sich aus der beschriebenen Sackgasse zu befreien und wieder das große Ganze zu sehen. ■

Schritt 2: Die Gründe für das Leben ermitteln

Die Therapeut*innen bitten die Patient*innen, ihre Gründe für das Leben aufzulisten. Wenn die Patient*innen die Frage nicht verstehen, kann sie dahingehend umformuliert werden, dass die Therapeut*innen ihre Patient*innen bitten, Gründe zu nennen, weswegen sie keinen Suizidversuch unternehmen bzw. unternehmen würden.

Beispiel Was sind Ihre Gründe für das Leben oder dafür, sich nicht zu suizidieren? Bei all dem, was in Ihrem Leben passiert ist, was hilft Ihnen, am Leben zu bleiben und jeden Tag weiterzumachen? ■

Schritt 3: Die emotionale Bedeutung und Salienz der Gründe für das Leben erhöhen

Die Therapeut*innen bitten die Patient*innen, die genannten Gründe detailliert zu beschreiben, um so die Lebendigkeit der Erinnerungen zu erhöhen. Sie bitten die Patient*innen anschließend, die lebhafte Vorstellung eines oder mehrerer Gründe für das Leben direkt einmal zu üben.

Beispiel

- Erzählen Sie mir mehr darüber.
- Erzählen Sie mir, was passiert ist.
- Was daran trägt dazu bei, dass Sie weiterleben wollen?
- Weshalb ist das für Sie ein Grund, weiterzuleben? Was genau macht Ihnen daran so viel Spaß?
- Warum ist diese Person so wichtig für Sie?
- Wie verändert sich Ihre Stimmung, wenn Sie über diese Gründe für das Leben nachdenken?

[Nachdem eine ausreichende Zahl von Gründen ermittelt wurde:] Was würden Sie sagen, ist für Sie der stärkste oder wichtigste Grund, (weiter) zu leben? Warum ist dieser Grund so viel wichtiger als die anderen?
Ich möchte, dass Sie jetzt einmal die Augen schließen und sich diesen Grund ganz genau vergegenwärtigen. Was hören, sehen und spüren Sie? Erinnern Sie sich an eine positive Geschichte, die mit diesem Grund verbunden ist? Beschreiben Sie mir diese so detailliert wie möglich, sodass ich genau verstehe, woran Sie denken. Achten Sie zudem darauf, wie sich die Erinnerung auf Ihre Stimmung und Ihre Gedanken auswirkt. Wie verändert sich Ihre Stimmung, wenn Sie an [Grund] denken? Wie wirkt sich das auf Ihre Gedanken aus? ■

Schritt 4: Die Gründe für das Leben aufschreiben

Die Gründe werden von den Patient*innen dann handschriftlich auf die Rückseite des Notfallplans oder auf eine Karteikarte, die laminiert werden kann, geschrieben.

Beispiel Lassen Sie uns Ihre Gründe für das Leben aufschreiben, sodass Sie sie sich leicht vergegenwärtigen können. Es ist vor allem in einer Krise wichtig, sich an die Gründe zu leben erinnern zu können; viele Betroffene finden es daher hilfreich, sie direkt auf der Rückseite des Notfallplans zu notieren. Auf diese Weise haben Sie die Gründe schnell zur Hand, wenn Sie versuchen, ein Problem zu lösen. Was halten Sie davon, Ihren Notfallplan zu aktualisieren, indem Sie Ihre Gründe für das Leben auf der Rückseite notieren? ■

Schritt 5: Einen Plan aufstellen und die Patient*innen zur Anwendung motivieren

Im letzten Schritt fragen die Therapeut*innen, ob die Patient*innen bereit wären, die Liste von Gründen für das Leben regelmäßig durchzulesen. Gemeinsam wird dann ein Plan aufgestellt, in dem die Häufigkeit, der Zeitpunkt und die Dauer der Auseinandersetzung festgelegt werden. Der Plan sollte eine Betrachtung der Liste auch dann vorsehen, wenn es den Patient*innen gut geht und/oder sie sich aktuell nicht in einer Krise befinden. Die regelmäßige Auseinandersetzung mit den Gründen zu leben fördert das Lernen und die kognitive Flexibilität. Abschließend sollten die Therapeut*innen die Akzeptanz prüfen, indem sie die Patient*innen bitten, die Wahrscheinlichkeit, dass sie den Plan umsetzen werden, auf einer Skala von 0 bis 10, wobei 0 »überhaupt nicht wahrscheinlich« und 10 »sehr wahrscheinlich« bedeutet, zu bewerten.

Beispiel Ich möchte, dass Sie Ihre Gründe mehrmals am Tag durchgehen, damit Sie sich an sie erinnern können. So wird es Ihnen leichterfallen, sich an sie zu erinnern, wenn Sie gestresst sind. Glauben Sie, dass Sie diese Karte ein paar Mal am Tag herausnehmen könnten, um die Liste zu lesen und sich ein oder zwei Minuten Zeit zu nehmen, um an die Dinge auf dieser Liste zu denken? Wie oft am Tag, glauben Sie, könnten Sie das machen? Wie lange könnten Sie sich jeden dieser Punkte vorstellen oder ihn gedanklich durchspielen? Gibt es einen bestimmten Ort, an dem Sie das machen könnten, oder gibt es eine bestimmte Situation, die es wahrscheinlicher macht, dass Sie üben werden? Gibt es Zeiten, in denen es besonders hilfreich wäre, zu üben?
[Wenn der Plan fertig ist:] Sieht so aus, als wäre unser Plan fertig. Auf einer Skala von 0 bis 10, wobei 0 für »überhaupt nicht wahrscheinlich« und 10 für »sehr wahrscheinlich« steht, wie wahrscheinlich ist es, dass Sie diesen Plan zur Auseinandersetzung mit Ihren Gründen zu leben befolgen werden?
[Falls unter 7:] Gibt es irgendetwas, das Sie daran hindert, den Plan umzusetzen? Was könnten wir ändern, damit Sie den Plan mit höherer Wahrscheinlichkeit einsetzen? ■

15.3 Praxisanleitung: Survivalkit

Zur Erstellung des Survivalkits bitten die Therapeut*innen die Patient*innen darum, Gegenstände zu identifizieren, die sie an positive Lebenserfahrungen, angenehme oder sinnvolle Aktivitäten sowie wertvolle Beziehungen erinnern und positive

Emotionen auslösen. In Suirvivalkits sind häufig Fotos von Familienmitgliedern, inspirierende Zitate oder Textpassagen, Schmuck, Urlaubssouvenirs oder kleine Geschenke von Freund*innen oder geliebten Menschen enthalten. Die Patient*innen sammeln diese Gegenstände in einer Box (z. B. einem Schuhkarton, einem Umschlag, einem Angelkasten), sodass sie leicht darauf zugreifen können, und bringen die Box in der darauffolgenden Sitzung mit. In der Sitzung bitten die Therapeut*innen ihre Patient*innen, in Bezug auf jeden Gegenstand zu erläutern, weshalb dieser in das Survivalkit aufgenommen wurde. Hierdurch werden in der Regel positive Emotionen ausgelöst. Die gemeinsame Besprechung bietet aber zudem eine Gelegenheit, zu prüfen, ob von einem der enthaltenen Gegenstände möglicherweise ein iatrogener Effekt ausgeht (z. B. Foto von einem Familienmitglied, das die betroffene Person sexuell missbraucht hat). In einem solchen Fall nutzen die Therapeut*innen die sokratische Gesprächsführung, um die Patient*innen dabei zu unterstützen, das Objekt als solches zu erkennen und aus dem Survivalkit zu entfernen.
Mit dem Ziel, positive Emotionen zu evozieren und sich an schöne Ereignisse zu erinnern, sollte das Survivalkit täglich betrachtet werden. Die Patient*innen sollten es zudem in Krisenzeiten oder bei emotionaler Belastung nutzen. Das Survivalkit sollte zudem als Selbstmanagementstrategie in den Notfallplan aufgenommen werden.

Schritt 1: Das Survivalkit vorstellen und die Patient*innen bitten, ein solches zusammenzustellen

Die Therapeut*innen stellen das Konzept des Survivalkits vor, beschreiben seinen Zweck und fordern ihre Patient*innen auf, ein Survivalkit zusammenzustellen.

Beispiel Wir haben ein wenig darüber gesprochen, dass Sie zwar viele Herausforderungen in Ihrem Leben erlebt haben, dass es aber auch einige positive Momente und Lichtblicke gab. Sich an glücklichere Zeiten und Ereignisse im Leben zu erinnern, kann dabei helfen, andere Herausforderungen zu bewältigen, mit Stress umzugehen und ein glücklicheres Leben zu führen. Natürlich löst das Nachdenken über positive Lebenserfahrungen nicht unbedingt die Probleme, mit denen Sie gerade konfrontiert sind, und es lässt sie auch nicht verschwinden. Es kann aber dabei helfen, dass diese Probleme weniger überwältigend erscheinen, und in einigen Fällen kann es Ihnen auch dabei helfen, eine Lösung zur Bewältigung des Problems zu finden. Positive Erinnerungen können daher eine Art Survivalkit sein, wenn man mit Problemen konfrontiert ist.
Ich möchte heute mit Ihnen darüber sprechen, wie Sie ein Survivalkit zusammenstellen können. Sie sollten Gegenstände darin sammeln, die Sie an positive

Erfahrungen in Ihrem Leben erinnern. Manche legen zum Beispiel Bilder von Freund*innen und Verwandten in ihr Survivalkit. Andere wählen inspirierende Texte, wieder andere nutzen Reisesouvenirs oder andere Erinnerungsstücke für ihr Survivalkit.
Sobald Sie das Survivalkit zusammengestellt haben, können Sie den Inhalt immer dann durchgehen, wenn Sie mit Problemen konfrontiert sind. Das wird Ihnen dabei helfen, einen Blick für das große Ganze zu bewahren, sich nicht völlig überfordert zu fühlen und vielleicht sogar Lösungen zu finden. Soll ich Ihnen genauer erklären, wie Sie Ihr Survivalkit zusammenstellen können?
Da es darum geht, Gegenstände aufzubewahren, die Sie an schöne Momente erinnern, müssen Sie zunächst ein geeignetes Behältnis finden. Die meisten Leute benutzen einfach einen Schuhkarton oder etwas Ähnliches, Sie können aber natürlich auch einen großen Umschlag, einen Angelkasten oder einen Rucksack verwenden. Welche Art von Behälter würden Sie gerne für Ihr Survivalkit verwenden?
Der nächste Schritt besteht darin, sich zu überlegen, welche Gegenstände oder Symbole in das Survivalkit hineinsollen. Denken Sie an positive Lebenserfahrungen oder schöne Erlebnisse, an die Sie sich gerne erinnern. Was könnten Sie in Ihr Survivalkit tun? Lassen Sie uns einige dieser Ideen aufschreiben, damit Sie sich zu Hause daran erinnern, worüber wir gesprochen haben. ■

Schritt 2: Die Zusammenstellung des Survivalkits planen und die Patient*innen motivieren

Die Therapeut*innen fragen die Patient*innen, ob sie bereit wären, zum nächsten Termin ein Survivalkit zusammenzustellen. Daraufhin sollten die Therapeut*innen die Akzeptanz prüfen, indem sie die Patient*innen bitten, die Wahrscheinlichkeit, dass sie das Survivalkit zusammenstellen werden, auf einer Skala von 0 bis 10, wobei 0 »überhaupt nicht wahrscheinlich« und 10 »sehr wahrscheinlich« bedeutet, zu bewerten.

Beispiel Das klingt doch gut. Würden Sie Ihr Survivalkit bis zu unserem nächsten Termin zusammenstellen und es dann mitbringen, damit wir es einmal gemeinsam durchgehen können? Auf einer Skala von 0 bis 10, wobei 0 für »überhaupt nicht wahrscheinlich« und 10 für »sehr wahrscheinlich« steht, wie wahrscheinlich ist es, dass Sie das Survivalkit zum nächsten Termin mitbringen werden?
[Falls unter 7:] Gibt es irgendetwas an dem Plan, was es unwahrscheinlicher macht, dass Sie den Plan umsetzen werden? Was könnten wir ändern, damit Sie den Plan mit höherer Wahrscheinlichkeit umsetzen? ■

Schritt 3: Besprechung des Inhalts des Survivalkits (in der nächsten Sitzung)

Beim nächsten Termin gehen Therapeut*innen und Patient*innen den Inhalt des Survivalkits gemeinsam durch. Die Therapeut*innen bitten ihre Patient*innen, die »Geschichte« der einzelnen Objekte zu erzählen und/oder zu erläutern, warum sie sie aufgenommen haben. Die Therapeut*innen überprüfen, ob der Gegenstand iatrogene Effekte haben könnte. Falls ja, besprechen sie mit den Patient*innen, ob der Gegenstand im Survivalkit bleiben soll oder nicht.

Beispiel Wie ich sehe, haben Sie Ihr Survivalkit mitgebracht. Sind Ihnen bei der Zusammenstellung Fragen gekommen oder hatten Sie bei irgendetwas Schwierigkeiten?

Sollen wir das Kit einmal gemeinsam anschauen? Was ist der erste Gegenstand? Erzählen Sie mir die Geschichte dazu und warum Sie ihn in Ihr Survivalkit aufgenommen haben.

[Bei potenziell iatrogenen Gegenständen:] Das hier interessiert mich irgendwie. Ich würde gerne etwas mehr darüber sprechen. Ich komme nicht umhin, mich zu fragen, ob [der Gegenstand] neben positiven auch einige weniger gute Seiten hat. Insbesondere frage ich mich, ob es sein könnte, dass Sie sich dadurch gestresster oder verärgerter fühlen, wenn Sie mit einem Problem konfrontiert sind. Wir haben einige Zeit damit verbracht, darüber zu sprechen, wie [die Person, der Ort oder die Situation, die mit dem Gegenstand verbunden ist] Ihnen in der Vergangenheit Probleme bereitet hat und/oder nicht besonders hilfreich für Sie war. In Anbetracht dessen frage ich mich, ob dieser Gegenstand vielleicht dazu führt, dass Sie sich an diese negativen Erfahrungen erinnern, anstatt an etwas Positives. Was denken Sie darüber? Würden Sie sagen, dass dieses Objekt Ihren Suizidalen Modus eher auslöst oder abschwächt?

*[Wenn Patient*in nicht bereit ist, einen iatrogenen Gegenstand zu entfernen:]* Da es bei dem hier sowohl positive als auch weniger positive Aspekte gibt, sollten wir einen »Vielleicht«-Stapel hier drüben anlegen und diesen Gegenstand erst einmal dort ablegen, während wir die anderen Sachen anschauen. Wir können später darauf zurückkommen und sehen, was wir davon halten, wenn wir den Rest besprochen haben.

[Wenn alle Gegenstände potenziell iatrogene Effekte haben und entfernt werden müssen:] Wie Sie sehen, kann es schwieriger sein, als es auf den ersten Blick scheint, aber das ist genau der Grund, warum wir das hier machen. Wir können hieraus lernen, dass es schwierig sein kann, zwischen den Teilen unseres Lebens, die hilfreich sind, und denen, die nicht hilfreich sind, zu unterscheiden. Jetzt, da wir ein wenig mehr darüber wissen, was vielleicht nicht hilfreich ist, können

wir auch leichter erkennen, was hilfreich ist. Nehmen wir uns etwas Zeit dafür. Was sind Dinge, die Sie früher gerne gemacht haben, heute aber nicht mehr tun? Vielleicht könnten wir im Internet ein paar Bilder dazu finden, die wir dann ausdrucken und in Ihr Survivalkit legen können.
Wer sind die Menschen, die Sie in der Vergangenheit unterstützt haben, ohne dass Sie sich schuldig oder schlecht gefühlt oder sich geschämt haben? Haben Sie Fotos von ihnen auf Ihrem Handy oder in den sozialen Medien? Drucken wir ein paar Bilder von ihnen aus und legen sie in Ihr Survivalkit.
Haben Sie mal etwas gelesen, das Ihnen ein gutes Gefühl gegeben oder Sie auf irgendeine Weise inspiriert hat? Mal sehen, ob wir eine Passage im Internet finden und ausdrucken können, um sie in Ihr Survivalkit aufzunehmen.
Gut. Jetzt haben wir einige neue Gegenstände für Ihr Survivalkit gefunden. Möchten Sie noch andere Sachen hinzufügen, die Sie an diese Personen, Orte oder Ereignisse erinnern? Haben Sie zum Beispiel kleine Erinnerungsstücke oder Geschenke, die für diese schönen Erlebnisse stehen? Würden Sie diese Gegenstände bis zur nächsten Sitzung in Ihr Survivalkit aufnehmen? ■

Schritt 4: Einen Plan aufstellen und die Patient*innen zur Anwendung motivieren

Im letzten Schritt bitten die Therapeut*innen die Patient*innen, das Survivalkit regelmäßig durchzugehen. Gemeinsam wird dann ein Plan aufgestellt, in dem die Häufigkeit, der Zeitpunkt und die Dauer festgelegt werden. Zuerst sollten die Therapeut*innen ihre Patient*innen auffordern, den Inhalt des Survivalkits auch dann durchzuschauen, wenn es ihnen gut geht und/oder sie sich relativ ruhig fühlen, da dies das Lernen und den Erwerb von Savouringskills fördert. Daraufhin sollten die Therapeut*innen die Akzeptanz prüfen, indem sie die Patient*innen bitten, die Wahrscheinlichkeit, dass sie das Survialkit regelmäßig durchgehen werden, auf einer Skala von 0 bis 10 zu bewerten, wobei 0 »überhaupt nicht wahrscheinlich« und 10 »sehr wahrscheinlich« bedeutet.

Beispiel Ich möchte, dass Sie das Survivalkit mehrmals am Tag anschauen, damit Sie üben, sich an schöne Erlebnisse zu erinnern. So wird es Ihnen leichterfallen, Problemen entgegenzutreten, insbesondere wenn Sie gestresst sind.
Meinen Sie, Sie könnten sich jeden Tag ein paar Minuten Zeit nehmen, um Ihr Survivalkit durchzugehen und sich daran zu erinnern, warum Sie die einzelnen Gegenstände hineingelegt haben? Wo werden Sie Ihr Survivalkit aufbewahren? Gibt es Zeiten, zu denen es Ihnen besser passt, das Survivalkit durchzusehen?
[Wenn der Plan fertig ist:] Sieht so aus, als wäre unser Plan fertig. Auf einer Skala

von 0 bis 10, wobei 0 für »überhaupt nicht wahrscheinlich« und 10 für »sehr wahrscheinlich« steht, wie wahrscheinlich ist es, dass Sie das Survivalkit bis zum nächsten Termin mindestens einmal täglich anschauen werden?
[Falls unter 7:] Gibt es irgendetwas, das Sie daran hindert, das Survivalkit täglich anzuschauen? Was könnten wir ändern, damit Sie sich das Survivalkit mit größerer Wahrscheinlichkeit regelmäßig anschauen? ■

15.4 Die Fallvignetten

Mike

Mike stand der Aufgabe, eine Liste von Gründen für das Leben zusammenzustellen, zunächst skeptisch gegenüber; es implizierte für ihn, suizidal zu sein. Der Therapeut verwies darauf, dass man Gründe für das Leben haben kann, ohne suizidgefährdet zu sein. Im weiteren Gesprächsverlauf erhöhte er die emotionale Bedeutung der Gründe, indem er Mike bat, eine Geschichte zu jedem einzelnen Grund zu erzählen.

Therapeut: Als Nächstes möchte ich mit Ihnen über Ihre Gründe für das Leben sprechen.
Mike: Wie meinen Sie das?
Therapeut: Gründe für das Leben sind Dinge, die uns im Alltag trotz Stress und Widrigkeiten auf den Beinen halten. Sie geben uns oft einen Sinn oder eine Bedeutung im Leben.
Mike: Aber ist das nicht nur was für Leute, die sich umbringen wollen?
Therapeut: Es ist auf jeden Fall hilfreich für Menschen, die über Suizid nachdenken, aber es ist auch hilfreich, wenn wir nicht suizidgefährdet sind. Wir alle haben Gründe für das Leben, auch wenn wir nicht an einen Suizid denken. Die meisten von uns brauchen solche Gründe für das Leben, um sich auch dann okay zu fühlen, wenn die Dinge mal nicht so laufen, wie wir es wollen. Es sind die Gründe, die uns morgens aufstehen lassen und die dazu führen, dass wir die Dinge, die wir tun, auch dann weitermachen, wenn gerade nicht alles gut läuft. Man muss nicht suizidgefährdet sein, um schwere Zeiten zu durchleben, und man muss definitiv auch nicht suizidgefährdet sein, um zu wissen, wofür es sich zu leben lohnt.
Mike: Ja, verstehe ich.

Therapeut: Okay, gut. Was würden Sie also sagen, was sind Ihre Gründe für das Leben?

Mike: Na ja, auf jeden Fall meine Frau.

Therapeut: Mh-hm. Was genau an Ihrer Frau macht das Leben für Sie lebenswert?

Mike: Sie ist ein wirklich toller Mensch, sie unterstützt andere und ist immer freundlich. Wir haben natürlich unsere Probleme und streiten uns oft, aber sie ist mir wirklich sehr wichtig.

Therapeut: Was ist eine Ihrer liebsten Erinnerungen an Ihre Frau?

Mike: Ich schätze, unser erstes gemeinsames Weihnachten. In dem Jahr waren wir nur zu zweit, weil wir unsere Familien nicht besuchen konnten. Wir haben in meiner Wohnung gefeiert und fast den ganzen Tag miteinander verbracht. Wir haben Abendessen gekocht, was wirklich Spaß gemacht hat, und dann fing es an, richtig doll zu schneien, also sind wir noch rausgegangen und haben zusammen einen Schneemann gebaut. Das war natürlich total albern, aber toll. Ich hatte das seit meiner Kindheit nicht mehr gemacht. Und natürlich haben wir am Ende eine Schneeballschlacht gemacht. Die Kinder, die unter mir wohnen, haben uns gehört und sind rausgekommen und haben mitgemacht, wir beide gegen die Kinder. Es war wirklich lustig, wir haben sie total fertiggemacht. Sie waren so unkoordiniert. Danach sind wir wieder reingegangen, haben uns umgezogen und den restlichen Abend Filme geschaut und die Reste vom Abendessen aufgegessen. Ich weiß nicht, warum mir dieses Weihnachten besonders im Gedächtnis geblieben ist. Wir haben seitdem so viele Weihnachtsfeste gemeinsam gefeiert. Ich schätze, dass es daran liegt, dass es unser erstes Weihnachten war, wir noch jung waren und nicht den ganzen Stress hatten, den wir jetzt haben.

Therapeut: Das ist eine tolle Erinnerung. Das klingt nach einem wunderschönen Weihnachten. Mir ist aufgefallen, dass sich Ihnen beim Erzählen ein Lächeln auf die Lippen geschlichen hat.

Mike: Ja. Wie auch nicht. Es war ein wirklich toller Tag.

Therapeut: Positive Erinnerungen helfen Ihnen also, sich besser zu fühlen, auch wenn es im Leben nicht so gut läuft?

Mike: Ja, ich denke schon. Es erinnert mich daran, dass es immer noch gute Dinge im Leben gibt, auch wenn es manchmal schlimm wird. Außerdem erinnert es mich daran, dass meine Frau und ich einige wirklich gute Zeiten hatten. Es ist also nicht alles schlecht.

Therapeut: Ja, interessant. Es rückt die Dinge ins rechte Licht?

Mike: Ja, absolut. Es ist nicht alles schlecht.

Therapeut: Nun, wir haben sicherlich nicht alle Ihre Eheprobleme gelöst, aber es kann helfen, kurz innezuhalten und sich an die guten Zeiten zu erinnern.

Mike: Ja.

Therapeut: Es klingt, als fiele es Ihnen manchmal schwer, sich an diese schönen Dinge zu erinnern.

Mike: Oh ja, absolut. Ich denke jedenfalls nicht daran, wenn wir miteinander streiten.

Therapeut: Vielleicht sollten wir das auf einer Karteikarte notieren, damit Sie sich in Zukunft besser daran erinnern können. Das kann Ihnen helfen, wichtige Dinge nicht aus dem Blick zu verlieren.

Mike: Okay, können wir machen. Das wird sicher helfen.

Janice

Janice wurde am Ende der zweiten Sitzung gebeten, ein Survivalkit zusammenzustellen. Sie brachte zur dritten Sitzung einen Schuhkarton mit, der von außen mit Stickern und Farben verziert war. »Ich wollte, dass er schön aussieht und in meinem Regal ein bisschen auffällt, damit ich mich jedes Mal, wenn ich die Schachtel sehe, daran erinnere, was drin ist.« Der Therapeut lobte sie sehr und bat sie, zu den einzelnen Gegenständen, die sich in dem Survivalkit befanden, eine Geschichte zu erzählen. Janice' Survivalkit enthielt Folgendes:

- ein Foto ihrer Tochter, wie sie mit ihrem Hund im Garten spielt: »Das ist mein liebstes Bild von meiner Tochter. Ich muss immer lächeln, wenn ich es sehe.«
- ein Taschenbuch mit inspirierenden Zitaten: »Das sind die Seiten mit meinen Lieblingszitaten. Ich mag sie, weil sie mir helfen, mich daran zu erinnern, was im Leben wichtig ist.«
- eine Geburtstagskarte von einem Mitglied ihrer Gemeinde, die sie vor einigen Monaten zu ihrem Geburtstag bekommen hatte: »Ich habe das überhaupt nicht von ihr erwartet und konnte nicht glauben, dass jemand an meinen Geburtstag gedacht hat. Das war sehr nett von ihr.«
- eine Medaille, die sie während ihrer Zeit beim Militär erhalten hatte: »Diese Medaille ist keine besondere oder so, aber ich habe sie hinzugefügt, weil sie mich daran erinnert, dass ich meinem Land gedient habe, und das ist etwas, auf das ich stolz bin.«
- eine leere Flasche Parfüm von ihrem Ex-Mann: »Es erinnert mich daran, wie froh ich bin, dass ich von ihm weg bin. Er hat mich am Ende missbraucht und die Entscheidung, ihn zu verlassen, war eine der wichtigsten Entscheidungen meines Lebens.«

Da sich dieser letzte Gegenstand auf eine besonders schwierige Zeit in Janice' Leben bezog, fragte der Therapeut genauer nach. Der folgende Auszug zeigt, wie er Janice hilft, ihre Gründe für die Aufnahme dieses Gegenstandes in ihr Survivalkit kritisch zu bewerten. Er unterstützt sie dabei, zu erkennen, dass dieser Gegenstand negative Stimmungen, Gedanken und Erinnerungen fördert, die den Suizidalen Modus aufrechterhalten.

Therapeut: Erzählen Sie mir mehr über dieses Parfümfläschchen.

Janice: Also, als wir gerade geheiratet hatten, war alles in Ordnung. Aber im Lauf der Jahre wurde mein Ex zunehmend kontrollierend und er hat angefangen, mich sowohl psychisch als auch körperlich zu missbrauchen. Er hat mich die ganze Zeit angeschrien, mich kritisiert und mir gesagt, ich wäre hässlich und dumm. Schließlich hat er auch angefangen, mich zu schlagen. Ich habe das etwa drei Jahre lang mitgemacht, bevor ich ihn schließlich verlassen habe und mich scheiden ließ. Er war einfach ein furchtbarer Mensch und ist in vielerlei Hinsicht die Ursache all meiner Schwierigkeiten und psychischen Probleme.

Therapeut: Ich verstehe. Das würde wohl erklären, warum Sie so angespannt waren, als Sie mir von ihm erzählt haben. Ich kann sehen, dass Ihnen die Tränen in die Augen gestiegen sind.

Janice: Ja, es ist nicht leicht, über ihn zu sprechen.

Therapeut: Das glaube ich. Deshalb frage ich mich: Wenn Sie bei dem Gedanken an ihn so angespannt und emotional aufgewühlt reagieren, hat es dann Sinn, diesen Erinnerungsreiz an ihn in Ihrem Survivalkit zu lassen?

Janice: Nun, ich habe es dort hineingelegt, um mich daran zu erinnern, dass mein Leben ohne ihn besser ist.

Therapeut: Ja, das verstehe ich. Es klingt definitiv so, als ob die Dinge jetzt viel besser wären.

Janice: Oh ja, viel besser, obwohl ich immer noch irgendwie mit ihm und dem, was er mir angetan hat, zu kämpfen habe.

Therapeut: Er hat einen bleibenden Eindruck in Ihrem Leben hinterlassen …

Janice: Mhmh.

Therapeut: … und keinen besonders guten.

Janice: Definitiv nicht.

Therapeut: Wenn Sie also an Ihren Ex-Mann denken, werden all diese negativen Gefühle, Gedanken und Erinnerungen wach, obwohl es gut ist, dass Sie ihn los sind.

Janice: Ja.

Therapeut: Wenn man bedenkt, dass das Survivalkit Ihnen helfen soll, positive

Emotionen zu empfinden und sich an gute Zeiten zu erinnern, scheint es eher so, als würde diese Parfümflasche das Gegenteil bewirken. Was meinen Sie dazu?

Janice: Ja, ich denke auch. Ich verstehe, was Sie sagen wollen. Ich sollte das herausnehmen.

Therapeut: Ja, das wäre gut. Ich halte das für eine gute Idee.

Janice: Wahrscheinlich sollte ich es einfach wegwerfen.

Therapeut: Das ist eine interessante Idee. Was denken Sie?

Janice: Nun, wenn ich so darüber nachdenke, habe ich daran festgehalten, weil ich dachte, es wäre meine Art, mich an meine guten Entscheidungen zu erinnern, aber jetzt weiß ich, dass es mich nur an die schlechten Zeiten erinnert, die wir hatten. Ich muss es einfach wegschmeißen.

Therapeut: Das klingt sehr gut.

Tipps und Hinweise für die Erstellung der Liste von Gründen für das Leben und das Survivalkit

Die Liste der Gründe für das Leben und das Survivalkit nutzen. Die Liste von Gründen für das Leben ist am effektivsten, wenn sie mit dem Survivalkit kombiniert wird. Die Liste und das Survivalkit verfolgen einen ähnlichen Zweck. Sie unterscheiden sich jedoch darin, dass es sich einmal um eine Liste und einmal um tatsächliche Gegenstände handelt. So können sie sich gegenseitg ergänzen und in mehr Situationen und Kontexten zum Einsatz kommen. Die Liste von Gründen für das Leben ist beispielsweise naturgemäß leichter mitzunehmen, sodass sie in Situationen, in denen nicht auf das Survivalkit zugegriffen werden kann, als »Erweiterung« desselben dienen kann. Die Therapeut*innen sollten die Liste von Gründen für das Leben daher mit dem Survivalkit verknüpfen, um so die Wirksamkeit der beiden Interventionen zu erhöhen.

Die Patient*innen nicht mit einem leeren Survivalkit gehen lassen. Eine wichtige Regel für die Arbeit an dem Survivalkit lautet, dass Patient*innen die Sitzung nicht mit einem leeren Kit verlassen dürfen. Es passiert äußerst selten, dass Patient*innen ein Survivalkit zusammenstellen, in dem alle enthaltenen Gegenstände einen potenziell iatrogenen Effekt haben. In einigen Fällen werden Therapeut*innen und Patient*innen jedoch feststellen, dass das Survivalkit neu zusammengestellt werden sollte. In einem solchen Fall sollten die Therapeut*innen den Patient*innen noch in der Sitzung helfen, neue, nicht iatrogene Gegenstände zu identifizieren, die in das Survivalkit gelegt werden können. Wenn beispielsweise ein Patient gerne Mountainbike fährt oder gerne an einem bestimmten Ort wandert, dann könnte die Therapeutin im Internet nach Bildern eines Mountainbikes oder einer Karte mit Wanderwegen suchen und diese ausdrucken, um sie dem Survivalkit unmittelbar hinzuzufügen. Therapeut*innen und Patient*innen könnten aber auch gemeinsam im Internet nach Lieblingszitaten oder inspirierenden Textpassagen suchen, diese ausdrucken und dem Survivalkit hinzufügen.

Die Interventionen mit geeigneten Smartphone-Apps ergänzen. Eine elektronische Version des Survivalkits, die »Virtual Hope Box«, wurde als Smartphone-App entwickelt und kann im App-Store heruntergeladen werden. Mithilfe der virtuellen Hope Box können Patient*innen auf ihrem Handy ein Survivalkit aus Fotos, Liedern, Websites und Telefonnummern zusammenstellen. Die App erlaubt es deutlich diskreter, als es mit dem herkömmlichen Survivalkit möglich wäre, jederzeit auf Elemente des Survivalkits zuzugreifen. In einer Studie konnte gezeigt werden, dass suizidale Patient*innen die App nützlich und benutzerfreundlich finden und sie die App häufiger als das herkömmliche Survivalkit nutzen (Bush u. a. 2015). Im Allgemeinen schätzen es Patient*innen, sowohl die virtuelle Hope Box als auch das herkömmliche Survivalkit in Kombination zu verwenden. Es ist daher zu überlegen, bei suizidalen Patient*innen, die über ein Smartphone verfügen und bereit sind, die App herunterzuladen, sowohl das herkömmliche Survivalkit als auch die virtuelle Hope Box einzusetzen.

Teil 4: Die zweite Therapiephase – Suizidale Kognitionsmuster durchbrechen

16 Das ABC-Arbeitsblatt

Das ABC-Arbeitsblatt ist eine von mehreren Methoden zur kognitiven Umstrukturierung, die Patient*innen dazu nutzen können, jene automatischen negativen Gedanken, Annahmen und suizidalen Kognitionen zu identifizieren, die die Vulnerabilität für die Aktivierung des Suizidalen Modus erhöhen. Das ABC-Arbeitsblatt ist ein zentrales Element der kognitiven Umstrukturierung und hilft den Patient*innen dabei, verzerrte Kognitionsmuster zu erkennen. Es unterstützt Patient*innen darin, verschiedene miteinander verbundene Prozesse zu verstehen: (1.) dass automatische Gedanken in Reaktion auf auslösende Ereignisse auftreten; (2.) dass automatische Gedanken die Grundannahmen von Patient*innen widerspiegeln; (3.) dass Emotionen und Verhaltensweisen durch diese Kognitionen verursacht bzw. beeinflusst werden. In unterschiedlichen Behandlungsmanualen finden sich unterschiedliche ABC-Arbeitsblätter. In der BCBT nutzen wir Arbeitsblätter, die von Resick u. a. (2007) ursprünglich für die Cognitive Processing Therapy (CPT) der Posttraumatischen Belastungsstörung entwickelt wurden. Aus zwei Gründen haben wir uns hierzu entschieden: Zum einen sind Traumatisierungen bei suizidgefährdeten Patient*innen weitverbreitet. Suizidale Kognitionen stehen oft in Zusammenhang mit traumatischen Erfahrungen oder werden von diesen beeinflusst. Zweitens hatten viele unserer BCBT-Patient*innen die Cognitive Processing Therapie zuvor durchlaufen und waren mit dem ABC-Arbeitsblatt daher bereits vertraut. Das Arbeitsblatt hat sich als nützlich erwiesen, um Grundannahmen, die unter BCBT-Patient*innen verbreitet sind, gezielt zu behandeln. Das ABC-Arbeitsblatt findet sich in Anhang A.8. Suizidgefährdeten Patient*innen ist oftmals nicht wirklich bewusst, dass sie (interne wie externe) Auslöser negativ interpretieren und dass diese Interpretationen maladaptive Verhaltensweisen und negative emotionale Reaktionen nach sich ziehen. Das ABC-Arbeitsblatt vermittelt somit grundlegene Selbstbeobachtungsfertigkeiten, durch die die Kaskade von auslösenden Ereignissen über automatische Gedanken hin zu emotionalen oder verhaltensbezogenen Konsequenzen verlangsamt wird. Hierdurch verringert sich wiederum die Wahrscheinlichkeit, dass Patient*innen in automatisierter Weise auf einen externen oder internen Auslöser reagieren. Das ABC-Arbeitsblatt ist damit eine besonders wirkungsvolle erste Intervention der zweiten Therapiephase.

16.1 Hintergrund

Die kognitive Umstrukturierung spielt eine große Rolle in Psychotherapien, die auf die Prävention von Suizidversuchen abzielen (Brown u. a. 2005b; Linehan u. a. 2006b; Rudd u. a. 2015). In der Fluid Vulnerability Theory wird davon ausgegangen, dass suizidale Kognitionsmuster eine langfristige, anhaltende Suizidvulnerabilität bedingen (s. Kapitel 2). Hoffnungslosigkeit, der Eindruck, eine Last für andere zu sein, Selbsthass, vermeintliche Inkompetenz und Scham unterscheiden Betroffene, die einen Suizidversuch unternommen haben, sowohl von Betroffenen, die zwar an Suizid denken, aber noch nie einen Versuch unternommen haben, als auch von Personen, die noch nie Suizidgedanken hatten oder einen Suizidversuch unternommen haben (Bryan u. a. 2014d). Diese suizidalen Kognitionen sind zudem ein besserer Prädiktor für zukünftige Suizidversuche als Suizidgedanken, frühere Suizidversuche und emotionale Belastung (Brown u. a. 2000; Bryan u. a. 2012a; Bryan u. a. 2010; Bryan u. a. 2014d; Joiner u. a. 2009b; Kanzler u. a. 2012). Befunde wie die genannten stützen die Annahme der Fluid Vulnerability Theory, dass suizidale Kognitionsmuster eine chronische Vulnerabilität bedingen – und dies unabhängig von akuter psychischer Belastung. Die gezielte Beeinflussung zentraler suizidaler Kognitionen stellt daher einen zentralen Wirkmechanismus von Behandlungen dar, die das Suizidversuchsrisiko wirksam verringern. Betroffene müssen zunächst erkennen, dass entsprechende Bewertungs- und Interpretationsmuster mehr oder weniger automatisch Emotionen und Handlungen bedingen, bevor sie diese kognitiven Vulnerabilitäten wirksam angehen können.

16.2 Praxisanleitung

Das ABC-Arbeitsblatt (und alle weiteren Arbeitsblätter in den folgenden Kapiteln) sollte gemeinsam von Therapeut*innen und Patient*innen schriftlich – und nicht nur mündlich – bearbeitet werden. Patient*innen schreiben ihre Antworten also direkt auf das Arbeitsblatt. Das schriftliche Ausfüllen des ABC-Arbeitsblatts funktioniert insgesamt besser als eine einfache mündliche Besprechung des Inhalts. Es stellt eine stärkere Verbindung zur Aufgabe her. Außerdem spiegelt sich hierin die Kompetenzorientierung wider, die wirksamen Behandlungen zugrunde liegt: Die kognitive Umstrukturierung wird in ein verhaltensorientiertes Fertigkeitenset übersetzt. Hierdurch wird die Wirkung der Intervention gestärkt.
Der Hauptteil des ABC-Arbeitsblatts besteht aus drei Feldern: In Feld A wird

der Auslöser einer emotionalen Belastung eingetragen (»Was ist mir passiert?«), in Feld B werden Bewertungen/Interpretationen eingetragen (»Was habe ich in der Situation gedacht oder zu mir selbst gesagt?«) und in Feld C die emotionalen Folgen (»Wie habe ich mich gefühlt?«). Unterhalb dieser Felder befinden sich zwei Fragen, die den Prozess der kognitiven Umstrukturierung anstoßen sollen. Die erste Frage – »Sind die Gedanken in ›B‹ hilfreich?« – hilft Patient*innen, zwischen adaptiven und maladaptiven automatischen Gedanken und Annahmen zu unterscheiden. Die zweite Frage – »Was kann ich mir in Zukunft in einer solchen Situation sagen, das hilfreicher wäre?« – zielt direkt auf die kognitive Umstrukturierung ab.

Es ist wichtig zu beachten, dass Patient*innen nicht einschätzen sollen, ob ihre Annahmen »realistisch« oder »vernünftig« sind. Genauso wenig besteht das Ziel darin, eine »realistischere« oder »vernünftigere« Sichtweise zu entwickeln. Suizidgefährdete Personen empfinden ihre negativen Annahmen oft als realistisch und vernünftig. Fragt man die Betroffenen nun danach, ob ihre Wahrnehmungen realistisch oder vernünftig sind, erhält man daher oft eine bejahende Antwort. Formulierungen, die auf die Funktion (z. B. hilfreich oder nicht hilfreich) von Gedanken/Annahmen fokussieren, umgehen zudem die Wertung oder (Selbst-)Kritik, die Wörter wie realistisch und vernünftig implizieren (z. B. »Ich bin eine unvernünftige Person mit unrealistischem Denken«).

Bei der Einführung des ABC-Arbeitsblatts sollten Therapeut*innen zunächst erläutern, wie Lebensereignisse, Gedanken und Gefühle miteinander verbunden sind. Daraufhin werden die Patient*innen angeleitet, das ABC-Arbeitsblatt in Bezug auf ihre letzte suizidale Krise (oder den letzten Suizidversuch) auszufüllen. Der Auslöser der Krise wird dabei in Feld A geschrieben. Die meisten Patient*innen haben Schwierigkeiten damit, automatische Gedanken und Annahmen zu identifizieren, während sie die Emotionen, die sie während der suizidalen Krise erlebt haben, leicht benennen können. Es kann daher sinnvoll sein, Feld B zunächst auszulassen und erst Feld C des ABC-Arbeitsblatts auszufüllen. Im nächsten Schritt werden die Emotionen, die die Person in Reaktion auf den spezifischen Auslöser empfunden hat, eingetragen. Im letzten Schritt werden die Patient*innen gebeten, die Gedanken, die ihnen in Reaktion auf den Auslöser durch den Kopf gegangen sind, zu benennen und in Feld B einzutragen. Die meisten Patient*innen werden als Erstes einen automatischen Gedanken benennen. Die dahinter liegende Grundannahme ermitteln Therapeut*innen durch die Anwendung sokratischer Gesprächstechniken.

Eine hilfreiche Strategie zur Aufdeckung von Grundannahmen ist die sogenannte Pfeil-Abwärts-Technik. Bei dieser Technik bitten die Therapeut*innen die Patient*innen, die Konsequenzen eines automatischen Gedankens mithilfe einer

Wenn-dann-Formel zu identifizieren: »Wenn [automatischer Gedanke] wahr ist, was sagt das dann über Sie als Person aus?« In manchen Fällen antworten Patient*innen nicht direkt mit einer Grundannahme, sondern mit einem anderen automatischen Gedanken. In so einem Fall stellen die Therapeut*innen die Eingangsfrage erneut: »Und wenn das wahr ist, was sagt das dann über Sie als Person aus?« Die Pfeil-Abwärts-Technik wird weiter unten anhand der Fallbeschreibung von John veranschaulicht.
Die zwei erwähnten Fragen zur kognitiven Umstrukturierung werden erst dann gestellt, wenn die ABC-Felder ausgefüllt wurden. Immer wenn ein alternativer, hilfreicherer Gedanke oder eine alternative Annahme von den Patient*innen genannt wird, fragen Therapeut*innen nach, wie sich dieser alternative Gedanke wohl im Vergleich zum ursprünglichen Gedanken auf ihre Gefühle auswirken würde. Um sicherzustellen, dass die Patient*innen den Skill wirklich verinnerlichen, sollten sie pro Sitzung mehrere ABC-Arbeitsblätter ausfüllen und auch zwischen den Sitzungen mit dem ABC-Arbeitsblatt kontinuierlich weiterüben. Die Analysen sollten sich dabei nicht ausschließlich auf die letzte suizidale Krise, sondern auch auf andere Auslöser und Situationen in ihrem Leben beziehen. Auf diese Weise wird an der Generalisierung des Skills gearbeitet.

Schritt 1: Das Konzept des ABC-Arbeitsblatts vorstellen

Die Therapeut*innen führen in das Konzept des ABC-Arbeitsblatts ein und geben einen kurzen Überblick über das allgemeine kognitiv-verhaltenstherapeutische Modell zur Konzeptualisierung und Bewältigung emotionaler Belastungen.

Beispiel Heute möchte ich mich mit Ihnen auf die Gedanken, die Sie in belastenden Situationen haben, konzentrieren. Außerdem soll es um Grundannahmen oder »Regeln« gehen, die Sie im Lauf Ihres Lebens entwickelt haben und die beinflussen, wie Sie Entscheidungen treffen. Wir haben ja bereits darüber gesprochen, dass das, was Sie in verschiedenen Situationen zu sich selbst sagen, Einfluss darauf hat, wie Sie sich fühlen und wie Sie reagieren. Wenn jemand zum Beispiel denkt, dass er im Leben versagt hat, könnte er bei einem relativ kleinen Fehler denken: »Ich habe es wieder vermasselt, wie immer« und wird sich wahrscheinlich schuldig oder traurig fühlen. Weil sich diese Person so schlecht fühlt, zieht sie sich möglicherweise von anderen zurück oder trinkt Alkohol, um sich besser zu fühlen. Im Gegensatz dazu würde jemand, der sich im Allgemeinen für intelligent und kompetent hält, auf denselben Fehler wahrscheinlich anders reagieren. Vielleicht würde die Person so etwas denken wie: »Hups, blöd gelaufen. Na ja, wir machen alle mal Fehler.« Diese Person erkennt an, dass Fehler manchmal passieren, behebt ihn und macht

dann weiter. Auch diese zweite Person ist vielleicht frustriert oder ärgert sich über den Fehler. Der Unterschied ist, dass sie sich nicht unbedingt traurig oder schuldig fühlt. Sie ist sich dessen bewusst, dass Fehler einfach passieren können. Die Annahmen und Überzeugungen, die wir über uns selbst haben, beeinflussen also, wie wir Ereignisse in unserem Leben bewerten, wie wir uns fühlen und wie wir handeln. Ergibt das Sinn für Sie?
Heute werden wir uns deshalb damit beschäftigen, wie Ihre Gedanken und Annahmen zu Ihrer suizidalen Krise beigetragen haben und wie sie weiterhin zu negativen Emotionen und der von Ihnen erlebten psychischen Belastung beitragen. Hierzu werden wir das sogenannte ABC-Arbeitsblatt verwenden. Das ABC-Arbeitsblatt wird uns helfen, die Gedanken, Überzeugungen und Annahmen, die Ihren Entscheidungen und Handlungen zugrunde liegen, zu identifizieren. ■

Schritt 2: Das ABC-Arbeitsblatt für die letzte suizidale Krise oder den letzten Suizidversuch ausfüllen

Die Therapeut*innen helfen den Patient*innen beim Ausfüllen eines ABC-Arbeitsblatts, das sich auf die suizidale Krise, die zur Aufnahme der Behandlung geführt hat, konzentriert. Die Therapeut*innen erläutern die einzelnen Felder des Arbeitsblattes und leiten die Patient*innen mittels sokratischer Gesprächsführung an, (1.) automatische Gedanken und Annahmen zu identifizieren und (2.) den Zusammenhang zwischen Kognitionen, Emotionen und Verhalten zu erkennen. Wenn die Patient*innen einen automatischen Gedanken identifiziert haben, wenden die Therapeut*innen die Pfeil-Abwärts-Technik oder andere sokratische Gesprächsmethoden an, um dahinterliegende Grundannahmen zu identifizieren. Die Therapeut*innen geben den Patient*innen eine Kopie des ABC-Arbeitsblatts und bitten sie darum, jedes Feld handschriftlich auszufüllen.

Beispiel Dieses Arbeitsblatt besteht aus mehreren Feldern, die ich Ihnen alle erklären werde. Diese drei Felder bilden den Hauptteil des Arbeitsblatts, daher auch der Name »ABC-Arbeitsblatt«. Das erste Feld ist Feld A. A steht für »Auslöser«. Hier geht es darum zu verstehen, welche Auslöser einer emotionalen Belasung vorausgingen. Es geht also darum, die Frage »Was ist passiert?« zu beantworten. Lassen Sie uns hierzu einmal auf die suizidale Krise schauen, die zu Ihrer Behandlung bei mir geführt hat. Was war das Ereignis oder die Situation, die diese Krise ausgelöst hat? Schreiben Sie das bitte in Feld A.
Das mittlere Feld überspringen wir erst einmal und bearbeiten stattdessen zuerst das Feld ganz rechts, Feld C. C steht für »Konsequenzen«. (Das englische »consequences« wird mit C geschrieben – daher C und nicht K.) Bei den Konsequenzen

einer Situation geht es vor allem um die Gefühle, die Sie in der Situation erlebt haben. Die Frage für Feld C lautet also: »Welche Gefühle hat die Situation in mir ausgelöst?« bzw. »Wie habe ich mich in der Situation gefühlt?« Wenn wir wieder auf Ihre suizidale Krise zurückkommen: Wie haben Sie sich in dieser Situation gefühlt? Schreiben Sie das bitte in Feld C.

Schauen wir uns nun das mittlere Feld an. Manchmal ist es leichter, sich an Gedanken, die man in einer bestimmten Situation hatte, zu erinnern, wenn man sich zunächst die Gefühle vergegenwärtigt, die man in der Situation erlebt hat. Dieses mittlere Feld ist Feld B. B steht für »Bewertung«. Hier schreiben Sie auf, welche Gedanken Sie in einer bestimmten Situation hatten. Mit den Fragen auf dem Arbeitsblatt können Sie leicht herausfinden, was Sie gedacht haben: »Was habe ich zu mir gesagt?« oder »Was ist mir durch den Kopf gegangen?«. Überlegen Sie bitte einmal, was Sie in Ihrer suizidalen Krise, als Sie in *dieser* belastenden Situation (Feld A) waren und sich *so* [Emotion] fühlten (Feld C), zu sich selbst gesagt haben? Was ist Ihnen durch den Kopf gegangen? Schreiben Sie diese Gedanken bitte hier in Feld B.

*[Wenn Patient*in einen automatischen Gedanken, aber keine Grundannahme identifiziert:]* Lassen Sie uns noch ein wenig über diesen Gedanken sprechen. Nehmen wir mal an, dass Ihr Gedanke in der Situation absolut wahr und richtig war. Wenn dieser Gedanke wahr ist, was sagt das dann über Sie als Person aus?

Also, ich fasse jetzt noch einmal alles zusammen: Dieser Auslöser hat die Dinge in Gang gesetzt. Als Reaktion darauf haben Sie begonnen, sehr negative Dinge über die Situation und sich selbst zu denken. Das hat Sie noch mehr aufgewühlt. Gehen wir nun zur nächsten Frage über: »Sind die Gedanken in B hilfreich?« War es in dieser Situation hilfreich für Sie, sich diese Dinge zu sagen? Denken Sie im Allgemeinen, dass es hilfreich ist, solche negativen Dinge über sich selbst zu denken? Was genau macht diese Gedanken und Annahmen so wenig hilfreich? Schreiben Sie das bitte in dieses Feld hier.

Wenn diese Gedanken und Annahmen so wenig hilfreich sind, was könnten Sie sich dann alternativ in Zukunft sagen, wenn Sie sich in einer ähnlichen Situation befinden sollten? Schreiben Sie das bitte auch auf.

Ergibt das alles Sinn für Sie? Haben Sie Fragen oder Anmerkungen hierzu? Gut, dann lassen Sie uns noch ein Arbeitsblatt gemeinsam ausfüllen. ■

Schritt 3: ABC-Arbeitsblätter für andere Belastungssituationen ausfüllen

Die Patient*innen werden angeleitet, weitere ABC-Arbeitsblätter, die sich auf andere belastende Ereignisse beziehen, auszufüllen. Hierdurch soll die Fertigkeit, dysfunktionale Bewertungen zu identifizieren und infrage zu stellen, gefestigt und generalisiert werden. Die Therapeut*innen geben den Patient*innen weitere Kopien des ABC-Arbeitsblattes und leiten sie beim Ausfüllen an.

Beispiel Lassen Sie uns bei der Bearbeitung dieses Arbeitsblatts auf eine andere Situation, in der Sie sich gestresst oder aufgewühlt gefühlt haben, konzentrieren. Fällt Ihnen eine Situation ein? Erzählen Sie mir von dieser Situation. Wir werden jetzt – genau wie beim letzten Arbeitsblatt – jedes Feld nacheinander duchgehen, um Ihre Gedanken und Annahmen in dieser Situation erst einmal zu identifizieren und dann zu prüfen, ob sie hilfreich waren oder nicht.
Wir beginnen wieder mit A, dem Auslöser. Was ist passiert oder was war los? Schreiben Sie das bitte in Feld A.
Als Nächstes folgt C, die Konsequenz. Wie haben Sie sich gefühlt, welche Emotionen kamen auf? Schreiben Sie diese bitte in Feld C.
Als Letztes kommt B, die Bewertung. Was haben Sie in der Situation zu sich selbst gesagt? Was ging Ihnen in diesem Moment durch den Kopf? Und wenn das wahr sein sollte, was würde das dann über Sie als Person aussagen? Schreiben Sie das bitte in Feld C.
In dieser Situation begannen Sie also, sich selbst diese Dinge in Feld B zu sagen, und das führte dann dazu, dass Sie diese negativen Gefühle empfanden.
Waren diese Gedanken in B für Sie in dieser Situation hilfreich? Warum nicht? Schreiben Sie das bitte hier auf.
Wenn diese Gedanken so wenig hilfreich sind, was könnten Sie sich dann alternativ in einer ähnlichen Situation in Zukunft sagen? Schreiben Sie das bitte hier auf.
Sehr gut. Ich glaube, Sie haben den Dreh raus. Haben Sie noch Fragen zu dem Arbeitsblatt? Wie könnte diese Übung Ihnen helfen? ■

Schritt 4: Einen Übungsplan aufstellen

Im letzten Schritt bitten die Therapeut*innen die Patient*innen, bis zum nächsten Termin mindestens ein Arbeitsblatt pro Tag auszufüllen. In mindestens einem weiteren Arbeitsblatt sollen sich die Patient*innen nochmals mit dem letzten Suizidversuch bzw. der letzten suizidalen Krise auseinandersetzen. Schließlich prüfen die Therapeut*innen die Patient*innenakzeptanz, indem sie die Patient*innen bitten, die Wahrscheinlichkeit, dass sie die Arbeitsblätter ausfüllen werden, auf einer Skala von 0 bis 10, wobei 0 »überhaupt nicht wahrscheinlich« und 10 »sehr wahrscheinlich« bedeutet, zu bewerten. Sie geben den Patient*innen sodann genügend leere ABC-Arbeitsblätter mit.

Beispiel Wie bei allen anderen Fertigkeiten, über die wir bisher gesprochen haben, gilt auch hier: Übung macht den Meister. Wie Sie sehen, dauert es gar nicht lange, die Blätter auszufüllen. Ich möchte Sie bitten, bis zu unserem nächsten Termin mindestens ein ABC-Arbeitsblatt pro Tag auszufüllen. Sie können jede beliebige Situation, die Ihnen wichtig erscheint, nehmen. Mindestens eines dieser Arbeitsblätter sollte sich aber (erneut) auf die suizidale Krise beziehen, aufgrund derer Sie zu mir in Behandlung gekommen sind. Sind Sie damit einverstanden? Hier haben Sie einige ABC-Arbeitsblätter, die Sie mitnehmen können.
[Wenn der Plan fertig ist:] Sieht so aus, als wäre unser Plan fertig. Auf einer Skala von 0 bis 10, wobei 0 für »überhaupt nicht wahrscheinlich« und 10 für »sehr wahrscheinlich« steht, wie wahrscheinlich ist es, dass Sie bis zu unserem nächsten Termin mindestens ein Blatt pro Tag ausfüllen werden?
[Falls unter 7:] Gibt es irgendetwas, das sie daran hindert, die Blätter auszufüllen? Was könnten wir ändern, damit Sie die Blätter mit höherer Wahrscheinlichkeit ausfüllen werden? ■

16.3 Fallvignette: John

John und sein Therapeut beschlossen, sich beim ersten ABC-Arbeitsblatt auf den Streit mit seiner Ehefrau zu konzentrieren. Die beiden wählten dieses Ereignis, weil es unmittelbar mit der suizidalen Krise von John zusammenhing. Wie in Abbildung 16.1 zu sehen ist, schrieb John »Streit mit meiner Frau« als Auslöser in Feld A. John konnte seine Gedanken und Annahmen nicht direkt benennen, sodass der Therapeut mit Feld C, der emotionalen Reaktion, weitermachte. John gab an, dass er während des Streits mit seiner Frau Schuldgefühle, Wut und Traurigkeit empfunden habe. Im folgenden Gespräch ermittelten John und sein Therapeut seine Grundannahmen:

Therapeut: Denken Sie jetzt einmal an den Streit zurück. Was ging Ihnen damals durch den Kopf? Was haben Sie zu sich selbst gesagt?
John: Ich erinnere mich nicht wirklich.
Therapeut: Ich weiß, dass es schwer sein kann, sich an solche Einzelheiten zu erinnern. Manchmal können wir aber unsere Gefühle als Anhaltspunkt nehmen. Bestimmte Arten von Gedanken gehen nämlich häufig mit bestimmten Gefühlen einher.
John: Wie meinen Sie das?
Therapeut: Nehmen wir den Gedanken »Ich bin ein Versager« als Beispiel.

Wenn Sie sich sagen würden: »Ich bin ein Versager«, denken Sie, Sie würden sich danach gut fühlen?

John: Nein.

Therapeut: Warum nicht?

John: Na ja, wenn man sich selbst einen Versager nennt, heißt das wahrscheinlich, dass man aufgewühlt oder traurig ist oder so.

Therapeut: Ganz genau. Der Gedanke, ein Versager zu sein, führt zu Niedergeschlagenheit oder Traurigkeit, aber nicht zu Glücksgefühlen. Nehmen wir noch ein Beispiel. Wenn Sie sich sagen würden: »Ich bin hier nicht in Sicherheit«, meinen Sie, Sie würden sich in so einer Situation entspannt und ruhig fühlen?

John: Wahrscheinlich nicht.

Therapeut: Warum nicht?

John: Wenn man nicht in Sicherheit ist, kann man sich wahrscheinlich nicht entspannen.

Therapeut: Was würde man stattdessen fühlen?

John: Ich weiß nicht. Angst, denke ich.

Therapeut: Genau! Der Gedanke, dass man nicht sicher ist, passt zu dem Gefühl, Angst zu haben oder ängstlich zu sein, aber nicht zu Gefühlen von Entspannung oder Ruhe. Gedanken passen zu bestimmten Gefühlen und zu anderen nicht. Wenn Sie wissen, was Sie gefühlt haben, können Sie leichter herausfinden, was Sie gedacht haben.

John: Ja, das verstehe ich.

Therapeut: Okay, gut. Wenn Sie sich also schuldig, wütend und traurig gefühlt haben, welche Gedanken hatten Sie dann wohl?

John: *[nach einer langen Pause]* Ich glaube, ich habe mir eingeredet, dass sie immer recht hat und es meine Schuld ist, dass wir Probleme haben.

Therapeut: Ja, das würde passen.

John: Ja, ich glaube, ich verstehe das jetzt.

Therapeut: Okay, dann schreiben Sie das bitte auf. Dann kommt jetzt die nächste Frage: Wenn es stimmt, dass Ihre Frau recht hat und alles Ihre Schuld ist, was sagt das über Sie als Mensch aus?

John: Das heißt, ich bin ein schlechter Ehemann und ein Versager. Ich habe damals auch gedacht, dass ich das für immer bleiben werde.

Therapeut: Das ist ein sehr mächtiger Gedanke. Schreiben Sie das bitte auch auf.

ABB. 16.1: Johns ABC-Arbeitsblatt

A **Auslöser** (Was ist passiert?)	**B** **Bewertung** (Was habe ich zu mir selbst gesagt?)	**C** **Konsequenzen** (Wie habe ich mich gefühlt?)
Streit mit meiner Frau	Sie hat recht, es ist alles meine Schuld. Ich bin und bleibe ein Versager.	Schuld, Wut, Traurigkeit

Ist die Annahme in Feld B hilfreich?
Nein, sie führt nur dazu, dass ich aufgeben und Alkohol trinken will.

Was kann ich mir in Zukunft in einer solchen Situation sagen, das hilfreicher wäre?
Ich bin zwar nicht perfekt, aber ich mache einiges richtig.

Nachdem die Grundannahme identifiziert worden war, füllten John und der Therapeut gemeinsam das Arbeitsblatt aus. John verstand, dass es nicht hilfreich war, sich selbst die Schuld zu geben und sich als Versager zu bezeichnen. Er würde bei solchen Gedanken nur »Alkohol trinken und einfach aufgeben« wollen. Auf die Frage, wie er in Zukunft mit sich selbst reden könne, wenn er sich mit seiner Frau streitet, antwortete John: »Ich bin zwar nicht perfekt, aber ich mache einiges richtig.« Der Therapeut bat John, auch diesen alternativen Gedanken zu notieren.

Tipps und Hinweise für die Bearbeitung des ABC-Arbeitsblatts

Die in der ersten Therapiephase erlernten Fertigkeiten weiter vertiefen. Auch wenn sich der Schwerpunkt nun auf den kognitiven Bereich verlagert, sollten die Therapeut*innen die Patient*innen weiterhin nach der Anwendung des Notfallplans und der anderen Emotionsregulationsskills fragen.
Grundannahmen statt automatischer Gedanken fokussieren. Automatische Gedanken treten in unmittelbarer Reaktion auf Auslöser auf. Sie sind kontextabhängig und daher sehr variabel. Grundannahmen liegen automatischen Gedanken zugrunde und sind in der Regel über verschiedene Kontexte hinweg stabil. Automatische Gedanken können genutzt werden, um Annahmen und Überzeugungen aufzudecken. Typische automatische Gedanken, wenn jemand einen Fehler gemacht hat, sind beispielsweise »Ich habe schon wieder Mist gebaut« und »Ich mache immer alles falsch«. Diese beiden Gedanken stehen stellvertretend für die situationsübergreifende Grundannahme »Ich bin ein

Versager«. Durch den Fokus auf Grundannahmen kann eine grundlegende situations- und kontextübergreifende kognitive Vulnerabilität bearbeitet werden.

Die Arbeitsblätter schriftlich bearbeiten. Ein großer Teil der kognitiven Arbeit erfolgt mündlich, Patient*innen entwickeln die Fertigkeit der kognitiven Infragestellung aber leichter, wenn sie ihre Antworten auf das Arbeitsblatt schreiben. Dies ermöglicht es Patient*innen, ihre Annahmen wortwörtlich aus einer neuen Perspektive zu sehen. Dies kann wiederum zu schnelleren Veränderungen führen. Die Verwendung von Arbeitsblättern bietet darüber hinaus eine praktische Methode, um die Übungs- und Behandlungsadhärenz der Patient*innen im Blick zu behalten.

Kognitive Rigidität ist nicht notwendigerweise Ausdruck von Behandlungsrückschritt. Beim Übergang von der ersten zur zweiten BCBT-Therapiephase haben viele Therapeut*innen das Gefühl, dass ihre Patient*innen einen Rückschritt machen. In den meisten Fällen liegt dies daran, dass die Patient*innen in den ersten Sitzungen gute Fortschritte gemacht haben, bei der Arbeit mit dem ABC-Arbeitsblatt dann aber ins Stocken geraten. Diese scheinbare Verlangsamung ist jedoch nicht unbedingt Ausdruck eines Rückschritts in der Behandlung. Vielmehr kann sie damit zusammenhängen, dass sich der therapeutische Schwerpunkt auf die kognitive Arbeit verlegt und nunmehr die kognitive Rigidität der Patient*innen deutlich wird. Therapeut*innen müssen in dieser Übergangsphase manchmal etwas langsamer vorgehen, sie sollten die kognitionsorientierte Arbeit aber nicht hintanstellen oder vorzeitig aufgeben.

17 Das Arbeitsblatt »Hilfreiche Fragen«

Das Arbeitsblatt »Hilfreiche Fragen« ist eine weitere Methode der kognitiven Umstrukturierung, das Patient*innen dabei helfen soll, Grundannahmen kritisch zu bewerten. Es baut auf den grundlegenden Fertigkeiten zur kognitiven Umstrukturierung auf, die mit dem ABC-Arbeitsblatt erworben wurden. Das Arbeitsblatt sollte daher erst dann eingeführt werden, wenn Patient*innen die grundlegenden Fertigkeiten zur Selbstbeobachtung beherrschen, auf die das ABC-Arbeitsblatt abzielt (d. h. erkennen können, wie Situation/Auslöser, Kognitionen und Emotionen zusammenhängen). Das Arbeitsblatt »Hilfreiche Fragen« hilft Patient*innen zu erkennen, dass ihre automatisierten Grundannahmen maladaptiv bzw. nicht hilfreich sind. In der Folge erleichtert es die Entwicklung von Alternativannahmen, die nicht zur Aktivierung des Suizidalen Modus, sondern zur Reduzierung der grundlegenden Suizidvulnerabilität beitragen. Ähnlich wie das ABC-Arbeitsblatt basiert das Arbeitsblatt »Hilfreiche Fragen« auf Arbeitsblättern, die im Kontext der Cognitive Processing Therapy (Resick u. a. 2017) entwickelt wurden. Das Arbeitsblatt sollte von Therapeut*innen und Patient*innen schriftlich und nicht nur mündlich bearbeitet werden. Das Arbeitsblatt »Hilfreiche Fragen« findet sich in Anhang A.9.

17.1 Hintergrund

Die kognitive Umstrukturierung spielt – wie bereits gesagt – eine zentrale Rolle bei Behandlungen, die auf die Prävention von Suizidversuchen abzielen (Brown u. a. 2005b; Linehan u. a. 2006b; Rudd u. a. 2015). Das Hauptziel der kognitiven Umstrukturierung besteht darin, suizidale Grundannahmen durch adaptive Alternativannahmen und positive Kognitionsmuster zu ersetzen, die das Suizidrisiko verringern, wie etwa Optimismus (Bryan u. a. 2013d; Hirsch & Conner 2006; Hirsch u. a. 2007; Hirsch u. a. 2009), Sinnerleben (Bryan u. a. 2013a; Dogra u. a. 2011; Heisel & Flett 2008), Hoffnung (Dogra u. a. 2011), Stolz (Bryan u. a. 2013e) und Selbstwirksamkeit (Bryan u. a. 2014a).

Die Reduktion von Schuld und Scham ist ein besonders wichtiges Ziel bei der kognitiven Umstrukturierung. Diese Emotionen stehen in engem Zusammenhang mit Suizidgedanken und suizidalen Verhaltensweisen (Bryan u.a. 2013b; Bryan u.a. 2013c; Bryan u.a. 2015e; Hendin & Haas 1991). Neuere Studienergebnisse verweisen darauf, dass die Fähigkeit, sich selbst vermeintliche Fehler zu verzeihen, mit einem geringeren Suizidversuchsrisiko einhergeht (Bryan u.a. 2014). Das Arbeitsblatt »Hilfreiche Fragen« unterstützt Patient*innen dabei, Schuld, Scham, Selbstvorwürfe und andere maladaptive Annahmen durch die Entwicklung kognitiver Flexibilität zu entkräften. Mit einer Zunahme kognitiver Flexibilität und einer Abnahme kognitiver Rigidität werden Patient*innen zunehmend besser darin, sich selbst, andere und die Welt ausgeglichen wahrzunehmen. Hierdurch verringert sich wiederum das Risiko für zukünftige Suizidversuche.

17.2 Praxisanleitung

Die Patient*innen werden gebeten, eine maladaptive suizidale (oder andere) Grundannahme im obersten Feld des Arbeitsblatts zu notieren. Hierdurch wird ein visueller Bezugspunkt gesetzt und die Patient*innen werden daran erinnert, um welche Grundannahme es konkret geht. Unter dem obersten Feld befinden sich diverse Fragen, die Patient*innen zur kritischen Auseinandersetzung mit der Grundannahme anregen sollen. Pro Arbeitsblatt sollte jeweils (nur) eine Grundannahme bearbeitet werden. Die Übung beginnt damit, dass die Therapeut*innen noch einmal das Konzept des ABC-Arbeitsblatts wiederholen; insbesondere die beiden Fragen zur kognitiven Umstrukturierung am Ende des ABC-Arbeitsblatts (z.B. »Sind die Gedanken in Feld B hilfreich? Was kann ich mir in Zukunft in einer solchen Situation sagen, das hilfreicher wäre?«) werden hierbei nochmals angesprochen. Die Therapeut*innen erläutern zum einen, dass das Arbeitsblatt »Hilfreiche Fragen« der nächste Schritt ist, um zu lernen, eine alternative Perspektive auf eine bestimmte Situation zu entwickeln. Zum anderen erklären sie, dass das Arbeitsblatt dabei helfen kann, besser einschätzen zu können, ob bestimmte Gedanken oder Annahmen hilfreich sind. Mit Blick auf die im obersten Feld notierte Grundannahme unterstützen die Therapeut*innen die Patient*innen – mittels sokratischer Gesprächsführung – darin, adaptive Alternativannahmen zu entwickeln und auf dem Arbeitsblatt zu notieren. Hierzu wird jede einzelne Frage auf dem Arbeitsblatt durchgegangen.

Vielen Betroffenen fällt es zunächst schwer, Grundannahmen infrage zu stellen und alternative Sichtweisen in Betracht zu ziehen. Dies ist selbst bei Patient*innen, die sehr gut auf die Behandlung ansprechen und bereits deutliche Fortschritte gemacht haben, der Fall. Schwierigkeiten bei dieser Aufgabe sind daher nicht unbedingt ein Anzeichen für mangelnden Fortschritt. Vielmehr spiegeln sie den tief verankerten Automatismus suizidaler Kognitionsmuster wider. Kurz gesagt, sind die maladaptiven Grundannahmen so stark verinnerlicht, dass sie auch dann noch fortbestehen, wenn die Symptome und die psychische Belastung bereits abgeklungen sind.

Gerade zu Beginn müssen Therapeut*innen sich klarmachen, dass das therapeutische Ziel nicht darin besteht, dass Patient*innen ihre hoch überlernten Annahmen komplett aufgeben. Es geht vielmehr darum, ihnen zu helfen, eine alternative Perspektive zuzulassen, selbst wenn sie nicht an diese Alternative glauben oder sie vollständig akzeptieren. Um diese Fertigkeit zur kognitiven Infragestellung zu festigen, sollten Patient*innen mehrere Arbeitsblätter pro Sitzung ausfüllen und auch zwischen den Sitzungen mit dem Arbeitsblatt weiterüben. Dabei sollte sich mindestens ein Arbeitsblatt auf eine Grundannahme beziehen, die während der letzten suizidalen Krise eine Rolle gespielt hat.

Schritt 1: Das Arbeitsblatt »Hilfreiche Fragen« vorstellen

Die Therapeut*innen stellen das Konzept des Arbeitsblatts »Hilfreiche Fragen« vor und wiederholen dann kurz das allgemeine Konzept der kognitiven Umstrukturierung.

Beispiel Zuletzt haben wir uns viel mit dem ABC-Arbeitsblatt beschäftigt, um herauszufinden, wie Ihre Gedanken und Annahmen in bestimmten Situationen zu Ihrer psychischen Belastung beitragen. Dabei ging es darum, dass Sie lernen, einzuschätzen, ob Ihre Gedanken und Annahmen hilfreich waren. Wenn nicht, sollten Sie überlegen, was Sie in Zukunft zu sich selbst sagen könnten, um die Wahrscheinlichkeit dieser negativen Gefühle zu verringern. Wir haben besprochen, dass das, was wir zu uns selbst sagen, und die »Regeln«, denen wir im Leben folgen, einen großen Einfluss darauf haben, wie wir uns fühlen und wie wir uns in Stresssituationen verhalten. Indem wir unsere Gedanken und Annahmen infrage stellen, können wir besser erkennen, welche davon nicht hilfreich sind, und dann hilfreichere oder ausgewogenere Denkansätze finden.

Heute möchte ich mit Ihnen einen Schritt weitergehen und Ihnen eine fortgeschrittene Technik beibringen. Dafür werden wir ein neues Arbeitsblatt verwenden, das Arbeitsblatt »Hilfreiche Fragen«. Dieses Blatt enthält eine Reihe von Fragen, mit denen Sie sich auseinandersetzen können, um zu prüfen, ob eine Annahme hilfreich ist oder nicht. Wenn Sie feststellen, dass sie nicht hilfreich ist, wird es Ihnen auch leichterfallen, eine alternative Sichtweise zu entwickeln. ■

Schritt 2: Ein Arbeitsblatt für eine suizidale Grundannahme ausfüllen

Die Therapeut*innen unterstützen die Patient*innen beim Ausfüllen des ersten Arbeitsblatts. Es sollte eine Grundannahme betrachtet werden, die während der letzten suizidalen Krise eine Rolle gespielt hat. Die Therapeut*innen erläutern die einzelnen Felder und leiten die Patient*innen mittels sokratischer Gesprächsführung dabei an, die suizidalitätsassoziierte Grundannahme zu bewerten. Im Falle, dass die Antworten der Patient*innen die Annahme unterstützen (d. h. die Patient*innen keine Anzeichen für eine Veränderung zeigen), leiten die Therapeut*innen sie mittels sokratischer Gesprächsführung zu Antworten, die der Annahme widersprechen. Abschließend fragen die Therapeut*innen die Patient*innen, ob sie die alternative Perspektive zumindest für möglich halten, auch wenn sie sie nicht vollständig glauben oder akzeptieren. Die Therapeut*innen geben den Patient*innen eine Kopie des Arbeitsblatts und bitten sie, jedes Feld handschriftlich auszufüllen.

Beispiel Dieses Arbeitsblatt hat zwei Abschnitte. Hier oben schreiben Sie den Gedanken oder die Annahme auf, um die sich dieses Arbeitsblatt drehen soll. Bei diesem Arbeitsblatt geht es immer nur um eine einzige Grundannahme (und nicht um mehrere). Unter dem obersten Feld befinden sich dann einige Fragen, die Sie sich zu der oben stehenden Annahme stellen sollen. Die Antworten auf jede Frage schreiben Sie am besten direkt auf. Wie Sie sehen werden, dienen die Fragen dazu, Ihre Annahmen auf die Probe zu stellen. Die Fragen helfen also dabei zu prüfen, ob die Annahme hilfreich oder nicht hilfreich ist.
Beginnen wir damit, eine Grundannahme, auf die wir uns konzentrieren werden, auszuwählen. Denken Sie an die suizidale Krise zurück, die Sie zu mir geführt hat. Was haben Sie in der Zeit vor Ihrem Suizidversuch [oder Ihrer suizidalen Krise] gedacht? Schreiben Sie diese Annahme hier in diese leere Zeile. Als Nächstes werden wir nun die Fragen darunter mit Bezug auf Ihre Annahme durchgehen. Mit anderen Worten: Wir werden mithilfe der Fragen herausfinden, wie hilfreich Ihre Annahme ist.
Lesen Sie bitte die erste Frage laut vor. Wie würden Sie diese Frage in Bezug auf Ihre Annahme beantworten? Schreiben Sie Ihre Antwort unter diese Frage.
*[Therapeut*in wiederholt für alle folgenden Fragen auf dem Arbeitsblatt:]* Machen wir mit der nächsten Frage weiter. Wie würden Sie diese Frage beantworten? Schreiben Sie Ihre Antwort unter diese Frage.
Sehr gut. Was denken Sie jetzt, nachdem Sie das gesamte Arbeitsblatt bearbeitet haben, darüber? Haben Sie noch Fragen zu dem Arbeitsblatt? Füllen wir am besten gleich noch ein Blatt aus. ■

Schritt 3: Weitere Arbeitsblätter für andere maladaptive Annahmen ausfüllen

Die Patient*innen sollten weitere Arbeitsblätter, die sich auf andere suizidale oder maladaptive Grundannahmen beziehen, ausfüllen, um die Fertigkeit zur kognitiven Infragestellung weiter zu festigen und zu generalisieren. Die Therapeut*innen geben den Patient*innen weitere Kopien des Arbeitsblatts und leiten sie beim Ausfüllen an.

Beispiel Konzentrieren wir uns bei der Bearbeitung dieses Arbeitsblatts auf eine andere Annahme. Wir gehen die einzelnen Fragen – wie gerade auch – gemeinsam durch, damit Sie prüfen können, ob Ihre Annahme hilfreich ist oder nicht. Auf welche Annahme möchten Sie sich bei diesem Arbeitsblatt konzentrieren? Schreiben Sie sie bitte oben auf.
Wir beginnen mit der ersten Frage. Lesen Sie sie laut vor und geben Sie mir eine Antwort. Schreiben Sie Ihre Antwort darunter auf.
*[Therapeut*in wiederholt für alle folgenden Fragen auf dem Arbeitsblatt:]* Machen Sie mit der nächsten Frage weiter. Wie lautet diese Frage und wie würden Sie sie beantworten? Schreiben Sie Ihre Antwort darunter.
Sehr gut. Ich glaube, Sie haben den Dreh raus. Haben Sie noch Fragen zu dem Arbeitsblatt? Wenn Sie diese Übung regelmäßig durchführen, wie könnte Ihnen das helfen? ■

Schritt 4: Einen Übungsplan aufstellen

Im letzten Schritt bitten die Therapeut*innen die Patient*innen, bis zum nächsten Termin mindestens ein Arbeitsblatt pro Tag auszufüllen. In mindestens einem Arbeitsblatt sollten sich die Patient*innen mit einer Grundannahme beschäftigen, die beim letzten Suizidversuch oder der letzten suizidalen Krise eine Rolle gespielt hat. Abschließend sollten die Therapeut*innen die Akzeptanz prüfen, indem sie die Patient*innen bitten, die Wahrscheinlichkeit, dass sie die Blätter ausfüllen werden, auf einer Skala von 0 bis 10, wobei 0 »überhaupt nicht wahrscheinlich« und 10 »sehr wahrscheinlich« bedeutet, zu bewerten. Sie geben den Patient*innen dann leere Arbeitsblätter für zu Hause mit.

Beispiel Sie sind mit dem Arbeitsblatt jetzt schon ganz gut vertraut. Könnten Sie bis zu unserem nächsten Termin mindestens ein Arbeitsblatt pro Tag ausfüllen? Sie können jede beliebige Annahme, die Ihnen wichtig erscheint, nehmen. Mindestens eines dieser Arbeitsblätter sollte sich aber auf die suizidale Krise beziehen, die Sie zu mir geführt hat. Ergibt das für Sie Sinn? Hier haben Sie einige Arbeitsblätter, die Sie mitnehmen können.

[Wenn der Plan fertig ist:] Sieht so aus, als wäre unser Plan fertig. Auf einer Skala von 0 bis 10, wobei 0 für »überhaupt nicht wahrscheinlich« und 10 für »sehr wahrscheinlich« steht, wie wahrscheinlich ist es, dass Sie bis zu unserem nächsten Termin mindestens ein Blatt pro Tag ausfüllen werden?
[Falls unter 7:] Gibt es irgendetwas, das sie daran hindert, die Blätter auszufüllen? Was könnten wir ändern, damit Sie die Blätter mit höherer Wahrscheinlichkeit ausfüllen werden? ■

17.3 Fallvignette: John

John wählte für sein erstes »Hilfreiche Fragen«-Arbeitsblatt die Grundannahme »Ich bin ein Versager« aus (s. Abb. 17.1). Auf die zweite Frage (»Beruht diese Annahme auf Fakten oder haben Sie sich eher im Laufe der Zeit daran gewöhnt, so zu denken?«) gab John zunächst an, dass seine Annahme auf Fakten beruhe. Auf Rückfrage zählte er eine Reihe von Fehlern, die er gemacht hatte, und Irrtümern, die ihm unterlaufen waren, auf, um so die Annahme zu untermauern. Der Therapeut widersprach Johns Schlussfolgerung nicht einfach, sondern stellte ihm eine Reihe von Fragen, um die Möglichkeit zu prüfen, dass John sich diese Denkweise vielleicht einfach nur angewöhnt hatte.

Therapeut: Es klingt so, als hätten Sie sich immer wieder gesagt, dass Sie ein Versager seien. Ertappen Sie sich sehr oft bei dem Gedanken?
John: Ja, ich denke schon.
Therapeut: Wie oft am Tag, würden Sie sagen, denken Sie, Sie seien ein Versager?
John: Ich weiß nicht. Ich schätze, mindestens einmal am Tag, aber an manchen Tagen auch öfter.
Therapeut: Also haben Sie diesen Gedanken schon recht häufig. Denken Sie, dieser Gedanke könnte etwas sein, das Ihnen sehr schnell in den Sinn kommt?
John: Ja, der Gedanke kommt mir schnell in den Kopf.
Therapeut: Würden Sie sagen, dass es so schnell ist, dass Sie es gar nicht mehr aktiv denken müssen? So, als ob es Ihnen automatisch in den Sinn käme?
John: Ja, ich denke schon. Ja. Der Gedanke ist eigentlich immer da, wenn ich Mist baue.
Therapeut: Aha. Wenn ich Sie also richtig verstehe, kommt Ihnen der Gedanke, ein Versager zu sein, sehr schnell und ohne große Anstrengung in den Sinn, und das immer wieder, fast so wie eine automatische Reaktion. Ist das richtig?

John: Ja, das würde ich so sagen.

Therapeut: Hmmm … Ich weiß ja nicht, aber für mich klingt das sehr nach einer Gewohnheit.

John: Wie meinen Sie das?

Therapeut: Na ja, eine Gewohnheit ist ja etwas, das wir immer und immer wieder tun, ohne viel darüber nachzudenken. Oft sind wir uns nicht einmal bewusst, dass wir es tun. Das ist zumindest, was ich unter Gewohnheit verstehe. Wie würden Sie es ausdrücken?

John: Ich würde es wahrscheinlich genauso beschreiben.

Therapeut: Okay, da sind wir uns also einig. So, wie Sie den Gedanken, ein Versager zu sein, beschreiben, klingt es sehr danach, als sei es für Sie zur Gewohnheit geworden, so zu denken.

John: Tja, aber er basiert ja auf der Realität.

Therapeut: Richtig, Sie haben mir von all den Fehlern und Irrtümern erzählt, die Ihnen unterlaufen sind.

John: Ja.

Therapeut: Vielleicht ist es also sowohl eine Tatsache als auch eine Gewohnheit?

John: Ja, vielleicht.

Therapeut: Vielleicht ist das tatsächlich so. Denn Sie sagen, dass der Gedanke auf Fakten beruht, aber gleichzeitig auch eine Gewohnheit sein könnte. Was meinen Sie dazu?

John: Ja, ich denke auch. So klingt es richtig.

Therapeut: Okay, was sollten wir Ihrer Meinung nach dann auf das Arbeitsblatt schreiben?

John: Ich schätze, ich werde schreiben, dass es beides ist.

Therapeut: Okay, machen Sie das. Glauben Sie, dass es hilfreich wäre, auch zu erklären, warum es eine Gewohnheit ist? Das scheint Ihnen ja nicht so bewusst gewesen zu sein.

John: Ja, das wäre gut.

In diesem Gespräch gab John an, dass seine Überzeugung, ein Versager zu sein, auf Tatsachen beruhe. Der Therapeut hat die alternative Möglichkeit, dass die Überzeugung Gewohnheitscharakter hat, nicht dadurch eingebracht, dass er Johns Sichtweise widersprochen hat. Das hätte John möglicherweise dazu veranlasst, seine Position zu verteidigen. Die Herangehensweise der sokratischen Gesprächsführung war hier deutlich zielführender. John begann damit, dass er seine Überzeugung so beschrieb, dass sie zum Konzept einer Gewohnheit passte. Der Therapeut bat John dann, diese Beschreibung mit dem allgemeinen Konzept von Gewohnheiten in Einklang zu bringen. John vertrat daraufhin weiter die Ansicht, dass seine Überzeugung auf Tatsachen beruhe. Der Therapeut stimmte dem zu und widersprach weiterhin nicht, stattdessen schlug er die Möglichkeit vor, dass die Überzeugung sowohl auf Tatsachen als auch auf Gewohnheit beruhe. Im Wesentlichen eröffnete er damit einen »Mittelweg« und ermöglichte es John so, die Möglichkeit zu akzeptieren, dass seine Annahme bis zu einem gewissen Grad reine Gewohnheit ist. Dies wiederum schwächte die Ansicht, dass sie vollständig auf Fakten beruhe. Auch wenn John vielleicht noch nicht bereit ist, die maladaptive Annahme vollständig aufzugeben, kann sie im Übungsverlauf immer weiter abgebaut werden. In Abbildung 17.1 ist Johns ausgefülltes Arbeitsblatt zu sehen.

ABB. 17.1: Johns Arbeitsblatt »Hilfreiche Fragen«

Annahme: Ich bin ein Versager.

1. **Was spricht für, was gegen diese Überzeugung?**

   Pro: Ich fühle mich überwältigt, ich trinke ständig, ich bin mehrmals geschieden.
   Kontra: Bisher habe ich immer noch alles geschafft, ich mache meine Arbeit gut.

2. **Ist die Überzeugung eine Gewohnheit oder basiert sie auf Fakten?**

   Sowohl als auch – ich bin es gewöhnt, so zu denken, sodass ich es für wahr halte.

3. **Wenn jemand anderes in der gleichen Situation diese Überzeugung hätte, würden Sie sie für richtig halten?**

   Nicht unbedingt, weil die Person sicher auch einiges im Leben richtig gemacht hat.

4. **Denken Sie in Kategorien wie »alles oder nichts«?**

   Ja, ich glaube, ich bin ein absoluter Versager, selbst wenn andere die gleichen Fehler machen

5. **Verwenden Sie Wörter oder Ausdrücke, die extrem oder übertrieben sind (z. B. immer, für immer, nie, müssen, sollten, kann nicht und jedes Mal)?**

   Nein, aber ich denke schon, dass ich immer ein Versager bin.

6. **Ist es möglich, dass Sie sich nur auf einen Aspekt des Ereignisses konzentrieren und andere wichtige Fakten ignorieren?**

   Ja, ich konzentriere mich nur auf meine Sorgen, meine Wut und meine Überreaktion.

7. **Woher kommt dieser Überzeugung? Ist diese Quelle zuverlässig?**

   Ich bin die Quelle. Ich bin keine zuverlässige Quelle, weil ich es nur sage, wenn ich schlecht gelaunt und betrunken bin, und dann sehe ich die Dinge nicht immer klar.

8. **Übertreiben Sie eventuell ein wenig? Oder das Gegenteil: Reden Sie es klein?**

   Ja – wahrscheinlich wird meine Frau mich nicht verlassen, wenn wir über alles reden und daran arbeiten. Das wird nur passieren, wenn ich mein Trinken nicht in den Griff bekomme, und das ist etwas, das ich schaffen kann.

9.	**Beruht Ihre Annahme eher auf Gefühlen als auf Fakten?**	
	Größtenteils auf Stress.	
10.	**Ist es möglich, dass Sie sich auf Dinge konzentrieren, die mit dieser Situation überhaupt nichts zu tun haben?**	
	Ja, ich konzentriere mich darauf, dass ich Angst habe, dass meine Frau mich verlässt, anstatt auf das, was wirklich gerade passiert.	

Tipps und Hinweise für die Bearbeitung des Arbeitsblatts »Hilfreiche Fragen«

Besser der Spatz in der Hand ... Therapeut*innen müssen sich bei der Verwendung des Arbeitsblatts »Hilfreiche Fragen« vor unrealistischen Erwartungen an den Fortschritt von Patient*innen schützen. Suizidgefährdete Patient*innen sind in ihren Denkprozessen und Problemlösefertigkeiten oft derart eingeschränkt, dass Veränderungen nur langsam vonstattengehen. Bei der Arbeit mit diesem Personenkreis zählen kleinste Veränderungen. Diese führen später oft zu größeren Fortschritten. Wie Johns Fall zeigt, können Therapeut*innen den Grundstein für spätere Veränderungen legen, indem sie es zunächst dabei belassen, den Patient*innen nur die mögliche Existenz einer alternativen Perspektive aufzuzeigen. Die Akzeptanz einer relativ kleinen Veränderung kann ein wichtiger erster Schritt im Gesamtprozess sein.

Die Bedeutung des Kontexts hervorheben. Die Fähigkeit, eigene Annahmen, Entscheidungen und Handlungen in ihrem Kontext zu sehen, ist ein wesentlicher Bestandteil von kognitiver Flexibilität. In vielen Fällen resultieren Suizidgedanken aus der Tendenz von Patient*innen, den Kontext zu ignorieren oder zumindest zu vernachlässigen. Von den zehn Fragen des Arbeitsblatts zielen drei speziell darauf ab, die Annahmen der Patient*innen zu kontextualisieren: Frage 3 (»Wenn jemand anderes in der gleichen Situation diese Annahme hätte, würden Sie sie für richtig halten?«), Frage 6 (»Ist es möglich, dass Sie sich nur auf einen Aspekt des Ereignisses konzentrieren und andere wichtige Fakten ignorieren?«) und Frage 10 (»Ist es möglich, dass Sie sich auf Dinge konzentrieren, die mit dieser Situation überhaupt nichts zu tun haben?«). Alle zehn Fragen sind entscheidend dafür, dass Patient*innen die Fähigkeit entwickeln, Annahmen kritisch zu bewerten. Diese drei Fragen sind jedoch besonders wichtig, um den Patient*innen »das große Ganze« aufzuzeigen. Therapeut*innen sollten daher den Antworten auf diese Fragen besondere Aufmerksamkeit schenken.

18 Das Arbeitsblatt »Problematische Denkmuster«

Das Arbeitsblatt »Problematische Denkmuster« ist eine dritte Methode der kognitiven Umstrukturierung. Die Patient*innen lernen, verschiedene Arten kognitiver Verzerrungen, die die Suizidvulnerabilität erhöhen, zu erkennen und zu benennen. Kognitive Verzerrungen sind übertriebene oder dysfunktionale Denkmuster, die dazu führen, dass Personen Ereignisse in einer verzerrten Weise wahrnehmen. Negative Emotionen und Annahmen werden hierdurch verstärkt und beeinträchtigen den Alltag (Beck 1972; Burns 1989). Das Arbeitsblatt »Problematische Denkmuster« ist ein nützliches Hilfsmittel, um insbesondere solche Patient*innen, die Schwierigkeiten mit dem Arbeitsblatt »Hilfreiche Fragen« haben (s. Kapitel 17), dabei zu unterstützen, maladaptive automatische Gedanken und Grundannahmen zu erkennen. Das Erkennen von Mustern oder »Kategorien« maladaptiver Annahmen mithilfe des Arbeitsblatts »Problematische Denkmuster« kann Patient*innen die Umbewertung eigener Annahmen mithilfe der anderen Arbeitsblätter erleichtern. Genauso wie das ABC-Arbeitsblatt und das Arbeitsblatt »Hilfreiche Fragen« basiert auch das Arbeitsblatt »Problematische Denkmuster« auf Materialien, die für die Cognitive Processing Therapy (Resick u. a. 2017) entwickelt wurden. Auch dieses Arbeitsblatt sollte von den Patient*innen handschriftlich ausgefüllt werden. Es findet sich in Anhang A.10.

18.1 Hintergrund

Wenn maladaptive Grundannahmen explizit als solche benannt werden, erleichtert dies den Prozess der kognitiven Umstrukturierung, da es Patient*innen dazu anleitet, genau zu überlegen, *inwieweit* – und nicht *ob* – eine Annahme maladaptiv ist. Den Patient*innen wird eine Liste von Kategorien und Definitionen an die Hand gegeben, die eindeutig maladaptiv sind. Daraufhin werden sie gebeten, zu überlegen, in welche dieser Kategorien ihre eigenen Annahmen passen. Implizit wird also zum Ausdruck gebracht, dass diese Annahmen maladaptiv sind. Indem Patient*innen ihre Annahmen aus dieser impliziten Perspektive betrachten, hilft das Arbeitsblatt dabei, deren maladaptiven Charakter zu erkennen.

Tipps bei Schwierigkeiten

Was, wenn Patient*innen nicht in der Lage (oder nicht willens) sind, zu erkennen, dass eine Annahme maladaptiv ist? Die Unfähigkeit oder der Unwille, maladaptive Annahmen als solche zu erkennen, spiegelt die zugrunde liegende kognitive Rigidität wider. Wenn Patient*innen darauf bestehen, dass ihre maladaptiven Annahmen vernünftig sind, sollten die Therapeut*innen hinterfragen, wie hilfreich die jeweiligen Annahmen sind.
Zum Beispiel: *Ich kann verstehen, dass Sie diese Annahme für wahr halten. Ich frage mich jedoch, ob das für Sie so hilfreich ist. Mit anderen Worten: Was nützt es Ihnen, sich das immer wieder zu sagen?*
Obwohl die Patient*innen ihre Annahmen für glaubwürdig oder wahr halten, empfinden sie sie selten als hilfreich. Mit dem Hinweis, dass eine Annahme nicht hilfreich sein kann, auch wenn sie wahr ist, können Therapeut*innen die kognitive Rigidität der Patient*innen oft umgehen.

18.2 Praxisanleitung

Das Arbeitsblatt »Problematische Denkmuster« enthält eine Liste kognitiver Verzerrungen samt kurzen Definitionen, die Patient*innen dabei helfen sollen, einzuschätzen, welche Kategorie (oder Kategorien) ihre persönlichen Annahmen am besten beschreibt. Im Gegensatz zu den anderen bisher besprochenen Arbeitsblättern können die Patient*innen auf diesem Arbeitsblatt gleichzeitig mehrere Grundannahmen eintragen, um so spezifische Muster in ihrem Denken zu erkennen. Im besten Fall werden alle zuvor herausgearbeiteten maladaptiven Annahmen mithilfe des Arbeitsblatts kategorisiert. Auf diese Weise verbinden die Patient*innen mehrere Strategien der kognitiven Umstrukturierung miteinander, um suizidale Annahmen effektiver zu durchbrechen. Bei der Einführung des Arbeitsblatts »Problematische Denkmuster« erläutern Therapeut*innen, dass manche Menschen zu bestimmten Denkmustern oder Denkstilen neigen, die zu ihrer emotionalen Not beitragen, und dass eine nützliche therapeutische Strategie darin besteht zu prüfen, inwieweit sich persönliche Annahmen bestimmten Denkstilen zuordnen lassen. Dies hilft Patient*innen dabei, die Nützlichkeit ihrer Annahmen zu hinterfragen. Die Therapeut*innen bitten die Patient*innen, das Arbeitsblatt als Erstes am Beispiel einer suizidalen Grundannahme auszufüllen.

Diese soll der jeweils passenden Kategorie zugeordnet werden. Die Therapeut*innen nutzen Strategien der sokratischen Gesprächsführung, um den Patient*innen hierbei zu helfen. Die Patient*innen werden gebeten, in Bezug auf jede Annahme eine kurze Begründung für die jeweilige Kategorisierung zu notieren. Dieser Vorgang wird wiederholt, bis jede einzelne Kategorie kognitiver Verzerrungen besprochen wurde.

Die Patient*innen sollten pro Sitzung mehrere maladaptive Annahmen kategorisieren und auch zwischen den Terminen mit dem Arbeitsblatt arbeiten, um so die Fertigkeit zur kognitiven Umstrukturierung zu festigen. Dabei sollten sie sich auf solche suizidalen Kognitionen konzentrieren, die während der letzten suizidalen Krise eine Rolle gespielt haben.

Schritt 1: Das Arbeitsblatt »Problematische Denkmuster« vorstellen

Die Therapeut*innen stellen das Arbeitsblatt »Problematische Denkmuster« vor und wiederholen dann kurz das Konzept der kognitiven Umstrukturierung.

Beispiel Sie haben in den letzten Wochen mithilfe des ABC-Arbeitsblatts gelernt zu erkennen, wie Ereignisse, Gedanken und Gefühle miteinander zusammenhängen. Außerdem haben Sie mithilfe des Arbeitsblatts »Hilfreiche Fragen« gelernt einzuschätzen, ob Ihre Gedanken und Reaktionen auf verschiedene Situationen hilfreich sind. Ich möchte Ihnen nun noch eine dritte Strategie zeigen, mit der Sie Ihre Gedanken und Annahmen überprüfen können.

Viele von uns haben bestimmte Denkmuster oder Denkstile, die unsere Sicht auf uns selbst und die Welt prägen. Manche Menschen neigen zum Beispiel dazu, Dinge sehr zu vereinfachen, indem sie das Leben aus einer Alles-oder-nichts-Perspektive betrachten. Solche Personen betrachten Dinge oft entweder als schwarz oder als weiß und haben Schwierigkeiten, die Graubereiche des Lebens zu erkennen. Für sie ist alles entweder das eine oder das andere. Ein Dazwischen gibt es nicht. Kennen Sie so jemanden? Würden Sie sagen, dass Sie selbst dazu neigen, die Dinge zu sehr zu vereinfachen?

Ein weiteres problematisches Denkmuster besteht darin, voreilige Schlüsse zu ziehen. Menschen, die voreilige Schlüsse ziehen, nehmen häufig auf der Grundlage von nur sehr wenigen Informationen an, dass die Zukunft nichts Gutes bereithält. Sie haben zum Beispiel einen Streit mit ihrem Partner und vermuten in der Folge, dass ihr Partner sie nicht liebt und sich von ihnen trennen wird. Solche Personen neigen dazu, negative Ereignisse vorherzusagen, ohne dass es hierfür ausreichende Hinweise oder Informationen gibt. Kennen Sie so jemanden? Wie steht es mit

Ihnen? Neigen Sie dazu, in Stresssituationen voreilige Schlüsse zu ziehen? Lassen Sie uns noch ein paar dieser problematischen Denkmuster durchgehen und überlegen, ob auch Sie vielleicht manchmal in Mustern denken, die für Sie nicht hilfreich sind. Hierzu werden wir dieses Arbeitsblatt verwenden. Wie Sie sehen, werden auf dem Arbeitsblatt sieben nicht hilfreiche Denkmuster aufgelistet. Über zwei haben wir bereits gesprochen: Schwarz-Weiß-Denken und voreilige Schlüsse ziehen. Gehen wir den Rest auch noch gemeinsam durch.

Maximieren bedeutet, die Dinge aufzubauschen oder auf eine Situation übermäßig stark zu reagieren. *Minimieren* hingegen bedeutet, die Bedeutung einer Sache herunterzuspielen. Wenn jemand zum Beispiel nicht zu einer Party geht, weil er Angst hat, etwas Blödes zu sagen und sich zu blamieren, dann bauscht diese Person die Situation möglicherweise auf, weil sie die Wahrscheinlichkeit, dass etwas Negatives passiert, viel zu hoch einschätzt. Auf der anderen Seite steht das *Minimieren*. Wenn beispielsweise eine Projektleiterin sagt, sie habe nichts zum Erfolg des Projekts beigetragen, dann spielt sie die wichtige Rolle, die sie innehatte, eventuell herunter.

Etwas zu ignorieren, heißt, nur die negativen Aspekte einer Situation zu betrachten und alles Positive beiseitezuschieben. Wenn Sie in einer Prüfung 95% erreichen, dann aber nur darüber nachdenken, dass Sie einige Fragen falsch beantwortet haben, ignorieren Sie völlig, dass Sie eine Eins geschrieben haben.

Übergeneralisierung – also zu stark zu verallgemeinern – bedeutet, dass man zu der Annahme neigt, dass ein bestimmtes Ereignis oder eine bestimmte Situation immer wieder auftreten oder niemals enden wird. Wenn man beispielsweise einen kleinen Fehler bei Renovierungsarbeiten macht und sich dann sagt: »Ich mache immer alles falsch und werde immer ein Versager bleiben«, dann ist das eine Übergeneralisierung: Man geht davon aus, dass einem immer nur Fehler passieren und man nie besser werden wird.

Gedankenlesen heißt, dass man davon ausgeht, zu wissen, was andere denken, auch wenn es keine Anhaltspunkte dafür gibt. Meistens geht es darum, dass man sich sicher ist, dass andere negativ über einen denken. Wenn Sie zum Beispiel Interesse an einer Person haben, aber sich sagen: »Die wird mich eh für einen Idioten halten«, lesen Sie Gedanken, weil Sie annehmen, dass Sie wissen, was diese Person über Sie denkt. Dabei haben Sie gar keine Beweise dafür.

Emotionale Beweisführung meint, dass wir Schlüsse auf Basis unserer Gefühle ziehen. Das passiert zum Beispiel, wenn wir uns schuldig fühlen oder traurig sind und deshalb annehmen, dass wir auch tatsächlich etwas falsch gemacht haben müssen oder immer wieder versagen. Wir nehmen also die negative Emotion als Beweis dafür, dass wir wirklich etwas falsch gemacht haben. ■

Schritt 2: Ein Arbeitsblatt »Problematische Denkmuster« für eine suizidale Grundannahme ausfüllen

Die Therapeut*innen unterstützen ihre Patient*innen beim Ausfüllen des Arbeitsblatts. Ausgewählt wird eine Grundannahme, die während der letzten suizidalen Krise eine Rolle gespielt hat. Die Therapeut*innen stellen zunächst sicher, dass die Patient*innen alle aufgelisteten kognitiven Verzerrungen verstanden haben, und unterstützen sie durch sokratische Gesprächsführung darin einzuschätzen, ob die Annahme eine kognitive Verzerrung beinhaltet. Wenn die Patient*innen die Annahme einer kognitiven Verzerrung zugeordnet haben, nutzen die Therapeut*innen abermals sokratische Gesprächsführung, um zu klären, in welcher Hinsicht die Annahme zur Kategorie passt. Abschließend bitten die Therapeut*innen ihre Patient*innen, diese Erklärung im Feld der jeweilige Kategorie zu notieren.

Beispiel Wir werden uns jetzt immer eine Annahme nach der anderen vornehmen, damit das Ganze nicht zu kompliziert wird. Hierzu nutzen wir das Arbeitsblatt »Problematische Denkmuster«. Jedes Denkmuster wird – wie Sie schon gesehen haben – kurz erklärt. Wir gehen diese Muster durch und prüfen dabei, inwieweit eine Annahme von Ihnen in eine der Kategorien hineinpasst oder eben nicht. Manche Annahmen werden nur zu einer Kategorie passen, manche Annahmen werden jedoch auch zu mehreren Kategorien passen.
Beginnen wir damit, eine Grundannahme auszuwählen, auf die wir uns dann zuerst konzentrieren. Denken Sie an die suizidale Krise zurück, die Sie zu mir geführt hat. Was haben Sie in der Zeit vor Ihrem Suizidversuch [oder Ihrer Krise] gedacht? Versuchen wir nun, herauszufinden, welches kognitive Muster zu dieser Annahme passt. Lesen Sie doch bitte die erste Definition vor. Würden Sie sagen, dass Ihre Annahme auf voreiligen Schlüssen basiert?
[Falls ja:] Inwiefern ist Ihre Annahme ein Beispiel dafür? Schreiben Sie das bitte hier auf.
*[Therapeut*in wiederholt für alle folgenden Fragen auf dem Arbeitsblatt:]* Machen wir mit der nächsten Frage weiter. Würden Sie sagen, dass Ihre Annahme ein Beispiel für [kognitive Verzerrung] ist? Inwiefern ist sie ein Beispiel dafür? Schreiben Sie das bitte auf.
Sehr gut. Jetzt, nachdem Sie das gesamte Arbeitsblatt bearbeitet haben, was denken Sie darüber? Haben Sie noch Fragen zu dem Arbeitsblatt? Wir wiederholen das Ganze jetzt mit einer anderen Annahme. ■

Schritt 3: Weitere Arbeitsblätter für andere maladaptive Annahmen ausfüllen

Um die Fertigkeit zu festigen und zu generalisieren, identifizieren Therapeut*innen und Patient*innen weitere suizidale oder maladaptive Annahmen und wiederholen den Prozess. Die Therapeut*innen halten dafür weitere Kopien des Arbeitsblatts bereit.

Beispiel Für dieses Blatt wollen wir uns auf eine andere belastende Annahme konzentrieren. Wir gehen die einzelnen Kategorien dann wieder gemeinsam durch und prüfen, ob Ihre Annahme zu der Kategorie passt oder nicht. Auf welche Annahme möchten Sie sich bei diesem Arbeitsblatt konzentrieren?
Wir beginnen mit dem ersten Denkmuster. Bitte lesen Sie dieses laut vor und sagen Sie mir, ob und inwiefern Ihre Annahme dazu passt. Schreiben Sie Ihre Antwort darunter auf.
*[Therapeut*in wiederholt für alle folgenden Fragen auf dem Arbeitsblatt:]* Machen Sie weiter. Welches Denkmuster ist das nächste? Passt Ihre Annahme dazu? Schreiben Sie Ihre Begründung darunter.
Sehr gut. Ich glaube, Sie haben den Dreh raus. Haben Sie noch Fragen zu dem Arbeitsblatt? Wenn Sie diese Übung regelmäßig durchzuführen, wie könnte Ihnen das helfen? ■

Schritt 4: Einen Übungsplan aufstellen

Im letzten Schritt bitten die Therapeut*innen ihre Patient*innen, bis zum nächsten Termin mindestens ein Arbeitsblatt pro Tag auszufüllen. Wie in Bezug auf die anderen Arbeitsblätter auch, sollten Patient*innen sich dabei mindestens einmal auf eine Grundannahme beziehen, die bei dem letzten Suizidversuch oder der letzten suizidalen Krise eine Rolle gespielt hat. Daraufhin sollten die Therapeut*innen die Akzeptanz prüfen, indem sie die Patient*innen bitten, die Wahrscheinlichkeit, dass sie die Blätter ausfüllen werden, auf einer Skala von 0 bis 10, wobei 0 »überhaupt nicht wahrscheinlich« und 10 »sehr wahrscheinlich« bedeutet, zu bewerten. Sie geben ihren Patient*innen dann leere Arbeitsblätter mit.

Beispiel Jetzt, da Sie ein paar Arbeitsblätter bearbeitet haben, sind Sie schon gut mit der Aufgabe vertraut. Könnten Sie bis zu unserem nächsten Termin mindestens ein Arbeitsblatt pro Tag ausfüllen? Sie können jede beliebige Annahme nehmen, die Ihnen wichtig erscheint. Aber mindestens eines dieser Arbeitsblätter sollte sich auf die suizidale Krise beziehen, die Sie zu mir geführt hat. Ergibt das für Sie Sinn? Hier haben Sie einige Arbeitsblätter, die Sie mitnehmen können.

[Wenn der Plan fertig ist:] Sieht so aus, als wäre unser Plan fertig. Auf einer Skala von 0 bis 10, wobei 0 für »überhaupt nicht wahrscheinlich« und 10 für »sehr wahrscheinlich« steht, wie wahrscheinlich ist es, dass Sie bis zu unserem nächsten Termin mindestens ein Blatt pro Tag ausfüllen werden?
[Falls unter 7:] Gibt es irgendetwas, das sie daran hindern könnte, die Arbeitsblätter auszufüllen? Was könnten wir ändern, damit Sie die Arbeitsblätter mit höherer Wahrscheinlichkeit ausfüllen werden? ■

18.3 Fallvignette: John

John wurde das Arbeitsblatt »Problematische Denkmuster« in seiner zehnten Therapiesitzung vorgestellt. Zu diesem Zeitpunkt hatten John und sein Therapeut bereits einige von Johns suizidalen Grundannahmen identifiziert und begonnen, diese mithilfe des ABC-Arbeitsblatts und des Arbeitsblatts »Hilfreiche Fragen« zu bearbeiten. Der Therapeut hatte dabei schon mehrmals bemerkt, dass es John oft schwerfiel, zu verstehen, weshalb seine maladaptiven Annahmen nicht hilfreich waren. John merkte selbst an: »Ich weiß, dass diese Annahmen Unsinn sind, aber sie fühlen sich trotzdem einfach so wahr an.« Der Therapeut führte das Arbeitsblatt »Problematische Denkmuster« ein, um John dieses scheinbare Paradox verständlich zu machen. John und sein Therapeut gingen zunächst die anderen, zuvor ausgefüllten Arbeitsblätter durch. Daraufhin bat der Therapeut John, die dort notierten Annahmen den verschiedenen problematischen Denkmustern zuzuordnen und für jedes Muster eine Erklärung aufzuschreiben. In Abbildung 18.1 sind Johns Antworten zu sehen.
Nach der Bearbeitung des Arbeitsblatts kam es zu folgendem Gespräch:

Therapeut: Fällt Ihnen bei diesem Arbeitsblatt irgendetwas auf?
John: Es scheint, als würden meine Gedanken bestimmten Mustern folgen.
Therapeut: Ja, das geht vielen so. Viele unserer wenig hilfreichen Annahmen sind auf verschiedene Arten problematisch.
John: Ja. Ich scheine oft voreilige Schlüsse zu ziehen und eine emotionale Beweisführung vorzunehmen.
Therapeut: Was könnte das bedeuten?
John: Wahrscheinlich, dass beide Denkmuster eng miteinander verbunden sind.
Therapeut: Inwiefern?
John: Na ja, wenn ich mich nicht gut fühle, gehe ich davon aus, dass es dafür

ABB. 18.1: Johns Arbeitsblatt »Problematische Denkmuster«

Voreilige Schlüsse ziehen, obwohl keine Beweise oder sogar gegenteilige Umstände vorliegen

»Ich brauch es gar nicht zu versuchen, weil ich eh alles falsch mache«
Annehmen, dass etwas nicht klappen wird, obwohl ich es noch gar nicht ausprobiert habe
»Meine Familie wäre ohne mich besser dran«
Annehmen, dass ich für alle eine Belastung bin, obwohl sie mir da widersprechen würden

Maximieren oder minimieren einer Situation
(die Dinge aufbauschen oder ihre Bedeutung herunterspielen)

»Es kann gar nicht mehr schlimmer werden«
Die Dinge schlimmer erscheinen lassen, als sie sind
»Ich mache immer alles falsch«
Die Situation dramatisieren, wenn ich einen Fehler mache

Ignorieren wichtiger Aspekte einer Situation

»Es ist meine Schuld«
Ich gebe mir selbst die Schuld, dass mein Freund gestorben ist, obwohl niemand mit so schweren Verletzungen hätte überleben können

Vereinfachen in gut/schlecht oder richtig/falsch

»Ich bin ein Versager«
Aufgrund eines Fehlers sagen, dass ich komplett unnütz bin, obwohl es auch Dinge gibt, die ich richtig mache
»Ich mache immer alles kaputt«
Ich ignoriere die Dinge, die ich richtig mache

Übergeneralisierung eines einzelnen Vorfalls
(ein negatives Ereignis wird als nie endendes Muster begriffen)

»Ich mache immer alles kaputt«
Von einem einzelnen Fehler auf eine Regelhaftigkeit schließen, obwohl es auch Dinge gibt, die ich richtig mache

Gedankenlesen
(annehmen, dass andere schlecht von einem denken, obwohl es dafür keine Anhaltspunkte gibt)

»Meine Familie wäre ohne mich besser dran«
Annehmen, dass das stimmt, obwohl sie mich eigentlich lieben und mich vermissen würden

Emotionale Beweisführung (ein Gefühl als Beweis für eine Annahme halten)

»Ich halte das nicht mehr aus«
Annehmen, dass ich eine Situation nicht bewältigen kann, weil ich mich schlecht fühle
»Ich bin ein Versager«
Ich schäme mich oder bin auf mich selbst wütend, also nehme ich an, dass ich etwas falsch gemacht habe
»Meine Familie wäre ohne mich besser dran«
Ich schäme mich und bin wütend, also denke ich, dass ich für meine Familie nur alles schlimmer mache

einen Grund geben muss. Ich denke dann negative Dinge über mich, die zu dem Gefühl passen – selbst wenn es gar keine Beweise dafür gibt. Meine emotionale Beweisführung führt also dazu, dass ich voreilige Schlüsse ziehe.

Therapeut: Das ist eine interessante Beobachtung.

John: Ja. Wenn ich mir das Arbeitsblatt so anschaue und wir darüber reden, dann verstehe ich langsam, weshalb ich das Gefühl habe, dass meine negativen Gedanken wahr sind; obwohl ich vom Kopf her weiß, dass es nicht so ist: Diese Annahmen basieren auf meinen Gefühlen.

Therapeut: Also resultieren Ihre Gedanken und Annahmen aus Ihren Emotionen?

John: Ja, so muss es sein. Ich habe so noch nie darüber nachgedacht. Aber immer, wenn ich mich schlecht fühle, fange ich an, diese Gedanken zu haben. Selbst wenn es in der Situation gar keinen Sinn ergibt, glaube ich es letztendlich trotzdem. Einfach, weil ich mich schlecht fühle.

Therapeut: Was werden Sie mit diesem neuen Wissen anfangen?

John: Also, eine Sache, die ich mir sagen kann, ist, dass ich nicht unbedingt etwas falsch gemacht haben muss, nur weil ich mich schlecht fühle. Ich glaube, das könnte wirklich hilfreich sein.

Tipps und Hinweise für das Arbeitsblatt »Problematische Denkmuster«

Suizidale Grundannahmen können in mehrere Kategorien passen. Therapeut*innen sollten Patient*innen darauf hinweisen, dass manche Annahmen sich mehreren Kategorien zuordnen lassen. Verschiedene kognitive Verzerrungen können dieselbe Annahme gleichzeitig charakterisieren. Hieraus ergeben sich wiederum verschiedene Möglichkeiten, die Gedanken zu bewerten und umzustrukturieren.

Denkstile identifizieren. Viele Patient*innen werden kognitive Verzerrungen schwerpunktmäßig in einer der sieben Kategorien aufweisen. Hierdurch wird ein bestimmter Denkstil von Patient*innen deutlich. Diesen Stil zu identifizieren, kann Patient*innen und Therapeut*innen dabei helfen, dysfunktionale Annahmen effizienter zu erkennen und zu bewerten. Wenn beispielsweise Patient*innen dazu neigen, voreilige Schlüsse zu ziehen (so wie John), sollten ihre Alternativgedanken situationale und kontextuelle Faktoren, die die Patientin bisher ignoriert hat, berücksichtigen. Bei Patient*innen, die maximieren oder übergeneralisieren, sollten die Alternativgedanken Alles-oder-nichts-Denken bzw. den Gebrauch von extremen Begriffen (z. B. immer, nie) vermeiden.

19 Verhaltensaktivierung und Bewältigungskarten

Suizidgefährdete Personen erleben oft mehr negative als schöne Ereignisse, insbesondere was zwischenmenschliche Beziehungen betrifft. Zudem neigen Betroffene dazu, Entscheidungen zu treffen oder Verhaltensweisen an den Tag zu legen, die dieses Ungleichgewicht und damit ihre psychische Belastung unbeabsichtigt aufrechterhalten. Akut suizidale Personen ziehen sich beispielsweise zurück oder brechen die Behandlung vorzeitig ab. Hierdurch reduzieren sich positive soziale Kontakte weiter. Die Verhaltensaktivierung ist eine verhaltenstherapeutische Intervention, die diesem Ungleichgewicht entgegenwirken soll. Der Hauptzweck der Intervention besteht darin, dass Patient*innen sich wieder stärker angenehmen und sinnstiftenden Aktivitäten, die in Zeiten negativer Stimmung nicht mehr oder nur noch eingeschränkt verfolgt wurden, zuwenden. Hierdurch verbessert sich die Stimmung und maladaptive Strategien werden durch adaptive Copingstrategien ersetzt.

Bewältigungskarten können genutzt werden, um den Fertigkeitenerwerb von Patient*innen zu unterstützen und zu festigen. Sie werden auf Karteikarten erstellt und sind aufgrund ihrer Größe leicht mitzunehmen. Die Patient*innen können sie in ihrer Tasche, ihrem Rucksack oder Auto oder an einem anderen leicht zugänglichen Ort aufbewahren. Sie sind haptische Erinnerungen an adaptive kognitive und/oder Verhaltensstrategien, die den Patient*innen bewusst machen, wie oder wann ein Skill eingesetzt werden sollte und ob es sich um einen kognitiven oder einen verhaltensbezogenen Skill handelt. Es kann beispielsweise eine Bewältigungskarte erstellt werden, die Patient*innen bei der kognitiven Umstrukturierung einer bestimmten suizidalen bzw. dysfunktionalen Annahme unterstützt. Eine weitere Bewältigungskarte könnte hingegen daran erinnern, eine bestimmte Copingstrategie (z. B. Entspannung oder Achtsamkeit) in einer bestimmten Situation (z. B. bei Verlangen nach Alkohol oder anderen Drogen) anzuwenden. Bewältigungskarten sind somit eine Art Spickzettel oder Kurzanleitung (und insofern vergleichbar mit Karteikarten, die man beim Lernen für eine Prüfung erstellt).

19.1 Hintergrund

Behaviorale Modelle der Depression (z. B. Ferster 1973; Lewinsohn & Graf 1973; Lewinsohn & Libet 1972) gehen davon aus, dass Depressionen mit einer Abnahme angenehmer und/oder einer Zunahme aversiver Ereignisse assoziiert sind. Depressionen sollen durch dieses Ungleichgewicht angenehmer und aversiver Ereignisse langfristig aufrechterhalten werden. Für die Behandlung ergibt sich hieraus das Ziel, dieses Ungleichgewicht zu beheben, indem vor allem die Häufigkeit und die Bedeutung angenehmer Erfahrungen erhöht werden. Je mehr gute Erfahrungen Patient*innen machen und je ausgeglichener das Verhältnis von positiven und negativen Ereignissen ist, desto stärker wird sich die Stimmung von Patient*innen verbessern. Gleichzeitig trägt die Intervention zur Umbewertung dysfunktionaler Grundannahmen bei. Ein geselliger Abend mit Freund*innen kann beispielsweise als Gegenbeweis dafür dienen, dass das Leben sinnlos und man selbst eine Belastung für andere ist.

In sogenannten Komponentenanalysen hat sich gezeigt, dass die Verhaltensaktivierung der möglicherweise wichtigste Baustein einer kognitiv-verhaltenstherapeutischen Depressionstherapie sein könnte: Behandlungen, die sich ausschließlich auf die Verhaltensaktivierung konzentrieren, sind mit Blick auf die Rückfallprävention bei depressiven Patient*innen genauso wirksam wie eine kognitive Therapie (Dimidjian u. a. 2006; Gortner u. a. 1998). Bei Patient*innen, die unter schweren Depressionen leiden, kann die Verhaltensaktivierung der entscheidende Faktor für eine vollständige Genesung und die Rückfallprävention sein (Dimidjian u. a. 2006). Bei vielen angenehmen Aktivitäten kommen wir zudem in Kontakt zu anderen Personen. Vor diesem Hintergrund mag die Verhaltensaktivierung bei suizidgefährdeten Personen besonders wichtig sein, da sich hierdurch die wahrgenommene soziale Unterstützung – ein gut belegter Protektivfaktor gegenüber suizidalem Erleben und Verhalten (Bryan & Hernandez 2013; Kaslow u. a. 2005) – erhöht. Aktivitäten, die suizidale Patient*innen in Kontakt mit Peers oder Unterstützer*innen bringen, die Respekt und Sorge für die Patient*innen ausdrücken, sind besonders wichtig (Bryan & Hernandez 2013). Solche Aktivitäten helfen dabei, suizidale Grundannahmen, die mit Scham, Schuld oder dem Eindruck, eine Last für andere zu sein, assoziiert sind, zu durchbrechen. Aktivitäten, die von den Patient*innen als persönlich bedeutsam empfunden werden (z. B. Zeit mit Freund*innen und Familie verbringen, ein Ehrenamt ausfüllen, Sport treiben), vermitteln zudem das Erleben von Sinnhaftigkeit. Sinnerleben ist wiederum assoziiert mit einem reduzierten Suizidrisiko und weist einen positiven Zusammenhang mit sozialer Unterstützung auf (Bryan u. a. 2013a).

Der Zweck der Bewältigungskarten besteht hauptsächlich darin, als Erinnerungsstütze zu fungieren. Patient*innen können sich so auch außerhalb der Therapie leichter an Informationen und Skills erinnern. Damit fördern Bewältigungskarten den Erwerb von Fertigkeiten zur kognitiven Umstrukturierung und Emotionsregulation. Bewältigungskarten können in Ergänzung zu den meisten, wenn nicht allen BCBT-Interventionen verwendet werden.

19.2 Praxisanleitung: Verhaltensaktivierung

Die Therapeut*innen bitten die Patient*innen im Rahmen der Verhaltensaktivierung darum, eine oder mehrere Aktivitäten zu benennen, die ihnen Freude bereiten. Sollten die Patient*innen antworten, ihnen würde nichts Spaß machen, fragen die Therapeut*innen nach Aktivitäten, die in der Vergangenheit gern gemacht wurden. Bei besonders belasteten Patient*innen kann es auch hilfreich sein, danach zu fragen, was die Patient*innen gerne machen würden, aber aufgrund etwaiger Hindernisse bisher noch nicht gemacht haben. Sobald eine Aktivität identifiziert wurde, erarbeiten Therapeut*innen und Patient*innen gemeinsam einen Plan dazu, wie die Patient*innen diese Aktivität (wieder) aufnehmen oder vermehrt ausüben können.

Der Erfolg der Intervention hängt zum Großteil von der Fähigkeit der Therapeut*innen ab, Lösungen für Hindernisse, die der Aktivität im Wege stehen könnten, zu finden. Sportmachen ist beispielsweise eine häufig genannte Aktivität. Patient*innen müssen allerdings viele kleine Schritte unternehmen und einen gut ausgearbeiteten Plan haben, um diese Ziele zu erreichen. Therapeut*innen und Patient*innen sollten zum Beispiel genau überlegen, wann trainiert werden soll (z. B. morgens vor der Arbeit oder am Nachmittag/Abend nach der Arbeit), wo das Training stattfinden soll (z. B. im Fitnessstudio oder zu Hause) und welche weiteren Vorbereitungen (z. B. eine Sporttasche packen) notwendig sind. Patient*innen, die unter starken Schlafstörungen leiden, könnte es schwerfallen, morgens früh aufzustehen. Es wird daher eventuell besser funktionieren, sportliche Aktivitäten am Nachmittag oder am Abend einzuplanen. Bei Patient*innen, die kleine Kinder haben, kann es günstig sein, im Fitnessstudio anstatt zu Hause zu trainieren, um so die Wahrscheinlichkeit, während des Sports gestört zu werden, zu reduzieren. Kochen oder Backen sind weitere häufig genannte Aktivitäten. Hierfür müssen ggf. jedoch zunächst Zutaten und andere Utensilien gekauft werden. Als ersten Schritt könnten Therapeut*innen und Patient*innen daher eine Einkaufsliste erstellen.

Schlussendlich ist es wichtig, darauf zu achten, dass Pläne spezifisch, messbar und realistisch sind. Spezifische Pläne weisen genaue und eindeutige Parameter auf

(z. B. Zeitpunkt, Häufigkeit, Dauer und/oder Ort). Messbarkeit bedeutet, dass sich die Umsetzung von Plänen quantitativ beurteilen lässt. Realistische Pläne sind für eine Person tatsächlich umsetzbar und/oder haben gute Erfolgsaussichten. »Mehr Sport machen« ist in diesem Sinne kein guter Plan, da er weder spezifisch (Was heißt »Sport machen«?) noch messbar ist (Ist ein Spaziergang von einer Minute schon »mehr Sport«?), auch wenn er realistisch sein mag. Gleichermaßen ist der Plan »am Wochenende zehn Kilometer joggen« kein gutes Ziel für Patient*innen, die seit mehreren Monaten keinen Sport mehr gemacht haben. Auch wenn der Plan spezifisch und messbar ist, handelt es sich nicht um einen realistischen ersten Schritt. Therapeut*innen und Patient*innen werden deshalb die Rahmenbedingungen des Plans genau besprechen müssen, um sicherzugehen, dass alle drei Kriterien erfüllt sind.

Schritt 1: Das Konzept der Verhaltensaktivierung vorstellen

Die Therapeut*innen stellen das Konzept der Verhaltensaktivierung vor und erläutern den Hintergrund der Intervention.

Beispiel In Zeiten starker Belastung neigt man dazu, Dinge, die man eigentlich gern mag, nicht mehr zu machen; zum Beispiel weil man denkt, man hätte nicht genug Zeit hierfür. Oder man hat keine Motivation mehr oder das Interesse daran verloren. Es kann durchaus sinnvoll sein, manche Aktivitäten erst einmal zu pausieren, wenn man kurzfristig sehr belastet ist. Hat man jedoch mit langfristigen Problemen zu kämpfen und nimmt diese schönen Aktivitäten nicht irgendwann wieder auf, dann kommt es zu einem Ungleichgewicht: Man erlebt auf der einen Seite viel Schlechtes und auf der anderen Seite nur wenig Gutes. In der Folge kann es passieren, dass man das Leben als sinnlos empfindet und einem Probleme als unendlich erscheinen. Wie, würden Sie sagen, passt das zu Ihrem Leben? ■

Schritt 2: Positive Aktivitäten identifizieren

Die Therapeut*innen bitten die Patient*innen, Aktivitäten zu nennen, die sie gern machen. Wenn sie keine benennen können, fragen die Therapeut*innen nach Aktivitäten, die in der Vergangenheit gern gemacht wurden.

Beispiel Wir können gegen dieses Ungleichgewicht vorgehen, indem wir wieder öfter Aktivitäten ausüben, die uns Spaß machen. Viele Menschen, die sich belastet oder deprimiert fühlen oder an Suizid denken, haben das Gefühl, dass sie das nicht schaffen können. Aber tatsächlich können die meisten von uns die Balance wiederherstellen, selbst wenn wir es erst nicht glauben. Können Sie mir einige Aktivitäten nennen, die Ihnen Freude machen, aber die Sie nicht so häufig tun, wie Sie gern würden oder es früher getan haben?

*[Wenn Patient*in keine Aktivitäten nennen kann:]* Was sind Dinge, die Sie früher gerne gemacht haben, heute aber nicht mehr tun? ■

Schritt 3: Einen Plan zur Verhaltensaktivierung aufstellen

Therapeut*in und Patient*in stellen gemeinsam einen Plan auf, nach dem die Aktivitäten ausgeübt werden sollen.

Beispiel

Beispielfragen für die Erstellung eines Aktivitätenplans:

- Wären Sie bereit, einen Plan zur Umsetzung dieser Aktivitäten aufzustellen?
- Wie häufig machen Sie die Aktivität momentan? Wie häufig haben Sie das früher gemacht? Wie häufig würden Sie das gern machen?
- Was meinen Sie, wann Sie damit beginnen könnten? Was denken Sie, wie häufig Sie das machen können?
- Wie lang, glauben Sie, können Sie das dann immer machen? Gibt es jemanden, der das mit Ihnen zusammen machen könnte?
- Wo könnten Sie das machen?
- Müssten Sie irgendetwas dafür vorbereiten? ■

Schritt 4: Die Patient*innen zur Umsetzung motivieren

Daraufhin bitten die Therapeut*innen ihre Patient*innen, auf einer Skala von 0 bis 10, wobei 0 »überhaupt nicht wahrscheinlich« und 10 »sehr wahrscheinlich« bedeutet, zu bewerten, wie wahrscheinlich es ist, dass sie die Aktivität aufnehmen werden.

Beispiel Das klingt doch nach einem guten Plan. Was meinen Sie dazu? Auf einer Skala von 0 bis 10, wobei 0 für »überhaupt nicht wahrscheinlich« und 10 für »sehr wahrscheinlich« steht, wie wahrscheinlich ist es, dass Sie diesem Plan folgen werden? *[Falls unter 7:]* Gibt es irgendetwas, das Sie daran hindern könnte, den Plan umzusetzen? Was könnten wir ändern, damit es wahrscheinlicher wird, dass Sie den Plan umsetzen? ■

19.3 Fallvignette: Janice

Janice neigt dazu, sich zu Hause von anderen abzukapseln. Vor diesem Hintergrund führte ihr Therapeut die Verhaltensaktivierung als Möglichkeit ein, über soziale Aktivitäten mehr Kontakte aufzubauen. Der Therapeut bat sie, einige

Aktivitäten zu nennen, die sie früher gern gemacht, aber zwischenzeitlich aufgegeben hat. Janice gab an, dass sie sehr gern wieder Sport machen würde. Der Therapeut half ihr dabei, einen spezifischen, evaluierbaren und realistischen Plan aufzustellen, um das Training wieder aufzunehmen. Während der Erstellung des Plans unterstützte er sie dabei, etwaige Hindernisse und Schwierigkeiten bei der Umsetzung des Plans zu identifizieren und zu umgehen:

Therapeut: Sport wäre sicher ein guter Anfang, um wieder aktiver zu werden. Was wäre ein gutes erstes Ziel?

Janice: Na ja, irgendwann würde ich gerne wieder dahin kommen, jeden Tag zu trainieren. Als ich so viel Sport gemacht habe, habe ich mich viel besser gefühlt.

Therapeut: Wie lang ist es denn her, dass Sie täglich Sport gemacht haben?

Janice: Ach, ich weiß nicht. Jahre. Viele, viele Jahre.

Therapeut: Wie oft machen Sie momentan Sport?

Janice: Ich habe schon lange nicht mehr trainiert. Momentan eigentlich gar nicht.

Therapeut: Okay, ich verstehe. Ist Ihr Wunsch, jeden Tag zu trainieren, dann etwas, was Sie sofort umsetzen wollen, oder eher ein langfristiges Ziel?

Janice: Na ja, ich würde es schon gerne sofort machen, aber ich weiß, dass das nicht klappen wird.

Therapeut: Ja, da könnten Sie recht haben. Was wäre denn ein guter erster Schritt?

Janice: Hm, ich könnte zum Beispiel an ein paar Tagen pro Woche spazieren gehen und vielleicht einen Yogakurs machen. Das wäre schon ein guter Anfang.

Therapeut: Was genau heißt »ein paar Tage pro Woche« für Sie? Zwei Tage, drei, vier …?

Janice: Ich würde sagen, drei. Das wäre schon regelmäßig, aber ich hätte auch mal frei. Ich werde wahrscheinlich am Anfang schnell müde sein und Muskelkater haben.

Therapeut: Das ist ein guter Punkt. Also, erst einmal drei Tage die Woche. Und das als Mix aus spazieren gehen und Yoga?

Janice: Ja, aber ich muss mich noch irgendwo für einen Yogakurs anmelden, vorausgesetzt, dass ich mir das leisten kann.

Therapeut: Okay. Sofort mit dem Yoga anzufangen, wird also vielleicht nicht möglich sein. Aber vielleicht in den nächsten Wochen?

Janice: Ja.

Therapeut: Wollen Sie dann erst einmal einplanen, drei Tage pro Woche spazieren zu gehen? Oder wollen Sie das nur an zwei Tagen machen und den dritten Tag für Yoga freihalten?

Janice: Ich glaube, es ist besser, wenn ich damit anfange, an drei Tagen spazieren zu gehen. Ich kann dann immer noch einen Tag für Yoga tauschen. Ich muss einfach erst mal in die Gewohnheit zurückfinden, regelmäßig aktiv zu sein. Einen Spaziergang zu machen, hilft mir da bestimmt.
Therapeut: Okay, das klingt gut. Welche drei Tage wollen Sie nehmen?
Janice: Montags, mittwochs und freitags, bevor ich zur Arbeit gehe. Ich werde eine Viertelstunde bei mir in der Gegend spazieren.
Therapeut: Das klingt gut. Um wie viel Uhr werden Sie dann aufstehen müssen, um vor der Arbeit noch eine Viertelstunde spazieren gehen zu können?
Janice: Oh, daran hatte ich nicht gedacht. Ich weiß nicht, ob ich es schaffen würde, früher aufzustehen. Es fällt mir so schon schwer genug, pünktlich für die Arbeit aufzustehen.
Therapeut: Ja, darüber habe ich auch nachgedacht. Wir haben ja schon viel darüber gesprochen und Sie haben auch schon Fortschritte gemacht, was das Schlafen angeht.
Janice: Ja, das möchte ich mir nicht kaputt machen.
Therapeut: Okay. Wenn es morgens nicht klappt, wann dann?
Janice: Na ja, ich könnte es nach der Arbeit machen. Auf meinem Heimweg liegt ein ganz schöner Park, da gehen viele Leute abends spazieren. Immer, wenn ich daran vorbeifahre, denke ich mir, wie schön es da aussieht.
Therapeut: Ja, das klingt nach einer guten Alternative. Das finde ich sehr gut. Meinen Sie, Sie könnten montags, mittwochs und freitags auf Ihrem Weg nach Hause da anhalten und eine Viertelstunde spazieren gehen?
Janice: Ganz sicher. Ich glaube sogar, das wird mir wirklich Spaß machen.
Therapeut: Okay, super, dann schreiben Sie das auf, damit Sie es nicht vergessen. Wir sollten auch noch darüber sprechen, was Sie für die Spaziergänge einpacken sollten.
Janice: Wie meinen Sie das?
Therapeut: Na ja, Sie werden ja direkt von der Arbeit kommen, richtig?
Janice: Ja.
Therapeut: Sind die Sachen, die Sie auf der Arbeit tragen, passend für einen Nachmittagsspaziergang?
Janice: Ah, ich verstehe. Die Sachen wären wohl in Ordnung. Aber jetzt, wo Sie es sagen – ich will eigentlich nicht darin schwitzen, also sollte ich Wechselsachen mitnehmen. Ich werde außerdem meine Sneaker einpacken, damit ich bequemere Schuhe anziehen kann und mir keine Blasen laufe oder so.
Therapeut: Ja, das wäre sicher besser.
Janice: Ja.
Therapeut: Wollen Sie sich vielleicht aufschreiben, welche Kleidung Sie

mitnehmen müssen, damit Sie nachher nicht ohne die Sachen im Park stehen?

Janice: Das ist eine gute Idee.

Therapeut: Okay, dann schreiben Sie das doch auch auf. Was müssen Sie montags, mittwochs und freitags zur Arbeit mitnehmen, um am Nachmittag Ihren Spaziergang machen zu können?

Janice: Ich brauche ein T-Shirt, Shorts oder eine Sporthose, Socken und Schuhe.

Therapeut: Okay, gut. Und werden Sie das alles am Morgen einpacken oder am Abend vorher oder wann anders?

Janice: Ich werde es am Abend vorher machen, damit ich es nicht vergesse. Ich habe eine Sporttasche, die ich nehmen kann.

Therapeut: Super! Und wenn Sie die Tasche gepackt haben, wo legen Sie sie hin, damit Sie sie am Morgen nicht vergessen?

Janice: Ich kann sie an die Türklinke der Garage hängen. Dann kann ich sie nicht übersehen.

Therapeut: Gute Idee. Fällt Ihnen noch irgendwas ein, das wir einplanen sollten, damit alles klappt?

Janice: Nein, ich glaube nicht.

Therapeut: Mir auch nicht. Letzte Frage: Wann fangen Sie an?

Janice: Morgen. Ich packe heute Abend meine Tasche und mache morgen den ersten Spaziergang.

19.4 Praxisanleitung: Bewältigungskarten

Therapeut*innen sollten für die Erstellung von Bewältigungskarten Karteikarten bereithalten. Die Karten werden idealerweise von Patient*innen per Hand beschriftet. Um die Aufmerksamkeit auf einige wenige Skills zu fokussieren und den Erwerb der Fähigkeiten zu beschleunigen, sollten die Patient*innen nie mehr als zwei oder drei Bewältigungskarten gleichzeitig anfertigen. Bewältigungskarten werden in der BCBT vor allem eingesetzt, um Veränderungen der Kognitionsmuster und des Verhaltens der Patient*innen zu unterstützen. Bewältigungskarten, die auf Kognitionen ausgerichtet sind, beschreiben auf der einen Kartenseite suizidale oder maladaptive Annahmen und auf der anderen Kartenseite steht eine Alternativannahme oder ein Gegenargument. Patient*innen sollten diese Karten mehrmals am Tag in regelmäßigen Abständen durchlesen (z. B. beim Essen, auf der Toilette, zwischen zwei Kursen). Zusätzlich sollten Patient*innen die Karten durchlesen, wenn sie maladaptive Gedanken haben. In dieser Hinsicht funktionieren die Bewältigungskarten also ähnlich wie die in den vorherigen Kapiteln besprochenen Arbeitsblätter. Bewältigungskarten, die auf das Verhalten ausgerichtet sind, beschreiben auf der einen Kartenseite oft ein bestimmtes Ereignis oder eine Situation und auf der anderen Kartenseite stehen mehrere konkrete Schritte als Reaktion auf diese Situation. Das Zielverhalten wird in einzelnen spezifischen, messbaren und leicht zu erfüllenden Schritten notiert. Bewältigungskarten können die Wahrscheinlichkeit, dass Patient*innen neue Reaktionsmuster tatsächlich einüben, immens erhöhen. Dadurch, dass das Zielverhalten als Abfolge mehrerer kleiner Schritte dargestellt wird, reduziert sich die wahrgenommene Komplexität oder Schwierigkeit der Verhaltensreaktion. Auf Verhalten ausgerichtete Bewältigungskarten funktionieren also ähnlich wie der Notfallplan – der im Prinzip selbst eine Art Bewältigungskarte ist.

Die Bewältigungskarten können laminiert werden, um sie langlebiger zu machen und ihre Bedeutung für Patient*innen zu erhöhen. Patient*innen sollten angewiesen werden, die Karten mehrmals pro Tag anzusehen, auch wenn kein Auslöser vorliegt. Dies fördert das mentale Einüben, sodass der Inhalt der Karte schneller gelernt und umgesetzt werden kann.

Schritt 1: Das Konzept Bewältigungskarten vorstellen

Die Therapeut*innen stellen das Konzept der Bewältigungskarten vor und erklären, dass sie Gedächtnisstützen darstellen, die helfen sollen, die Skills schneller zu lernen.

Beispiel Ich würde jetzt gerne eine sogenannte Bewältigungskarte mit Ihnen erstellen. Die kann Ihnen dabei helfen, sich an Inhalte der Therapie zu erinnern und Skills leichter zu lernen. Es ist eine Art Gedächtnisstütze, etwa so wie Karteikarten, die man sich macht, wenn man für eine Prüfung lernt. Auf die Bewältigungskarte schreiben Sie die wichtigsten Punkte zu dem Skill, den Sie gerade kennengelernt haben. Sie können die Karte in Ihrer Tasche, Ihrem Rucksack oder an einem anderen Ort, an dem Sie schnell darauf zugreifen können, aufbewahren. So können Sie immer wieder kurz einen Blick darauf werfen und sich daran erinnern, woran wir gearbeitet haben. ■

Schritt 2: Eine Bewältigungskarte erstellen

Die Therapeut*innen helfen ihren Patient*innen bei der Erstellung einer Bewältigungskarte und achten darauf, dass sich der Inhalt unmittelbar auf eine bestimmte BCBT-Intervention bezieht.

Beispiel *[Auf Kognitionen ausgerichtete Karten:]* Diese Annahme scheint sehr verfestigt zu sein und wird wahrscheinlich viel Aufmerksamkeit und Training benötigen. Was halten Sie davon, eine Bewältigungskarte zu erstellen, die sich auf diese Annahme bezieht? Damit hätten Sie eine Art Spickzettel, auf den Sie einen kurzen Blick werfen können, um sich daran zu erinnern, worüber wir heute geredet haben. Schreiben Sie bitte die Annahme auf die eine Seite der Karte. Auf die andere Seite schreiben Sie nun die neue Reaktion auf diesen Gedanken, die wir gerade besprochen haben.

[Auf Verhalten ausgerichtete Karten:] Diese bestimmte Situation scheint eine besondere Herausforderung für Sie darzustellen. In solchen Momenten könnte es schwierig werden, an die Anwendung des neuen Skills zu denken. Was halten Sie davon, eine Bewältigungskarte zu erstellen, die Sie wie ein Spickzettel daran erinnert, was Sie in dieser Situation tun sollen?

Schreiben Sie die Situation bitte auf die eine Seite der Karte. Auf die andere Seite der Karte schreiben Sie nun bitte, wie Sie sich ab jetzt in der Situation verhalten wollen. Manchmal ist es leichter, neue Konzepte in mehrere kleine Schritte aufzuteilen, etwa so wie in einer Anleitung, um ein neues Möbelstück aufzubauen. Denken Sie, das könnte hilfreich sein? ■

Schritt 3: Einen Übungsplan aufstellen

Therapeut*innen und Patient*innen entwickeln gemeinsam einen Plan, in dem festgelegt wird, dass die Patient*innen die Bewältigungskarten regelmäßig durchlesen. Die Therapeut*innen erläutern, dass der Plan auch dann eingehalten werden sollte, wenn die Patient*innen gerade keinen akuten Bedarf dafür sehen. Hierdurch erhöht sich der Lernfortschritt. Daraufhin sollten die Therapeut*innen die Akzeptanz prüfen, indem sie die Patient*innen bitten, die Wahrscheinlichkeit, dass sie die Karte regelmäßig lesen werden, auf einer Skala von 0 bis 10, wobei 0 »überhaupt nicht wahrscheinlich« und 10 »sehr wahrscheinlich« bedeutet, zu bewerten.

Beispiel Ich möchte Sie bitten, diese Karte regelmäßig, d. h. mehrmals am Tag, durchzulesen, auch wenn Sie sich nicht in einer Situation befinden, in der Sie die Bewältigungskarte akut benötigen. So werden Sie den Inhalt schneller lernen. Das heißt, auch wenn Sie die Karte in dem Augenblick nicht »brauchen«, sollten Sie sich einen Moment nehmen, um sie durchzulesen. Sie werden sich dann später besser daran erinnern können. Es ist wie beim Lernen für eine Prüfung: Man geht den Stoff immer wieder durch, bis man ihn auswendig kann, sodass man sich in einer Prüfung dann auf jeden Fall daran erinnern wird. Ergibt das für Sie Sinn?

Dann lassen Sie uns jetzt doch ein paar Zeiten aussuchen, zu denen Sie die Karte herausholen und durchlesen können. Das dauert auch nicht lange. Wenn man eine neue Fertigkeit übt, kann es helfen, hierfür Zeitpunkte auszuwählen, an die man sich leicht erinnern kann, und diese mit Aktivitäten zu verknüpfen, die ohnehin stattfinden. Sie könnten die Karte zum Beispiel beim Frühstück, Mittagessen und Abendessen lesen. Das machen Sie ohnehin, also wird es leicht sein, sich daran zu erinnern. Sie könnten die Karten auch jedes Mal lesen, wenn Sie zur Toilette gehen. Sie müssen mehrmals am Tag auf die Toilette, und wenn Sie die Karte immer dann durchlesen, werden Sie den Inhalt schnell verinnerlichen. Was würde für Sie gut passen?

[Wenn der Plan fertig ist:] Mir scheint, unser Plan ist fertig: Sie werden die Karte immer dann lesen, wenn es einen Auslöser gibt, und außerdem mehrmals am Tag zur Übung.

Auf einer Skala von 0 bis 10, wobei 0 für »überhaupt nicht wahrscheinlich« und 10 für »sehr wahrscheinlich« steht, wie wahrscheinlich ist es, dass Sie diesem Plan folgen werden?

[Falls unter 7:] Gibt es irgendetwas, das Sie daran hindert, die Bewältigungskarten zu nutzen? Was könnten wir ändern, damit Sie die Bewältigungskarten mit höherer Wahrscheinlichkeit nutzen? ■

19.5 Fallvignette: Mike

Mikes Therapeut entschied sich gegen Ende der Therapie dazu, einige Bewältigungskarten zu erstellen, um Mikes Fortschritte bei der Reduktion suizidaler Kognitionsmuster und damit zusammenhängender Risikofaktoren zu verstärken. In Abbildung 19.1 sind einige von Mikes Bewältigungskarten zu sehen. Die Karten A und B sollen Mikes Fertigkeiten zur kognitiven Umstrukturierung unterstützen, indem sie auf zwei besonders hartnäckige Annahmen – »Ich bin wertlos« und »Die Welt wäre ohne mich besser dran« – abzielen. Diese suizidassoziierten Annahmen schrieb Mike auf die Vorderseite der Karteikarten, die Alternativeannahmen auf die Rückseite. Die Alternativannahmen wurden von verschiedenen Arbeitsblättern, die Mike zuvor ausgefüllt hatte, übernommen. Zusätzlich zu diesen kognitiv ausgerichteten Karten erstellten Mike und sein Therapeut auch zwei auf Verhaltensweisen ausgerichtete Bewältigungskarten. Diese bezogen sich auf Mikes zwei größte Risikofaktoren: sich bei schlechter Stimmung zu isolieren (Karte C) und Alkohol zu konsumieren (Karte D). Auf der Vorderseite fasste Mike die psychischen Umstände zusammen, unter denen diese Problemverhaltensweisen meistens auftreten: in Phasen von Lustlosigkeit und bei Verlangen nach Alkohol. Auf der Rückseite der Karten listete Mike mehrere Schritte auf, die er unternehmen könnte, um effektiver mit diesen Risikosituationen umzugehen.

ABB. 19.1: Mikes Bewältigungskarten

	Vorderseite	Rückseite
A	**Ich bin wertlos.**	• Fehler passieren. • Ich bin ein guter Mensch, selbst wenn ich Fehler mache.
B	**Die Welt wäre ohne mich besser dran.**	• Ich bin anderen wichtig. • Meine Familie und meine Freunde lieben mich.
C	**Ich habe keine Lust, rauszugehen.**	• Einen Zeitrahmen für soziale Aktivitäten festlegen (30–60 Minuten) • Die gesetzte Zeit einhalten, selbst wenn ich keine Lust habe • Erst nach Ablauf der Zeit entscheiden, ob ich noch bleiben möchte oder nicht
D	**Verlangen nach Alkohol**	• Mir selbst sagen »Ich kann fünf Minuten warten« • Atemübungen machen • Spazieren gehen

Tipps und Hinweise für die Verhaltensaktivierung und die Nutzung von Bewältigungskarten

Spezifisch bleiben. Bei der Verhaltensaktivierung und bei der Erstellung von Bewältigungskarten ist es essenziell, spezifische Pläne aufzustellen. »Mehr Sport machen« ist zu vage, um einen nützlichen oder sinnvollen Aktivitätenplan zu erstellen. Festzulegen, wann, wo, wie oft und mit wem eine Aktivität stattfinden soll, erhöht die Wahrscheinlichkeit einer Umsetzung erheblich.

Vorausschauend planen und alle Einzelheiten beachten. Kleine, bei der Planung leicht zu übersehende Details sind die häufigsten Hindernisse für die Umsetzung eines Plans. Diese Einzelheiten beziehen sich oft auf Zwischenschritte, die notwendig sind, um das letztendliche Ziel zu erreichen. Wenn ein Patient sich zum Beispiel vornimmt, einen Kuchen zu backen, wird er wahrscheinlich erst einmal einkaufen gehen müssen. Um die Erfolgswahrscheinlichkeit zu erhöhen, sollten Therapeut*innen den Patient*innen helfen, diese Schritte zu bedenken und sie in die Planung miteinzubeziehen. In Janice' Beispiel zeigte sich dies darin, dass der Therapeut daran gedacht hatte, dass sie eventuell Wechselkleidung benötigen würde.

Teil 5: Die dritte Therapiephase – Rückfallprävention

20 Die Rückfallpräventionsübung und der Behandlungsabschluss

Die Rückfallpräventionsübung (Relapse Prevention Task) ist die letzte Intervention der BCBT. Sie soll sicherstellen, dass die Kompetenzen der Patient*innen so weitgehend ausgebildet sind, dass sie die erlernten Strategien zur Emotionsregulation und zur kognitiven Umstrukturierung erfolgreich anwenden können. Da Patient*innen sich in der Übung neuen Herausforderungen stellen müssen, wird darüber hinaus die kognitive Flexibilität gefördert. Schlussendlich dient die Rückfallpräventionsübung der Beurteilung, ob das Kompetenzniveau von Patient*innen so hoch ist, dass die Behandlung abgeschlossen werden kann.

Im Rahmen der Intervention stellen Patient*innen sich vor, wie sie die in der BCBT erlernten Skills anwenden, um eine suizidale Krise zu bewältigen. Die Übung wird mehrfach wiederholt und mit jedem Durchgang erhöhen die Therapeut*innen den Schwierigkeitsgrad. Patient*innen sind somit gezwungen, sich flexibel auf neue und immer kompliziertere Situationen einzulassen. In diesem letzten Schritt der Therapie müssen die Patient*innen somit – ähnlich wie in einer Abschlussprüfung – alle erlernten Informationen zusammenbringen und die Beherrschung der Skills unter Beweis stellen.

20.1 Hintergrund

Die Rückfallpräventionsübung ist eine Imaginationsübung, die darauf abzielt, Fertigkeitenabläufe im prozeduralen Gedächtnis zu verankern. Auch wenn bei der Übung keine externen Reize auf die Patient*innen einwirken, lösen die mentalen Bilder im Gehirn ähnliche Prozesse aus (Munzert u. a. 2009). Die Rückfallpräventionsübung zielt auf die mentale Wiederholung von Verhaltensweisen und Handlungen ab und aktiviert so die Hirnareale, die in die Verarbeitung sensorischer und motorischer Informationen eingebunden sind. Bewegungsabläufe, die aus einer Ich-Perspektive imaginiert werden, sind in vergleichbarer Weise mit Aktivierungen in somatosensorischen und motorischen Hirnarealen assoziiert wie Handlungen, die tatsächlich ausgeführt werden (Jeannerod 2001; Zentgraf u. a. 2005). Auf neurologischer Ebene ist das mentale Einüben eines Verhaltens der tatsächlichen Ausführung daher ebenbürtig. Dieser Befund bietet eine Erklärung dafür, dass Vorbereitungen auf einen Suizidversuch oder die »Generalprobe« eines Suizidversuchs zu den stärksten und robustesten Prädiktoren für Suizidversuche zählen (Joiner u. a. 1997; Minnix u. a. 2007). Vor diesem Hintergrund bietet die Rückfallpräventionsübung Patient*innen die Möglichkeit, ihre neu erworbenen Fähigkeiten in einem kontrollierten Rahmen wiederholt zu üben und auf Krisensituationen anzuwenden. Im Kern üben Patient*innen immer wieder, *keinen* Suizidversuch zu unternehmen, wenn sie emotional aufgewühlt sind.

Nach Abschluss der Rückfallpräventionsübung begleiten die Therapeut*innen die Patient*innen bei der Beendigung der Therapie oder dem Übergang in eine andere Form der psychosozialen Versorgung, die nicht auf die akute Verringerung des Suizidversuchsrisikos ausgerichtet ist. Die abschließende BCBT-Sitzung dient also dazu, den Behandlungsfortschritt zu festigen und einen Plan für den weiteren Weg der Patient*innen festzulegen. Die BCBT verwendet – wie in Kapitel 3 beschrieben – einen kompetenzbasierten Ansatz, um festzustellen, ob die Behandlung beendet werden kann. Die Therapie gilt dann als abgeschlossen, wenn Patient*innen unter Beweis stellen, dass sie Skills zur Emotionsregulation, zum strukturierten Problemlösen sowie zur kognitiven Umstrukturierung im Kontext der Rückfallpräventionsübung effektiv anwenden können. Die Beherrschung der Fertigkeiten wird während der Rückfallpräventionsübung durch mehrere beobachtbare Kriterien demonstriert:

Auswahl einer zu der jeweiligen Situation passenden Fertigkeit. Patient*innen müssen in der Lage sein, ihre Bedürfnisse in einer Krisensituation richtig einzuschätzen und einen hierzu passenden Skill auszuwählen. Skills, die das zugrunde liegende Bedürfnis nicht direkt ansprechen, werden keinen Effekt haben. Ist beispielsweise das Ziel einer Patientin, sich in Krisen zu beruhigen, sollte sie eine Intervention auswählen, die ihre körperliche Erregung reduziert, sie in die Lage versetzt, eine andere Perspektive einzunehmen oder positive Gefühle auslöst. Ein Skill, der ihr nicht unmittelbar hilft, sich zu beruhigen, ist der Situation nicht angemessen und wird wahrscheinlich nicht hilfreich sein. Das zugrunde liegende Kriterium ist daher die Fähigkeit, sich seiner selbst und seiner Bedürfnisse bewusst zu sein.

Auswahl einer Fertigkeit, die im Situationskontext umsetzbar ist. Patient*innen müssen in der Lage sein, die Eigenschaften einer Situation zu erkennen und einen Skill auszuwählen, der in der jeweiligen Lage anwendbar ist. Eine Fertigkeit oder Reaktion, die in dem Moment nicht durchführbar ist, wird keinen Effekt haben. Wenn beispielsweise die bevorzugte Copingstrategie eines Patienten darin besteht, joggen zu gehen, die Krise aber während der Arbeitszeit auftritt, kann er diese Strategie höchstwahrscheinlich nicht unmittelbar anwenden. Das zugrunde liegende Kriterium ist daher die Fähigkeit, die Bedingungen einer jeweiligen Situation angemessen einschätzen zu können.

Anpassung an die jeweilige Situation. Patient*innen müssen in der Lage sein, die Umsetzung von Skills an sich ändernde Gegebenheiten anzupassen. Wenn etwa eine Patientin eine zunächst passende Strategie ausgewählt hat, sich diese aber aufgrund unvorhergesehener Umstände nicht mehr anwenden lässt, muss die Patientin entweder Änderungen vornehmen oder einen anderen Skill auswählen können. Eine Patientin, die sich beispielsweise dazu entschieden hat, eine Motorradtour zur Krisenbewältigung zu unternehmen, dann aber von einem heraufziehenden Gewitter überrascht wird, muss vermutlich eine andere Strategie auswählen. Ein Patient, der trotz der Umsetzung einer Entspannungsübung weiterhin aufgewühlt ist, muss eine andere Fertigkeit anwenden, um die Krise effektiv zu bewältigen. Das zugrunde liegende Kriterium ist daher die Fähigkeit, kognitiv flexibel zu reagieren.

Zügige Auswahl und Anwendung von Skills. Patient*innen müssen unter Beweis stellen, dass sie schnell eine passende Copingstrategie in Reaktion auf eine Krise auswählen können. Die Reaktionsgeschwindigkeit in einer Krise ist der Schlüsselfaktor für Erfolg. Wenn Patient*innen zu lange brauchen, um eine Situation zu bewerten und eine passende Reaktion auszuwählen, kann es passieren, dass sie von der Krise überwältigt werden. Die meisten Strategien und Skills werden die Situation von Patient*innen zumindest geringfügig verbessern, sodass Schnelligkeit wohl das wichtigste Kriterium bei der Kompetenzbewertung ist. Kurz gesagt, ist es besser, schnell eine nur marginal hilfreiche Lösung zu finden, als viel Zeit damit zu verbringen, die »perfekte« Lösung zu suchen.

Wenn Patient*innen diese vier Kriterien erfüllen, dann kann die Behandlung abgeschlossen werden. In den meisten Fällen wird der formale Behandlungsabschluss nach der erfolgreichen Rückfallpräventionsübung durchgeführt. Ein gesonderter Termin ist hierfür nicht nötig.

20.2 Praxisanleitung: Rückfallpräventionsübung

Die Rückfallpräventionsübung konzentriert sich auf mindestens zwei Krisen: die letzte suizidale Krise, aufgrund derer die Behandlung begonnen wurde, und eine hypothetische zukünftige suizidale Krise. Bei der ersten Übung bitten die Therapeut*innen die Patient*innen, sich die Krise, wegen der sie sich in Behandlung begeben haben, imaginativ zu vergegenwärtigen und diese in der Vorstellung erfolgreich zu bewältigen. Nachdem die Patient*innen unter Beweis gestellt haben, dass sie die Fertigkeiten zur Bewältigung einer Krise besitzen, entwickeln die Therapeut*innen mit ihren Patient*innen, basierend auf der Vorgeschichte der Patient*innen, eine hypothetische zukünftige Krise. Auch diese Krise stellen sich die Patient*innen imaginativ vor und lösen sie in der Vorstellung. Nach erfolgreicher Bewältigung kann die Behandlung beendet werden.

Die Rückfallpräventionsübung besteht aus vier wesentlichen Schritten: (1.) Wiederholung der im Therapieverlauf erlernten Skills und Strategien, (2.) Patient*innenaufklärung und informierte Einwilligung, (3.) die Imaginationsübung und (4) Nachbesprechung. Die Therapeut*innen bitten die Patient*innen zu Beginn der Übung, ihr Behandlungstagebuch herauszunehmen und die Inhalte erneut durchzugehen. Die Patient*innen nennen alle Strategien und Skills, die sie während der Behandlung erlernt haben, um emotionale Belastung und suizidale Krisen zu bewältigen. Die Therapeut*innen notieren die genannten Strategien auf einem Whiteboard oder einem Blatt Papier und fragen die Patient*innen nach ihren positiven wie negativen Erfahrungen mit diesen Skills. Dieser erste Schritt betont ausdrücklich den beachtlichen Fortschritt, den Patient*innen unter der Behandlung gemacht haben. Die schriftliche Liste der erlernten Fertigkeiten kann während der Imaginationsübung zudem als Gedächtnisstütze genutzt werden.

Als Nächstes geben die Therapeut*innen eine ausführliche Erklärung zur Rückfallpräventionsübung und dem Hintergrund der Übung. Die Rückfallpräventionsübung kann emotional belastend für Patient*innen sein. Therapeut*innen müssen daher ausreichend Zeit für die Psychoedukation einplanen, um sicherzustellen, dass Patient*innen wissen, was auf sie zukommt, und genügend Gelegenheit haben, um Fragen zu stellen oder Bedenken zu äußern. Die folgende Abbildung 20.1 geht auf einige Punkte ein, die Therapeut*innen im zweiten Schritt ansprechen sollten.

Sobald die Patient*innen die Übung verstanden haben und bereit sind, anzufangen, bitten die Therapeut*innen sie, ihre Augen zu schließen und sich die Situation, in der sie sich bei ihrer letzten suizidalen Krise befunden haben, vorzustellen. Die Patient*innen sollen dabei detailliert beschreiben, was sie sehen und hören können, um die Imagination möglichst lebendig werden zu lassen.

Mit der Frage »Was passierte dann?« leiten die Therapeut*innen die Patient*innen durch die weitere Übung. Im Verlauf bitten die Therapeut*innen ihre Patient*innen immer wieder, ihre Gedanken und Gefühle zu beschreiben. Hierdurch erhöht sich die emotionale Relevanz der Übung und die verschiedenen Domänen des Suizidalen Modus werden aktiviert. Im Falle, dass die Patient*innen eine Auflösung der Krise durch die Nutzung einer der erlernten Strategien imaginieren können, beenden die Therapeut*innen die Übung und loben die Patient*innen. Daraufhin werden die Patient*innen um Feedback gebeten und nach ihrer Erfahrung mit der Übung gefragt. Im Anschluss kündigen die Therapeut*innen die

ABB. 20.1: Informierte Einwilligung bei der Rückfallpräventionsübung

- Sie haben im Lauf der Behandlung viele neue Fertigkeiten und Strategien kennengelernt, die Ihnen helfen, mit Stress und Krisen umzugehen.
- In dieser letzten Behandlungsphase geht es darum, sicherzustellen, dass Sie diese Skills auch wirklich beherrschen – insbesondere bei der Bewältigung suizidaler Krisen.
- Dafür werden wir eine sogenannte Rückfallpräventionsübung machen.
- Bei dieser Übung stellen Sie sich die suizidale Krise, wegen der Sie zu mir gekommen sind, vor. Genauer gesagt werde ich Sie bitten, sich in der Vorstellung erneut in die Situation hineinzuversetzen, sich die genauen Umstände, Ihre Gedanken und Gefühle zu vergegenwärtigen und zu beschreiben, was Sie getan haben.
- Währenddessen werde ich Ihnen Fragen stellen oder Vorschläge machen, um die Lebendigkeit oder Wirklichkeitstreue der Imagination zu steigern. Je realistischer Ihr Vorstellungsbild ist, desto besser wird die Übung funktionieren.
- Sie werden sich imaginativ in eine konkrete, vergangene Situation hineinversetzen, es geht dann aber darum, den Ausgang zu verändern, indem Sie in Ihrer Vorstellung eine der Strategien anwenden, die Sie in der Therapie gelernt haben. Sie können dabei ganz frei entscheiden, welche der Fertigkeiten Sie einsetzen möchten.
- Bevor wir anfangen, möchte ich mit Ihnen aber noch über eine mögliche Nebenwirkung sprechen, die mit der Übung einhergehen kann: Manche Patient*innen erleben die Übung als sehr belastend, weil sie sie an eine schwierige Zeit in ihrem Leben und all die damit verbundenen negativen Gedanken und Gefühle erinnert. Es besteht also das Risiko, dass Sie sich durch die Übung belastet fühlen werden. Allerdings besteht dieses Risiko nicht nur für diese spezielle Übung. So wurden Sie während unserer gemeinsamen Arbeit schon oft an belastende und negative Gedanken erinnert. Wie bisher werde ich auch jetzt für Sie da sein und Sie unterstützen.
- Nachdem wir die Übung durchgeführt haben, werden wir sie gemeinsam nachbesprechen und dann noch mehrmals wiederholen. Bei jeder Wiederholung werde ich die Situation ein wenig schwieriger für Sie machen, sodass Sie eine neue Lösung für die Situation werden finden müssen. So können wir sehen, ob Sie die verschiedenen Fertigkeiten gut beherrschen.
- Haben Sie Fragen oder Bedenken, was die Rückfallpräventionsübung angeht?

Wiederholung der Übung an und bitten die Patient*innen, das Problem nun auf andere Weise (z. B. indem sie einen anderen Skill anwenden oder eine Fertigkeit zu einem anderen Zeitpunkt oder auf andere Weise einsetzen) zu lösen.
Die Rückfallpräventionsübung wird mehrmals wiederholt und dabei zunehmend schwieriger gestaltet. Durch die Wiederholungen soll die effektive Anwendung der Skills sichergestellt werden. Die Erhöhung der Schwierigkeit über die verschiedenen Durchgänge hinweg fordert von den Patient*innen kognitive Flexibilität und Problemlösefertigkeiten – essenzielle Fähigkeiten für eine langfristige Reduktion des Suizidversuchsrisikos. Krisen können in unterschiedlichsten Situationen auftreten und auf unterschiedliche Weise zum Ausdruck kommen. Es kann daher vorkommen, dass die Patient*innen nicht immer ihre bevorzugte Copingstrategie anwenden können, d. h., Patient*innen müssen sich auf verschiedene Situationen einstellen können, sonst werden sie die Krise nicht effektiv bewältigen. Aus diesem Grund ist die Wiederholung der Rückfallpräventionsübung so entscheidend: Sie stellt sicher, dass die Patient*innen die Fähigkeit besitzen, sich schnell und effektiv an verschiedene Umstände anzupassen. Sollten Patient*innen auch nach mehreren Durchgängen nicht in der Lage sein, eine Krise imaginativ erfolgreich zu lösen, sollten weitere Sitzungen vereinbart werden, um die Fertigkeiten und Strategien weiter zu trainieren, bevor die Rückfallpräventionsübung erneut angegangen wird.

Schritt 1: Das Behandlungstagebuch und die Selbstmanagementstrategien erneut durchgehen

Therapeut*innen und Patient*innen gehen gemeinsam das Behandlungstagebuch durch und besprechen die Bewältigungsstrategien, die die Patient*innen in der Therapie gelernt und erfolgreich angewandt haben.

Beispiel Bevor wir mit der letzten Behandlungsphase anfangen, würde ich gern noch einmal mit Ihnen besprechen, was Sie bisher gelernt haben. Haben Sie Ihr Behandlungstagebuch dabei? Lassen Sie uns einmal alle »lessons learned« durchgehen, die Sie im Verlauf der Behandlung aufgeschrieben haben.
Welche Fertigkeiten und Strategien haben Sie kennengelernt, um Stress zu bewältigen, Probleme zu lösen und mit Krisen umzugehen? Ich schreibe auf dem Whiteboard mit.
Sehr gut. Von all diesen Strategien, was sind Ihre Top 3? Was genau finden Sie an diesen Strategien so hilfreich?
Mir scheint, Sie haben viele verschiedene Fertigkeiten erlernt, die hilfreich für Sie sind. Entscheidend ist aber, dass Sie angefangen haben, diese Strategien in Ihrem Alltag einzusetzen, um besser mit Problemen und Stress umzugehen. ■

Schritt 2: Informierte Einwilligung für die Durchführung der Rückfallpräventionsübung herstellen

Die Therapeut*innen beschreiben die Rückfallpräventionsübung ausführlich und geben den Patient*innen Gelegenheit, Fragen und Bedenken zu äußern.

Beispiel Wie wir gerade gesehen haben, haben Sie im Lauf der Behandlung viele neue Fertigkeiten und Strategien kennengelernt, die Ihnen helfen, mit Stress und Krisen umzugehen. Ich habe alles auf dem Whiteboard notiert. In dieser letzten Phase der Behandlung werden wir eine sogenannte Rückfallpräventionsübung machen. Das ist eine Intervention, die sicherstellen soll, dass Sie nicht nur über diese Skills Bescheid wissen, sondern sie auch effektiv einsetzen können. Es ist eine Imaginationsübung, in der Sie all Ihre erlernten Fertigkeiten anwenden werden, um zu zeigen, dass Sie auf Krisen reagieren können, ohne dass es zu einem Suizidversuch kommt. Es ist also gewissermaßen die »Abschlussprüfung« der Behandlung, in der Sie zeigen, was Sie gelernt haben, und unter Beweis stellen, dass Sie Ihr Wissen auch auf konkrete Situationen anwenden können. Das ist vergleichbar mit Sportler*innen, die sich mental vorstellen, wie sie ein Tor schießen, einen Punkt machen oder auf andere Weise ihr Bestes geben. Dadurch, dass sie Fertigkeiten imaginieren, wird es wahrscheinlicher, dass sie diese Leistung auch tatsächlich erbringen können. Und das gilt für Sie genauso: Indem Sie die Skills mental einüben, wird es wahrscheinlicher, dass Sie sie in Zukunft auch tatsächlich einsetzen.
Bei dieser Übung werden Sie sich vorstellen, in einer suizidalen Krise zu sein. Sie stellen sich die genauen Umstände der Situation vor: Wo sind Sie? Was sehen Sie um sich herum? Was hören, riechen oder spüren Sie? Ich werde Sie außerdem bitten, sich die Gedanken und Gefühle in der Situation zu vergegenwärtigen und zu imaginieren, wie Sie sich verhalten. Sie werden mir das alles beschreiben, sodass ich Sie bei der Vorstellung begleiten kann. Ich werde vielleicht ein paar Rückfragen dazu stellen, was Sie sehen oder machen. Oder ich werde Ihnen Anregungen geben, was Sie möglicherweise denken oder fühlen könnten. Das mache ich, um das Vorstellungsbild packender werden zu lassen. Je realistischer Ihr Vorstellungsbild ist, desto besser wird die Übung funktionieren.
Wir werden die Übung mehrmals wiederholen. Bei den ersten Malen möchte ich Sie bitten, sich jene suizidale Krise vorzustellen, die Sie zu mir geführt hat. Es geht dann also um Ereignisse, die tatsächlich stattgefunden haben. Jedoch besteht Ihre Aufgabe darin, den Ausgang der Situation zu ändern, indem Sie eine Fertigkeit oder Strategie anwenden, die Sie in der Behandlung gelernt haben. Sie stellen sich also vor, wie Sie anders und effektiver auf die Situation reagieren, so als hätten Sie noch einmal eine zweite Chance, es anders zu machen. Sie können dabei ganz frei entscheiden, welche der Fertigkeiten Sie einsetzen möchten.

Bevor wir anfangen, möchte ich aber noch eine mögliche Nebenwirkung dieser Übung erwähnen. Manche Patient*innen empfinden die Übung als sehr belastend, weil sie sie an eine schwierige Zeit in ihrem Leben und all die negativen Gedanken und Gefühle von damals erinnert. Grundsätzlich besteht das Risiko, schmerzhafte Erinnerungen zu erleben, aber natürlich nicht nur bei dieser Übung. Im Verlauf der Behandlungen haben Sie sich ja schon an viele belastende Ereignisse und negative Gedanken erinnert. Wie bisher werde ich auch jetzt für Sie da sein und Sie unterstützen. Nachdem wir die Imaginationsübung beendet haben, werden wir diese nachbesprechen, so wie wir es bisher auch immer gemacht haben.
Wie ich ja gerade schon erwähnt habe, werden wir diese Übung mehrmals wiederholen. Bei jeder Wiederholung werde ich die Situation ein wenig schwieriger für Sie machen, sodass Sie immer eine neue Lösung für die Situation finden müssen. Auf diese Weise bekommen wir einen Eindruck davon, ob Sie die Fertigkeiten wirklich gut beherrschen. Wenn deutlich wird, dass Sie in der Lage sind, Ihre letzte suizidale Krise auf unterschiedliche Weise imaginativ zu lösen, beginnen wir die Übung erneut. Diesmal werden Sie sich aber eine oder mehrere mögliche zukünftige Krisen vorstellen, von denen wir annehmen, dass sie Ihnen in Ihrem Leben noch begegnen könnten.
Bevor wir jetzt aber weitermachen, möchte ich Ihnen Gelegenheit geben, Fragen zu der Übung zu stellen. ■

Schritt 3: Die Rückfallpräventionsübung für die letzte suizidale Krise durchführen

Die Therapeut*innen leiten eine Imaginationsübung an, in der die Patient*innen sich die Umstände vergegenwärtigen, die zu der letzten suizidalen Krise geführt haben. Die Therapeut*innen unterstützen ihre Patient*innen darin, die effektive Anwendung einer Selbstmanagementstrategie zu imaginieren und so einen Suizidversuch zu verhindern.

Beispiel Machen Sie es sich in Ihrem Sessel bequem und schließen Sie die Augen. Nehmen Sie sich einen Moment Zeit, um an die suizidale Krise zu denken, die Sie hierhergeführt hat. Stellen Sie sich die Situation zu dem Zeitpunkt vor, an dem Sie Ihre Geschichte beginnen wollen. Würden Sie mir beschreiben, wo Sie sind und was Sie sehen?
[Beispielfragen, um das Vorstellungsbild lebendiger zu machen:]
- Was geschieht um Sie herum?
- Was hören Sie?
- Beschreiben Sie, wie das aussieht.

- Welche Worte benutzt diese Person genau?
- Was fühlen Sie?
- Was geht Ihnen zu dem Zeitpunkt durch den Kopf?
- Wo in Ihrem Körper spüren Sie diese Empfindung?
- Was machen Sie als Nächstes?

*[Für Patient*innen, die Schwierigkeiten haben, eine Bewältigungsstrategie zu identifizieren oder anzuwenden:]*

- Was könnten Sie in dieser Situation tun?
- Haben Sie während der Therapie etwas gelernt, das Ihnen jetzt helfen könnte? Finden Sie auf dem Whiteboard etwas wieder, das Ihnen in der Situation helfen könnte? ■

Schritt 4: Die Übung nachbesprechen

Die Therapeut*innen unterstützen die Patient*innen nach Abschluss der Übung darin, die Wirksamkeit und den Wert der Übung zu erkennen.

Beispiel

[Mögliche Fragen, um die Aufarbeitung zu unterstützen:]

- Wie war das für Sie?
- Was ist Ihnen während der Übung aufgefallen?
- Was war an dieser Übung einfach? Was war an dieser Übung schwierig?
- Weshalb haben Sie sich für diese bestimmte Strategie entschieden?
- Wie hätten Sie das Problem anders lösen können?? ■

Schritt 5: Die Rückfallpräventionsübung mehrmals wiederholen

Die Therapeut*innen leiten mehrere Wiederholungen der Übung an. Die Patient*innen sollen die Krise dabei jedes Mal auf andere Weise lösen. Die Patient*innen beschreiben jedes Mal die Umstände, die zu der Krise geführt haben, und stellen sich vor, wie sie eine Bewältigungsstrategie effektiv anwenden, um einen Suizidversuch zu verhindern. Die Therapeut*innen bringen immer neue Hindernisse ein, die die Lösung der Situation erschweren. Nach jedem Durchgang werden die Erfahrungen der Patient*innen nachbesprochen.

Beispiel Sehr gut gemacht! Wie ich zu Beginn gesagt habe, wiederholen wir diese Übung mehrmals. Je mehr Sie üben, desto besser werden Sie. Ich möchte Sie bitten, die Situation dieses Mal auf andere Weise zu lösen. Sie können entweder eine andere Strategie anwenden oder die Strategie von gerade auf andere Weise

nutzen. Und nur zu Erinnerung: Ich werde es Ihnen mit jeder Wiederholung etwas schwerer machen, die Situation zu lösen. Ich werde beispielsweise einen Grund finden, warum Ihre gewählte Fertigkeit nicht wie geplant angewandt werden kann. Sie werden Ihre Strategie daher immer wieder anpassen müssen. Ergibt das für Sie Sinn?
Okay, gut. Dann schließen Sie jetzt wieder die Augen und wir fangen von vorne an.? ■

Schritt 6: Eine hypothetische zukünftige suizidale Krise gemeinsam entwerfen

Therapeut*in und Patient*in sprechen über mögliche Krisen, die mit einer gewissen Wahrscheinlichkeit in der Zukunft auftreten könnten.

Beispiel Sie machen das hervorragend! Sie wissen ganz genau, wie Sie Ihr Wissen und Ihre Fertigkeiten anwenden können, um die suizidale Krise aufzulösen. Als Nächstes möchte ich mit Ihnen üben, wie Sie diese Fähigkeiten in Bezug auf eine Krise anwenden können, der Sie in Ihrem Leben zukünftig möglicherweise begegnen könnten. Das könnte zum Beispiel ein Streit oder ein Konflikt mit einer nahestehenden Person sein oder eine Enttäuschung oder das Gefühl, von Kolleg*innen kritisiert oder im Stich gelassen worden zu sein.
Wenn Sie an die Dinge zurückdenken, über die wir in den letzten Monaten gesprochen haben, welche Arten von Situationen sind für Sie am schwierigsten zu bewältigen? Was könnte Sie in Zukunft ins Wanken bringen? ■

Schritt 7: Die Rückfallpräventionsübung zu einer hypothetischen suizidalen Krise durchführen

Die Therapeut*innen leiten eine Imaginationsübung an, in der die Patient*innen die Umstände beschreiben, die hypothetisch zu einer zukünftigen suizidalen Krise führen könnten. Die Therapeut*innen unterstützen die Patient*innen darin, die effektive Anwendung einer Selbstmanagementstrategie zu imaginieren und so einen Suizidversuch zu verhindern.

Beispiel Jetzt, da wir eine mögliche Krisensituation überlegt haben, würde ich die Fertigkeiten gerne genauso wie vorhin mit Ihnen üben. Schließen Sie die Augen und beschreiben Sie mir, wo Sie sind und was um Sie herum passiert.
[Beispielfragen, um das Vorstellungsbild lebendiger zu machen:]

- Was geschieht um Sie herum?
- Was hören Sie?

- Beschreiben Sie, wie das aussieht.
- Welche Worte benutzt diese Person genau?
- Was fühlen Sie?
- Was geht Ihnen zu dem Zeitpunkt durch den Kopf?
- Wo in Ihrem Körper spüren Sie diese Empfindung?
- Was machen Sie als Nächstes?

*[Für Patient*innen, die Schwierigkeiten haben, eine Bewältigungsstrategie zu identifizieren oder anzuwenden:]*

- Was könnten Sie in dieser Situation tun?
- Haben Sie während der Therapie etwas gelernt, das Ihnen jetzt helfen könnte? Finden Sie auf dem Whiteboard etwas wieder, das Ihnen in der Situation helfen könnte? ■

Schritt 8: Die Übung nachbesprechen

Die Therapeut*innen unterstützen ihre Patient*innen nach Abschluss der Übung darin, die Wirksamkeit und den Wert der Übung zu erkennen.

Beispiel *[Mögliche Fragen, um die Aufarbeitung zu unterstützen:]*

- Wie war das für Sie?
- Was ist Ihnen während der Übung aufgefallen?
- Was war an dieser Übung einfach? Was war an dieser Übung schwierig?
- Weshalb haben Sie sich für diese bestimmte Strategie entschieden?
- Wie hätten Sie das Problem anders lösen können? ■

Schritt 9: Die Rückfallpräventionsübung mehrmals wiederholen

Die Therapeut*innen leiten mehrere Wiederholungen der Übung an. Die Patient*innen sollen die Krise dabei jedes Mal auf andere Weise lösen. Die Patient*innen beschreiben jedes Mal die Umstände, die zu der Krise geführt haben, und stellen sich vor, wie sie eine Bewältigungsstrategie effektiv anwenden, um einen Suizidversuch zu verhindern. Die Therapeut*innen bringen immer neue Hindernisse ein, die die Lösung der Situation erschweren. Nach jedem Durchgang werden die Erfahrungen der Patient*innen nachbesprochen.

20.3 Fallvignette: Janice

In dem folgenden Auszug aus Janice' Behandlung lässt sich erkennen, wie der Therapeut die Schwierigkeit der Rückfallpräventionsübung nach jedem erfolgreichen Durchgang erhöht. Der Therapeut führt immer neue Schwierigkeiten ein, die Janice schnelle Reaktionen abverlangen. Janice stellt hierbei ihre erhöhte kognitive Flexibilität unter Beweis.

Therapeut: Das haben Sie wieder toll gemacht. Sie haben es raus.
Janice: Ja, ich glaube, ich habe es.
Therapeut: Okay. Dann fangen wir von vorne an. Jetzt möchte ich sehen, wie Sie reagieren, wenn die Dinge nicht so laufen wie geplant.
Janice: Okay.
Therapeut: Fangen Sie wieder am Anfang an.
Janice: Okay. Ich bin bei der Arbeit und mein Boss ist echt gemein zu mir. Er sagt, ich wäre ein Nichtsnutz und würde nie was richtig machen. Ich versuche, mich zu verteidigen, aber er tut das nur ab und sagt, dass das Ausreden sind. Ich merke, wie ich wütend werde und weinen möchte. Ich denke, dass ich das alles nicht mehr will. Ich gehe mir deshalb einen Kaffee holen. Das ist der erste Punkt auf meinem Notfallplan. Ich gehe also runter zu dem Café im Erdgeschoss.
Therapeut: Was, wenn Sie ankommen und das Café hat an dem Tag früher zugemacht?
Janice: Na ja, ich könnte einfach zur Kantine einige Gebäude weiter gehen und da Kaffee holen.
Therapeut: Okay, gut. Erzählen Sie mir, wie Sie das machen.
Janice: Also ich gehe aus dem Gebäude raus und die Straße runter, am Stoppschild gehe ich dann rechts.
Therapeut: Stellen Sie sich vor, Sie bekommen eine SMS: Ihr Vorgesetzter fragt, wo Sie sind.
Janice: Ich ignoriere ihn einfach und gehe weiter zur Kantine.
Therapeut: Okay. Und was, wenn er noch mal schreibt?
Janice: Ich werde ihn weiter ignorieren.
Therapeut: Und wenn er dann anruft?
Janice: *[seufzt]* Ich mache mein Handy aus und denke an meine Kinder.
Therapeut: Woran genau denken Sie?
Janice: Hm, ich denke daran, dass wir uns am Wochenende treffen könnten. Die Hunde könnten vielleicht im Garten miteinander spielen.

Therapeut: Okay. Was passiert als Nächstes?
Janice: Ich hole mir den Kaffee und gehe zurück ins Büro. Ich nutze dazu die Hintertreppe, um meinem Chef nicht zu begegnen.
Therapeut: Was, wenn er an Ihrer Bürotür auf Sie wartet? Was dann?
Janice: Tja, dann kann ich ihm wohl nicht aus dem Weg gehen und werde mir sagen, dass ich nicht auf das, was er sagt, hören sollte und dass ich ein guter Mensch bin und er ein Idiot. Wenn ich anfange, mich selbst zu kritisieren, ist das emotionale Beweisführung. Ich muss mich einfach daran erinnern, dass Leute manchmal Idioten sind. Das hat aber nicht unbedingt etwas mit mir zu tun.
Therapeut: Wow, toll gemacht! Machen wir hier eine Pause.
Janice: Danke. Das war viel einfacher als gedacht.

20.4 Praxisanleitung: Der Behandlungsabschluss

Die Therapeut*innen sprechen im Anschluss an die Rückfallpräventionsübung das Ende der Therapie an. Es kann hierbei um einen vollständigen Abschluss der Behandlung gehen oder um den Übergang zu einer anderen Behandlung. Die Therapeut*innen wiederholen das Konzept der Rückfallprävention und informieren die Patient*innen über das weitere Vorgehen. Es ist wichtig, dass die Therapeut*innen die Patient*innen darauf hinweisen, dass sie sich bei zukünftigen suizidalen Krisen natürlich wieder in Behandlung begeben können.

Schritt 1: Rückfallprävention besprechen

Die Therapeut*innen erklären, wie das Behandlungstagebuch bei der Bewältigung zukünftiger Krisen helfen kann.

Beispiel Sie haben in ziemlich kurzer Zeit wirklich große Fortschritte gemacht. Daran gemessen, wie Sie die Rückfallpräventionsübung gemeistert haben, würde ich sagen, dass Sie sehr genau wissen, wie Sie in Zukunft mit Krisen umgehen können. Was meinen Sie dazu?
Angesichts Ihres Fortschritts denke ich, dass wir die Therapie nun abschließen können. Und was das Behandlungsende angeht, würde ich gerne über ein paar wichtige Dinge mit Ihnen sprechen. Ich möchte Ihnen das Behandlungstagebuch

für den Umgang mit zukünftigen Herausforderungen ans Herz legen. Wir sind im Behandlungsverlauf immer wieder auf das Tagebuch eingegangen und Sie haben die wichtigsten Erkenntnisse hineingeschrieben. Dort können Sie jederzeit die wichtigsten Informationen nachlesen, die Sie brauchen, um weiterhin ein lebenswertes Leben zu führen. Es ist genauso, wie Notizen zu einem Seminar aufzubewahren, um später noch einmal einen Blick darauf werfen und dem Gedächtnis auf die Sprünge helfen zu können.
Wo werden Sie das Behandlungstagebuch nach Behandlungsabschluss aufbewahren? Denken Sie, Sie werden es wieder hervorholen und noch mal durchlesen, wenn Sie es in Zukunft noch einmal brauchen sollten? ■

Schritt 2: Nachsorgeoptionen und Empfehlungen für weitere Behandlung besprechen

Die Therapeut*innen erklären den Patient*innen, dass sie in der Zukunft – falls dies erforderlich sein sollte – weitere Termine (»Boostersitzungen«) wahrnehmen können, und sprechen ggf. Empfehlungen hinsichtlich einer weitergehenden Behandlung aus.

Beispiel Sie können auch in Zukunft Termine vereinbaren, falls Sie sich zusätzliche Unterstützung wünschen. Nur weil wir die Behandlung abgeschlossen haben, heißt das nicht, dass Sie nie mehr zu der einen oder anderen Boostersitzung kommen können, wenn Sie Hilfe oder Anleitung brauchen.
Es ist nicht selten, dass ich nach einigen Monaten erneute Terminanfragen von ehemaligen Patient*innen bekomme, die in eine erneute Krise geraten sind und allein nicht herausfinden. Die meisten Patient*innen brauchen dann nur ein oder zwei Sitzungen, in denen sie ihr Wissen ein wenig auffrischen. Manche kommen auch noch für weitere Sitzungen. Wenn Sie sich also in Zukunft in einer solchen Situation wiederfinden, rufen Sie mich einfach an und wir vereinbaren einen neuen Termin.
Abschließend möchte ich Ihnen noch einige Empfehlungen dazu geben, wie eine weitergehende Behandlung für Sie aussehen kann.
Die Behandlungs- und Nachsorgeempfehlungen stimmen die Therapeut*innen auf die jeweilige Situation der Patient*innen ab. ■

20.5 Die Fallvignetten

John

John befand sich in keiner weiteren Behandlung. Das Behandlungsende der BCBT bedeutete somit auch das generelle Ende seiner psychotherapeutischen Behandlung. John wurde nach einem Jahr routinemäßig von seinem Therapeuten kontaktiert und gab an, dass es ihm gut gehe und er keine weiteren suizidalen Krisen erlebt habe.

Mike

Mike war aufgrund einer neuen Vollzeitstelle nur zu einer einzelnen Rückfallpräventionssitzung erschienen. Er durchlief bei diesem Termin erfolgreich mehrere Wiederholungen der Rückfallpräventionsübung, sodass sein Therapeut entschied, dass Mike seine Kompetenz ausreichend unter Beweis gestellt hatte und keine weitere Sitzung brauchte. Mike kontaktierte seinen Therapeuten etwa sechs Monate nach Behandlungsabschluss mit der Bitte um eine mögliche psychiatrische Beratung. Mike berichtete davon, weiterhin unruhig und gereizt zu sein (allerdings etwas weniger als bei Therapiebeginn). Seine Frau und er empfanden die Symptome jedoch als so störend, dass sie mit einem Psychiater über medikamentöse Optionen sprechen wollten. Der Therapeut half bei der Überweisung an einen Psychiater.

Janice

Janice' Therapeut empfahl ihr zu Behandlungsende, sich aufgrund ihrer PTBS in eine traumafokussierte Psychotherapie zu begeben. Janice stimmte dem zu und gab an, sich nun endlich dazu bereit zu fühlen, den erlebten Missbrauch aufzuarbeiten. Sie schloss die Traumatherapie nach einigen Monaten ab und erfüllte die Kriterien für eine PTBS-Diagnose zu diesem Zeitpunkt nicht mehr. Sie gab an, während der Traumatherapie gelegentlich Suizidgedanken gehabt zu haben; sie habe mit diesen aber umgehen können.

Tipps und Hinweise für die Rückfallpräventionsübung und den Behandlungsabschluss

Auf Vermeidungsverhalten achten. Die Wirkung der Rückfallpräventionsübung wird durch Emotionsvermeidung und -unterdrückung verringert – beides Risikofaktoren für zukünftiges suizidales Verhalten. Vermeidungsverhalten kann auf verschiedene Arten zum Ausdruck kommen, zum Beispiel indem Patient*innen schwierige Teile der Geschichte beschönigen oder sich weigern, ins Detail zu gehen. Therapeut*innen sollten auf ein solches Verhalten, das auf anhaltende Schwierigkeiten bei der Emotionsregulation und der kognitiven Verarbeitung hinweisen kann, achten.

Suizidale Kognitionen von Patient*innen explizit benennen. Im Zusammenhang mit dem ersten Punkt besteht eine besonders wirksame Strategie zur Steigerung der emotionalen Relevanz der Rückfallpräventionsübung darin, die Aufmerksamkeit auf suizidale Kognitionsmuster von Patient*innen zu lenken. Wenn Patient*innen nicht bereit sind, diese Kognitionen selbst zu verbalisieren (ein Zeichen von Vermeidungsverhalten), sollten Therapeut*innen sie benennen.

Auf kognitive Rigidität achten. Manche Patient*innen bleiben beim Sprechen über eine vergangene suizidale Krise in der Erinnerung »hängen« und vergessen, dass das Ziel der Aufgabe darin besteht, den Ausgang der Situation zu verändern. Ein primäres Ziel der Rückfallpräventionsübung besteht darin, die Fähigkeit von Patient*innen zu fördern, alternative Bewältigungsstrategien anstelle des suizidalen Verhaltens zu nutzen; dementsprechend sollten Therapeut*innen die Patient*innen wieder zurück zur Aufgabe leiten, wenn Patient*innen dies allein nicht schaffen.

Anhang A: Patient*inneninformationen und Arbeitsblätter

Anhang A.1

Der Suizidale Modus

Mithilfe des Suizidalen Modus lassen sich Risiko- und Schutzfaktoren einer suizidalen Krise verschiedenen Domänen zuordnen. Unterschieden wird eine kognitive Domäne (Faktoren, die sich auf Gedanken beziehen), eine behaviorale Domäne (Faktoren, die sich auf Verhalten beziehen), eine emotionale Domäne (Faktoren, die sich auf Gefühle beziehen) und eine körperliche Domäne (Faktoren, die sich auf körperliche Prozesse beziehen). Basisrisikofaktoren sind solche, die feststehend und wenig veränderbar sind. Akutrisikofaktoren werden durch Auslöser, d. h. Stressoren und Belastungen, aktiviert.

Forsetzung: Anhang A.1 – Der Suizidale Modus

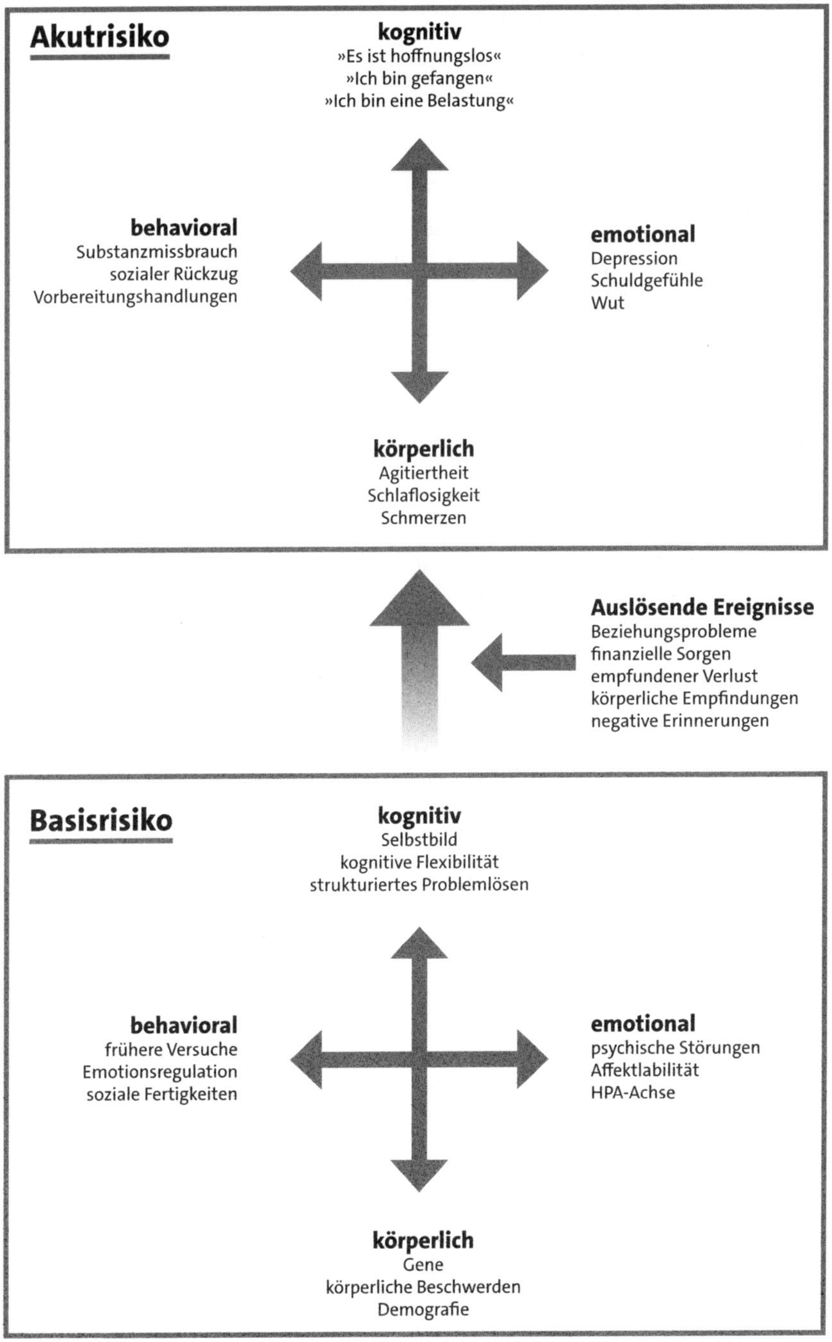

Anhang A.2

Aufklärungsbogen zur Brief Cognitive Behavioral Therapy (BCBT) zur Suizidprävention

Wie heißt die Behandlung, die ich erhalten werde?

Brief Cognitive Behavioral Therapy (BCBT) – d. h. kurze kognitive Verhaltentherapie – zur Suizidprävention

Wie und wo hat mein*e Therapeut*in diese Therapie gelernt?

[Die Antwort hängt von den jeweiligen Therapeut*innen ab, sollte aber Informationen zur akademischen Laufbahn und zu zusätzlichen Fortbildungen enthalten. Auch sollte die Anzahl und Art der BCBT-Supervisionen genannt werden.]

Wie wirksam ist BCBT im Vergleich zu anderen Behandlungen?

In Studien wurde die BCBT mit der sogenannten Standard- oder Regelbehandlung (Treatment-as-Usual, TAU) verglichen. Unter Regelbehandlung wird dabei die Art von Behandlung verstanden, die Fachkäfte im Umgang mit bestimmten psychischen Schwierigkeiten routinemäßig anbieten.

Die BCBT war einer solchen Regelbehandlung mit Blick auf die Verbesserung von Depressionssymptomen, Suizidgedanken und anderen emotionalen Belastungssymptomen ebenbürtig. In Bezug auf die Prävention von Suizidversuchen hat sich hingegen gezeigt, dass BCBT-Patient*innen mit etwa 60% geringerer Wahrscheinlichkeit einen (erneuten) Suizidversuch unternehmen. Zudem zeigte sich, dass BCBT-Patient*innen weniger Tage in stationärer psychiatrischer Behandlung verbringen.

Wie funktioniert die BCBT?

Die BCBT ist eine Einzeltherapie, in der Ihnen vermittelt wird, wie Sie Probleme lösen, Krisen bewältigen und anders über sich selbst und Ihr Leben denken können. Diese neuen Fertigkeiten werden Ihnen helfen, besser mit Herausforderungen in Ihrem Leben umgehen zu können.

In der Therapie werden Sie mit Ihrem*Ihrer Therapeut*in über belastende Situationen in Ihrem Leben sprechen und neue Fertigkeiten üben, um einen neuen Umgang mit belastenden Situationen zu entwickeln.

Wie häufig finden Termine statt und wie lange dauert die BCBT?

Die BCBT umfasst normalerweise zwölf Sitzungen. Die Termine finden, abhängig von Ihrem Bedarf und der Verfügbarkeit Ihres*Ihrer Therapeut*in, ein- oder zweimal pro Woche statt. Die erste Sitzung dauert für gewöhnlich anderthalb Stunden, die weiteren elf Sitzungen dauern etwa je eine Stunde.

Was gibt es für mögliche Risiken?

Am größten ist das Risiko, dass Sie, wenn über belastende Situationen, Gedanken und Emotionen gesprochen wird, unangenehme Gefühle erleben werden. Tatsächlich werden Sie in der Behandlung über emotional aufwühlende Themen sprechen, sodass sich Ihre Belastung kurzfristig verstärken kann. Diese Phasen erhöhter Belastung sind aber meistens nur von sehr kurzer Dauer; dennoch kann es sein, dass sich Ihr Suizdwunsch in diesen kurzen Phasen verstärkt. Ihr*e Therapeut*in wird Sie durch diese Zeiten natürlich verlässlich begleiten.

Ein weiteres Risiko ist das eines Suizidversuchs. Etwa die Hälfte aller Patient*innen, die vor Behandlungsbeginn einen Suizidversuch unternommen haben oder unter Suizidgedanken leiden, unternehmen während oder kurz nach einer Behandlung einen Suizidversuch. Über die Zeit nimmt dieses Risiko weiter ab. Es konnte zudem gezeigt werden, dass die BCBT dieses Risiko um mehr als die Hälfte reduziert.

Ein deutlich geringeres, aber sehr ernst zu nehmendes Risiko stellt ein Suizid dar. Weniger als 2% aller ambulant behandelten Patient*innen suizidieren sich. Das Risiko eines Suizids ist bei Patient*innen, die schon einmal oder mehrmals versucht haben, sich zu suizidieren, erhöht. Patient*innen, die während der Behandlung einen Suizidversuch unternehmen, haben das höchste Risiko, durch einen Suizid zu versterben.

Wie vielen Patient*innen geht es durch die BCBT besser? Woher stammen diese Informationen?

Die Ergebnisse qualitativ hochwertiger Studien zeigen, dass 75% der BCBT-Patient*innen innerhalb der ersten drei Monate Verbesserungen hinsichtlich Suizidgedanken, Depression, Hoffnungslosigkeit und Angst erleben. Diese Verbesserungen halten auch noch zwei Jahre nach Ende der Therapie an.

BCBT-Patient*innen unternehmen – wie bereits gesagt – mit einer geringeren Wahrscheinlichkeit einen Suizidversuch. Diese Reduktion des Suizidversuchsrisikos hält auch noch zwei Jahre nach Behandlungsende an. Patient*innen berichten zudem von Verbesserungen in anderen Lebensbereichen, beispielsweise bei der Arbeit.

Wie vielen Patient*innen geht es durch die BCBT schlechter? Woher stammen diese Informationen?

Die Ergebnisse qualitativ hochwertiger Studien zeigen, dass sich der Zustand einzelner Patient*innen unter der Behandlung verschlechtert. Darüber hinaus sprechen einige Personen nicht so gut auf die Behandlung an wie andere. Zwischen 15 und 30% der Patient*innen verspüren zu Therapieende weiterhin eine starke emotionale Belastung und unternehmen eventuell während oder kurz nach der Behandlung einen Suizidversuch.

Welche Verbesserungen zeigen Patient*innen in der BCBT im Vergleich zu denen, die gar keine oder eine andere Behandlung erhalten?

Es gibt noch keine Studien, in denen Patient*innen, die eine BCBT erhalten haben, mit Personen, die gar keine Behandlung erhalten haben, verglichen wurden.

Über 75% der BCBT-Patient*innen berichten infolge der Behandlung von einer reduzierten emotionalen Belastung. Patient*innen, die andere Therapien oder Medikamente erhalten haben, berichten von vergleichbaren Verbesserungen. Allerdings unternehmen nur 15–30% der BCBT-Patient*innen während oder kurz nach der Behandlung einen Suizidversuch. Im Vergleich dazu sind es 30–60% der Patient*innen, die andere Formen von Therapien oder Medikamente erhalten.

BCBT-Patient*innen unternehmen im Vergleich zu anderen Patient*innen somit nur halb so oft einen (erneuten) Suizidversuch.

Eine Behandlungsalternative, die genauso gut funktioniert wie BCBT, heißt Dialektisch-Behaviorale Therapie, DBT. BCBT und DBT sind noch nie direkt miteinander verglichen worden, aber so wie die BCBT reduziert auch die DBT die emotionale Belastung der meisten Patient*innen und sie senkt das Suizidversuchsrisiko in etwa genauso stark wie die BCBT. Inhaltlich ähneln sich die DBT und die BCBT dahingehend, dass es in beiden Therapien darum geht, Fertigkeiten zu vermitteln, um Probleme zu lösen und Krisen zu bewältigen. Die Therapien unterscheiden sich jedoch hinsichtlich der Behandlungsdauer und der verwendeten Behandlungsmethoden. Die DBT umfasst wöchentliche Einzel- und Gruppensitzungen und dauert über ein Jahr. Insgesamt sind das 52 Einzel- und 52 Gruppentherapietermine. Die BCBT umfasst hingegen zwölf wöchentliche Einzelsitzungen und dauert drei Monate (bzw. sechs Wochen, wenn zwei Sitzungen pro Woche durchgeführt werden).

Eine weitere Behandlungsoption stellen Psychopharmaka dar. Hier können Antidepressiva, Phasenprophylaktika (»Stimmungsstabilisierer«), angstlösende oder auch andere Medikamente Verwendung finden. Studien weisen darauf hin, dass die meisten Patient*innen unter einer Medikation Verbesserungen erleben. Eine alleinige Medikamentenbehandlung scheint das Suizidversuchsrisiko jedoch nicht zu senken.

Eine letzte Behandlungsoption besteht aus der Kombination von Psycho- und Pharmakotherapie. Nur wenige Studien haben eine solche Kombinationstherapie bisher mit einer alleinigen Psycho- oder Pharmakotherapie verglichen. Die meisten BCBT-Patient*innen erhalten eine flankierende medikamentöse Behandlung; Patient*innen, die BCBT und Medikamente erhalten, zeigen gleichermaßen gute Verbesserungen wie BCBT-Patient*innen, die keine Medikamente nehmen.

Was mache ich, wenn ich den Eindruck habe, dass die Therapie nicht wirkt?

Zu Beginn jeder Sitzung werden Sie gefragt, wie es Ihnen seit dem letzten Termin ergangen ist und ob die Anwendung der neuen Fertigkeiten und Strategien hilfreich war. Wenn etwas nicht zu klappen scheint, sollten Sie dies unmittelbar sagen. Ihr*e Therapeut*in kann Ihnen dann helfen, die Strategie so anzupassen, dass sie besser funktioniert. In seltenen Fällen werden Sie und Ihr*e Therapeut*in zu dem Schluss kommen, dass die Strategie nicht funktioniert. Dann werden Sie gemeinsam nach etwas suchen, das besser hilft.

Anhang A.3

Vorlage: Behandlungsplan

Diese Behandlung wird an Ihre individuellen Bedürfnisse und Wünsche angepasst. Es wird ein sogenannter Behandlungsplan erstellt, um sicherzustellen, dass die Behandlung einem »roten Faden« folgt und nichts Wichtiges aus dem Blick gerät. Dieser Plan enthält Ihre Ziele und bietet die Möglichkeit, den Grad der Zielerreichung im gesamtem Behandlungsverlauf konstant nachzuhalten. Eines der zentralen Probleme wird selbstverständlich Ihr Suizidrisiko sein. Das dazugehörige Ziel wird als »Reduktion des Suizidversuchsrisikos« verschriftlicht werden. Es werden aber auch noch weitere Ziele in den Behandlungsplan aufgenommen – und dies möglicherweise auch noch im späteren Behandlungsverlauf.

Forsetzung: Anhang A.3 – Vorlage: Behandlungsplan

Problem Nr.	Problembeschreibung	Ziele	Interventionen	Geplante Anzahl an Sitzungen	Ergebnis
1					
2					
3					
4					

Ergebnis: 0 = nicht erreicht, 1 = teilweise erreicht, 2 = erreicht

Anhang A.4
Behandlungsvereinbarung

Ich, ___________________________, stimme dieser Behandlungsvereinbarung zu. Hiermit verpflichte ich mich dazu, aktiv an allen Aspekten der Behandlung mitzuarbeiten. Hierzu gehört:

- Termine wahrnehmen (oder absagen, falls ich verhindert bin)
- Ziele setzen
- Meine Meinung, Gedanken und Gefühle (positive wie negative, aber v.a. die negativen) offen und ehrlich kommunizieren
- Bei Terminen aktiv mitarbeiten
- Hausaufgaben machen
- Medikamente laut Verordnung einnehmen
- Neue Verhaltensweisen und Herangehensweisen ausprobieren
- Meinen Notfallplan, bei Bedarf, anwenden
- Alle weiteren Abmachungen zwischen mir und meiner*meinem Therapeut*in einhalten

Ich habe verstanden, dass ein Therapieerfolg zu großen Teilen davon abhängt, wie viel Energie und Mühe ich in die Behandlung investiere. Falls ich den Eindruck haben sollte, dass die Behandlung nicht hilft, werde ich dies mit meinem*meiner Therapeut*in besprechen und versuchen, ein gemeinsames Verständnis der Probleme und möglicher Lösungen zu finden.
Ich bin mir bewusst, dass mein*e Therapeut*in, sollte ich nicht zu einem Termin erscheinen ohne abgesagt zu haben, Personen aus meinem persönlichen Umfeld, ggf. auch meinen Arbeitgeber, kontaktieren wird, um sicherzustellen, dass es mir gut geht.
Zusammengefasst verpflichte ich mich zur Mitarbeit in dieser Behandlung und zum Leben.
Diese Vereinbarung gilt für die Dauer des Behandlungsplans, der an folgendem Datum geprüft und ggf. verändert werden wird:

Unterschrift Patient*in: ___________________________ Datum: _________

Unterschrift Therapeut*in: ___________________________ Datum: _________

Anhang A.5

Means-Safety-Plan

Dieser sogenannte Means-Safety-Plan listet Schritte auf, die Ihre Sicherheit erhöhen und Ihren Zugang zu potenziell tödlichen Suizidmethoden einschränken sollen.

Fragen? Kontaktieren Sie Ihre*n Therapeut*in: ____________________

Notfall? Wählen Sie die 112.

Name Patient*in: ____________________

Name der Unterstützungsperson: ____________________

Kontaktdaten der*des Unterstützer*in: ____________________

Sicherheitsmaßnahmen: ____________________

____

____

____

____

____

Bedingungen für die Beendigung der Maßnahmen: ____________________

Unterschrift Patient*in: ____________________

Unterschrift Unterstützer*in: ____________________

(nach Umsetzung des Plans zu unterschreiben)

Anhang A.6

Krisenunterstützungsplan

Dinge, die ich tun kann, um ______________________________ zu unterstützen:
(Name Patient*in)

1. Ich kann auf folgende Weise Beistand und Unterstützung leisten:
   - ______________________________
   - ______________________________
   - ______________________________

2. Ich kann ______________________________ helfen, seinen*ihren Notfallplan zu befolgen.

3. Ich kann auf die folgende Weise eine sichere Umgebung herstellen:
   - Entfernen oder Einschließen von:
     - Messern, Rasierern und anderen scharfen Objekten
     - rezeptpflichtigen wie auch frei verkäuflichen Medikamenten (einschl. Nahrungsergänzungsmitteln)
     - Alkohol, (illegalen) Drogen und entsprechendem Zubehör
   - Ich kann sicherstellen, dass in Krisenzeiten und danach jemand für die betroffene Person da ist und auf sie aufpasst;
   - die von der betroffenen Person angegebene Methode für einen Suizid oder selbst- oder fremdverletzendes Verhalten im Blick haben und ggf. den Zugang zu Fahrzeugen, Seilen, Brandmitteln usw. einschränken;
   - ggf. den Zugang zu einem Fahrzeug(schlüssel) einschränken;
   - Personen identifizieren, die das Risiko der betroffenen Person erhöhen könnten, und deren Kontakt mit ihr einschränken;
   - Dinge bereithalten, die die betroffene Person als hilfreich empfindet, und Entscheidungen und Verhaltensweisen unterstützen, die der Gesundheit förderlich sind, zum Beispiel gute Ernährung, Bewegung und Ruhe

Sollte ich nicht in der Lage sein, diese Unterstützung zu bieten, oder sollte ich der Meinung sein, dass der Notfallplan nicht hilfreich oder umfassend genug ist, werde ich den*die Therapeut*in von ______________________________ kontaktieren, um meine Bedenken zu äußern.

Sollte ich Grund zu der Annahme haben, dass ______________________________ eine Gefahr für sich oder andere darstellt, werde ich:
- den*die Therapeut*in kontaktieren: ______________________________
- die Telefonseelsorge kontaktieren: 0800-1110111 od. 0800-1110222
- ______________________________ zu einem Krankenhaus bringen
- den Notruf wählen

Ich stimme zu, diesen Plan zu befolgen bis ______________________________

______________________	______________________	______________________
Unterschrift Unterstützer*in	Unterschrift Patient*in	Unterschrift Therapeut*in

Anhang A.7

Arbeitsblatt: Besser schlafen

Nur ins Bett gehen, wenn man schläfrig ist.

Es gibt keinen Grund, ins Bett zu gehen, wenn man nicht schläfrig ist. Wer zu früh ins Bett geht, hat nur mehr Zeit, frustriert zu werden. Viele Personen grübeln über den Tag nach, planen den nächsten oder machen sich Sorgen, weil sie nicht einschlafen können. Diese Verhaltensweisen sind mit dem Einschlafen unvereinbar und verstärken Schlaflosigkeit nur. Sie sollten deshalb erst ins Bett gehen, wenn Sie schläfrig sind. Dies kann bedeuten, dass Sie später als geplant ins Bett gehen. Sie sollten jedoch zur geplanten Zeit aufstehen, egal, wann Sie ins Bett gegangen sind.

Aufstehen, wenn man nicht innerhalb einer Viertelstunde (wieder) einschlafen kann.

Wenn Sie merken, dass Sie ständig auf die Uhr gucken, nachdem Sie sich hingelegt haben, dann stehen Sie wieder auf. Wenn Sie nachts aufwachen und nach 15 Minuten noch nicht wieder eingeschlafen sind, dann stehen Sie auf. Denken Sie daran, dass das Ziel darin besteht, schnell einzuschlafen. Gehen Sie nur dann ins Bett, wenn Sie schläfrig sind (z. B. gähnen, einnicken, die Augen fallen Ihnen zu, die Konzentration schwindet). Es geht darum, das Bett wieder mit Schlaf anstatt mit Frustration zu assoziieren. Sie werden diesen Schritt so häufig, wie es eben nötig ist, wiederholen müssen.

Im Bett passiert nichts außer schlafen und Sex.

Diese Instruktion soll Ihnen helfen, das Schlafzimmer mit Schlaf anstatt mit Wachsein zu assoziieren. So, wie Sie vielleicht die Küche mit Hunger verbinden, werden Sie lernen, das Schlafzimmer mit Schlaf und Sex zu assoziieren. Befolgen Sie diese Regel tagsüber genauso wie nachts. Sie sollten im Bett nicht fernsehen, Radio hören, essen oder lesen. Um wieder einen stabilen Schlafrhythmus zu erlangen, müssen Sie ggf. den Fernseher oder das Radio zeitweilig aus Ihrem Schlafzimmer entfernen.

Forsetzung: Anhang A.7 –Arbeitsblatt: Besser schlafen

Tipps für einen gesunden Schlaf

Koffein reduzieren.

Nehmen Sie sechs bis acht Stunden vor dem Zubettgehen kein Koffein zu sich. Koffein beeinträchtigt den Schlaf (auch bei Menschen, die denken, dass Koffein keine Auswirkungen auf sie hat). Personen, die unter Schlafstörungen leiden, reagieren oft empfindlicher auf leicht anregende Stoffe als andere. Koffein findet sich in unter anderem in Kaffee, Tee, vielen Limonaden, Schokolade und vielen rezeptfreien Medikamenten (z. B. in einigen Kopfschmerztabletten oder Erkältungsmitteln).

Nikotin vermeiden.

Nikotin regt – entgegen der landläufigen Meinung, dass es zu Entspannung beiträgt – den Kreislauf an. Nikotin hat auf den Körper einen ähnlichen Effekt wie Koffein. Rauchen Sie nicht, wenn Sie nachts wach werden.

Alkohol vermeiden.

Alkohol kann das Einschlafen erleichtern, die Verstoffwechselung stört jedoch das Durchschlafen. Große Mengen Alkohol sind somit nur eine schlechte Schlafhilfe und sollten vermieden werden. Beschränken Sie Ihren Alkoholkonsum auf geringe bis moderate Mengen.

Den Einsatz von Schlafmitteln reduzieren.

Schlafmittel haben nur zeitweise einen Effekt. So haben Studien gezeigt, dass Schlafmedikamente bei regelmäßiger Einnahme ihre Wirkungen nach zwei bis vier Wochen verlieren. Mit der Zeit verschlimmern sie die Schlafprobleme weiter. Wenn Schlafmittel eine lange Zeit eingenommen werden, dann kann es nach dem Absetzen zu einem Wiederkehren der Schlafprobleme kommen: Die ursprünglichen Schlafsymptome treten wieder auf. In der Konsequenz nehmen viele Betroffene fälschlicherweise an, dass sie die Schlaftabletten weiterhin brauchen, um normal schlafen zu können.

Regelmäßig Sport treiben.

Eine halbe Stunde Sport am Tag ist zu empfehlen. Sportliche Betätigung am späten Nachmittag oder am frühen Abend kann zu einer Verbesserung des Schlafs beitragen – allerdings zeigt sich diese positive Wirkung oftmals erst nach einigen Wochen. Trainieren Sie aber nicht später als zwei Stunden vor dem Zubettgehen; Sport regt den Kreislauf an und Sport am Abend kann daher das Einschlafen behindern.

Forsetzung: Anhang A.7 –Arbeitsblatt: Besser schlafen

Schlafzimmergestaltung.

Das Schlafzimmer sollte kühl, ruhig, dunkel und gemütlich sein. Extreme Temperaturen können den Schlaf stören. Geräusche können mit Hintergrundrauschen (z. B. von einem Ventilator) übertönt oder mit Ohrstöpseln ausgeblendet werden. Das Zimmer kann mit Verdunklungsvorhängen oder Rollos abgedunkelt werden; alternativ können Sie eine Schlafmaske tragen. Uhren sollten außer Sicht aufgestellt werden, da der ständige Blick auf die Uhr Sorgen über die Schlaflosigkeit verstärken kann. Die Matratze sollte weder zu weich noch zu hart sein. Das Kopfkissen sollte die richtige Höhe und Härte haben.

Essverhalten.

Essen Sie kurz vor dem Zubettgehen keine schwere Kost. Die folgenden Lebensmittel sollten Sie am Abend vermeiden: Erdnüsse, Bohnen, rohes Obst und Gemüse (können Blähungen verursachen), koffeinhaltige Nahrungsmittel (etwa Schokolade) sowie fettige Nahrungsmittel wie Chips. Vermeiden Sie insbesondere schwere Mahlzeiten und starke Gewürze. Gehen Sie weder zu hungrig noch zu satt ins Bett. Vermeiden Sie es, nachts Snacks zu sich zu nehmen, da Ihr Körper sich ansonsten daran gewöhnt und mit nächtlichem Hunger reagiert. Eine Kleinigkeit vor dem Schlafengehen, wie etwa ein Glas warme Milch, Käse oder eine Schüssel Müsli, können den Schlaf hingegen fördern.

Vermeiden Sie es, tagsüber zu schlafen.

Tagesschlaf und »Nickerchen« reduzieren den nächtlichen Schlafdruck. In der Konsequenz werden Sie nachts weniger tief und unruhiger schlafen, Einschlafprobleme entwickeln oder morgens vorzeitig erwachen. Wenn Sie unbedingt einen Mittagsschlaf benötigen, dann sollte dieser nur kurz sein und möglichst vor 15 Uhr stattfinden. Am besten stellen Sie sich einen Wecker, um nicht länger als 15 bis 30 Minuten zu schlafen.

Forsetzung: Anhang A.7 –Arbeitsblatt: Besser schlafen

Herunterfahren.

Geben Sie sich vor dem Schlafengehen mindestens 30 Minuten Zeit, um »herunterzufahren«. Das Gehirn ist keine Lampe, die man an- und ausschalten kann. Die wenigsten von uns können bis 22 Uhr hochaktiv sein und dann um 22:30 Uhr friedlich einschlafen. Nehmen Sie ein heißes Bad, lesen Sie ein Buch, gucken Sie einen Film oder unterhalten Sie sich mit Ihrer Familie. Finden Sie heraus, was für Sie am besten funktioniert, und entwickeln Sie eine Abendroutine. Versuchen Sie sich vor dem Zubettgehen nicht mit Problemen auseinandersetzen, nicht zu streiten oder irgendetwas anderes zu tun, das Ihren Kreislauf anregt.

Ein regelmäßiger Schlafrhythmus.

Halten Sie einen festen Schlafrhythmus ein, auch am Wochenende und im Urlaub. Zu viel Zeit im Bett zu verbringen, kann zwei negative Konsequenzen nach sich ziehen: (1.) Sie fangen an, Ihr Schlafzimmer mit Ärger und Frustration zu assoziieren, und (2.) Ihr Schlaf wird leichter. Paradoxerweise ist es sehr wichtig, die Schlafenszeit zu begrenzen, um besser schlafen zu können! Stellen Sie Ihren Wecker jeden Morgen – in der Woche wie am Wochenende – auf die gleiche Zeit, und dies unabhängig von der Zeit, zu der Sie ins Bett gegangen sind, und unabhängig davon, wie lange Sie in der vorangegangenen Nacht geschlafen haben. Es ist sicherlich verlockend, im Bett zu bleiben, wenn Sie nicht gut geschlafen haben. Versuchen Sie dennoch, sich an Ihren neuen Rhythmus zu halten und aufzustehen. Dies wird Ihre biologische Uhr regulieren und Ihren Schlaf-wach-Rhythmus festigen.

Anhang A.8

Das ABC-Arbeitsblatt

Das ABC-Arbeitsblatt zeigt auf, wie Gedanken und Gefühle in Reaktion auf Ereignisse im Leben miteinander zusammenhängen. Wählen Sie zunächst eine belastende Situation aus und schreiben Sie eine Zusammenfassung des Ereignisses in das Feld A. In Feld B notieren Sie die Gedanken, die Sie währenddessen hatten und in Feld C notieren Sie, wie Sie sich währenddessen gefühlt haben.

Reflektieren Sie als Nächstes, ob die Gedanken und Annahmen, die Sie in Feld B notiert haben, hilfreich oder nicht hilfreich sind. Falls Ihre Gedanken nicht hilfreich sind, überlegen Sie, wie Sie anders über die Situation denken könnten, und schreiben Sie dies auf.

Fortsetzung: Anhang A.8 – ABC-Arbeitsblatt

A **Auslöser** (Was ist passiert?)	**B** **Bewertung** (Was sage ich mir selbst?)	**C** **Konsequenzen** (Was fühle ich?)

Sind die Gedanken und Annahmen in Feld B hilfreich?

Was kann ich mir in Zukunft in einer solchen Situation sagen, das hilfreicher wäre?

Anhang A.9

Arbeitsblatt: »Hilfreiche Fragen«

Mit dem Arbeitsblatt »Hilfreiche Fragen« können Sie prüfen, ob Ihre Gedanken und Annahmen hilfreich oder nicht hilfreich sind. Schreiben Sie zunächst eine negative Annahme in das oberste Feld der Tabelle. Beantworten Sie dann nacheinander die folgenden Fragen in Bezug auf diese Annahme. Notieren Sie Ihre Antworten unter der jeweiligen Frage.

Annahme:

---

1. Was spricht für und was spricht gegen diese Annahme?

---

2. Ist die Annahme eine Gewohnheit oder basiert sie auf der Realität?

---

3. Wenn jemand anderes in der gleichen Situation diese Annahme hätte, würden Sie sie für richtig halten?

Fortsetzung: Anhang A.9 – Arbeitsblatt: »Hilfreiche Fragen«

---

4. Denken Sie in »Alles oder nichts«-Kategorien?

---

5. Verwenden Sie Wörter oder Ausdrücke, die extrem oder übertrieben sind (z. B. immer, für immer, nie, müssen, sollten, kann nicht und jedes Mal)?

---

6. Ist es möglich, dass Sie sich nur auf einen Aspekt des Ereignisses konzentrieren und andere wichtige Fakten ignorieren?

---

7. Woher stammt diese Annahme? Ist diese Quelle zuverlässig?

---

8. Übertreiben Sie eventuell ein wenig? Oder das Gegenteil: Reden Sie Dinge klein?

---

9. Beruht Ihre Annahme eher auf Gefühlen als auf Fakten?

---

10. Ist es möglich, dass Sie sich auf Dinge konzentrieren, die mit dieser Situation überhaupt nichts zu tun haben?

Anhang A.10

Arbeitsblatt: »Problematische Denkmuster«

Mit dem Arbeitsblatt »Problematische Denkmuster« können Sie Ihre Gedanken/Annahmen verschiedenen Kategorien zuordnen. Notieren Sie Ihre negativen Gedanken und Annahmen in der Kategorie, die Ihre Gedanken/Annahmen am besten beschreibt. Beachten Sie, dass manche Gedanken und Annahmen zu mehreren Kategorien passen können.

Voreilige Schlüsse ziehen, obwohl keine Beweise oder sogar widersprechende Umstände vorliegen:

Maximieren oder minimieren einer Situation (Umstände/Ereignisse entweder aufbauschen oder ihre Bedeutung herunterspielen)

Ignorieren wichtiger Aspekte einer Situation

Fortsetzung: Anhang A.10 – Arbeitsblatt: »Problematische Denkmuster«

Vereinfachen in gut/schlecht oder richtig/falsch

Übergeneralisierung eines einzelnen Vorfalls (ein negatives Ereignis wird als nie endendes Muster begriffen)

Gedankenlesen (annehmen, dass andere schlecht von einem denken, obwohl es keine Anhaltspunkte dafür gibt)

Emotionale Beweisführung (ein Gefühl als Beweis für eine Annahme halten)

Anhang B: Werkzeugkasten für Behandler*innen

Anhang B.1

Adhärenzchecklisten

Nein	Teilweise	Ja	**Beschreibung der BCBT**
			Symptom-/Stimmungscheck durchgeführt
			Tagesordnung festgelegt
			Hausaufgaben und Behandlungstagebuch besprochen
			Üben von Fertigkeiten/Skills
			Hausaufgaben aufgegeben
			Drei-Phasen-Modell der Behandlung erläutert
			Rolle des Krisenmanagements, gesunder sozialer Unterstützung und des Fähigkeitenaufbaus erklärt
			Verständnis der Struktur auf Patient*innenseite eingeschätzt
			Feedback zur Behandlungsstruktur eingeholt
			Patient*in Gelegenheit gegeben, Fragen zur Behandlungsstruktur zu stellen

Fortsetzung: Anhang B.1 – Adhärenzchecklisten

Nein	**Teilweise**	**Ja**	**Narratives Interview der letzten suizidalen Krise**
			Narration der Ereignisse hin zur letzten suizidalen Krise ermöglicht
			Informationen über assoziierte Faktoren eingeholt, inkl.:
			• Prädispositionen
			• Auslöser
			• Kognitionen
			• Emotionen
			• Verhalten
			• Körperliche Reaktionen/Symptome
			Ähnlichkeiten zwischen verschiedenen suizidalen Krisen bzw. Suizidversuchen identifiziert

Fortsetzung: Anhang B.1 – Adhärenzchecklisten

Nein	**Teilweise**	**Ja**	**Kognitiv-verhaltenstherapeutisches Fallkonzept**
			Konzept des Suizidalen Modus in verständlicher Sprache erläutert
			Fallkonzept berücksichtigt Informationen bzgl. folgender Kategorien:
			• Prädispositionen
			• Auslöser
			• Kognitionen
			• Emotionen
			• Verhalten
			• Körperliche Reaktionen/Symptome
			Patient*innenverständnis des Fallkonzepts (Suizidaler Modus) beurteilt
			Patient*innenzustimmung eingeholt, dass das Modell ihre*seine Erfahrung treffend beschreibt
			Falls keine Zustimmung: Feedback eingeholt und Fallkonzept überarbeitet
			Patient*in aufgefordert, Grafik des Suizidalen Modus in das Behandlungstagebuch zu übertragen

Fortsetzung: Anhang B.1 – Adhärenzchecklisten

Nein	Teilweise	Ja	**Behandlungsplan**
			Hintergrund des Behandlungsplans erklärt
			Feedback bezüglich der Behandlungsziele eingeholt
			Hauptziele haben starken Bezug zu Fertigkeitenaufbau
			Objektive, messbare Outcomes für Behandlungsziele festgelegt
			Bei Vorliegen verschiedener Symptome Hierarchie aufgestellt
			Verständnis des Behandlungsplans auf Patient*innenseite beurteilt
			Datum für Kontrolle/Überarbeitung des Behandlungsplans festgesetzt

Nein	Teilweise	Ja	**Behandlungsvereinbarung**
			Hintergrund der Behandlungsvereinbarung erklärt
			Behandlungsvereinbarung gemeinsam durchgegangen
			Feedback zu den einzelnen Punkten und Erwartungen eingeholt
			Patient*in aufgefordert, Punkte hinzuzufügen oder abzuändern
			Verständnis der Behandlungsvereinbarung auf Patient*innenseite beurteilt
			Datum für Kontrolle/Überarbeitung der Behandlungsvereinbarung festgesetzt

Fortsetzung: Anhang B.1 – Adhärenzchecklisten

Nein	Teilweise	Ja	**Notfallplan**
			Notfallplan auf Karteikarte (o. Ä.) notiert, die leicht mitgeführt werden kann
			Hintergrund des Notfallplans erklärt
			Persönliche Warnsignale identifiziert, besprochen und notiert
			Selbstmanagementstrategien identifiziert und notiert
			Externe Unterstützungsquellen identifiziert und notiert
			Professionelle Unterstützungsmöglichkeiten identifiziert und notiert
			• Behandler*in
			• Krisentelefon
			• Notaufnahme und Notruf
			Mündlich alle Schritte besprochen
			Patient*innenverständnis des Notfallplans beurteilt

Nein	Teilweise	Ja	**Means-Safety-Counseling**
			Hintergrund für Sicherung letaler Mittel erklärt
			Impulsivität, kognitive Einschränkung und reduzierte Problemlösefertigkeiten unter starker Belastung besprochen
			Sicherungsmaßnahmen beschlossen
			Zugang zu Schusswaffen erfragt
			Gemeinsame Diskussion über Sicherung letaler Mittel geführt
			Feedback und Ideen hinsichtlich bevorzugter Sicherungsmaßnahmen eingeholt

Fortsetzung: Anhang B.1 – Adhärenzchecklisten

Nein	**Teilweise**	**Ja**	**Skillstraining**
			Hintergrund des Skills erklärt
			Bezug zu Suizidalem Modus / Fallkonzept explizit erklärt
			Skill demonstriert
			Skill gemeinsam geübt
			Verständnis und Beherrschung des Skills beurteilt
			Übungen für zu Hause aufgegeben
			Behandlungstagebuch genutzt (auch mit Blick auf die Rückfallprävention)
			Patient*in aufgefordert, »lessons learned« in Behandlungstagebuch zu notieren

Nein	**Teilweise**	**Ja**	**Rückfallpräventionsübung (RPÜ): Informierte Einwilligung**
			Hintergrund der Intervention erklärt
			Feedback und Fragen zu Rückfallpräventionsübung eingeholt
			Risiko negativer emotionaler Reaktionen auf RPÜ besprochen
			Copingstrategien und Skills für die RPÜ besprochen
			Einwilligung zur RPÜ eingeholt

Fortsetzung: Anhang B.1 – Adhärenzchecklisten

Nein	Teilweise	Ja	**Rückfallpräventionsübung (RPÜ): letzte suizidale Krise**
			Patient*in aufgefordert, von der letzten suizidalen Krise zu berichten
			Gezielte Rückfragen gestellt, um Lebendigkeit der Erinnerung zu erhöhen
			Fokus auf Annahmen, Gefühle, Verhaltensweisen und Umstände, die mit der Krise assoziiert sind, gelegt
			Demonstration von Problemlösefertigkeiten dadurch ermöglicht, dass neue Herausforderungen/Hindernisse eingebracht wurden
			Patient*in zu imaginativem Einsatz der erlernten Skills aufgefordert
			Besprechung der Übung

Nein	Teilweise	Ja	**Rückfallpräventionsübung (RPÜ): zukünftige Krise**
			Gemeinsam wahrscheinliche Auslöser erneuter suizidaler Krise identifiziert
			Patient*in aufgefordert, zukünftige Krise zu beschreiben
			Gezielte Rückfragen gestellt, um Lebendigkeit der Vorstellung zu erhöhen
			Fokus auf Annahmen, Gefühle, Verhaltensweise und Umstände, die mit der Krise assoziiert sind, gelegt
			Demonstration von Problemlösefertigkeiten dadurch ermöglicht, dass neue Herausforderungen/Hindernisse eingebracht wurden

Anhang B.2
Vorlage: Risikodokumentation

Suizidgedanken ☐ Ja ☐ Nein
Inhalt: ______________________________

Häufigkeit: ☐ Nie ☐ Selten ☐ Manchmal ☐ Oft
Intensität: ☐ Kurz/flüchtig
☐ Konzentriertes Nachdenken
☐ Intensives Grübeln
☐ Sonstige
Dauer: ______Sekunden ______Minuten ______Stunden

Suizidabsicht ☐ Ja ☐ Nein
Subjektive Beschreibung: ______________________________
____

Objektive Anzeichen: ______________________________
____

Suizidplan ☐ Ja ☐ Nein
Wie: ______________________________
____

Wann: ______________________________

Wo: ______________________________
____

Zugang zu letalen Mitteln: ☐ Ja ☐ Nein
Vorbereitung/»Generalprobe«: ☐ Ja ☐ Nein

Vorgeschichte von Suizidgedanken und -versuchen ☐ Ja ☐ Nein
Gedanken: ______________________________
Versuche: ______________________________

Fortsetzung: Anhang B.2 – Vorlage: Risikodokumentation

Impulsivität ☐ Ja ☐ Nein
Subjektive Beschreibung: ______________________________

____

Objektive Anzeichen: ______________________________

____

Substanzmissbrauch: ☐ Ja ☐ Nein
Trennung/Verlust: ☐ Ja ☐ Nein
Beziehungsprobleme: ☐ Ja ☐ Nein
Gesundheitsprobleme: ☐ Ja ☐ Nein
Rechtliche Schwierigkeiten: ☐ Ja ☐ Nein
Andere Probleme: ☐ Ja ☐ Nein

Protektive Faktoren

Gründe für das Leben: ☐ Ja ☐ Nein
Hoffnung: ☐ Ja ☐ Nein
Soziale Unterstützung: ☐ Ja ☐ Nein
Lebenssinn: ☐ Ja ☐ Nein
Andere protektive Faktoren: ☐ Ja ☐ Nein

Aktuelles Risikoniveau: ☐ nicht erhöht ☐ niedrig ☐ moderat ☐ hoch

Zum jetzigen Zeitpunkt bietet eine ambulante Behandlung
☐ ausreichende Sicherheit und Stabilität
☐ keine ausreichende Sicherheit und Stabilität.

Aufgrund oben stehender Faktoren ist eine stationäre Einweisung
☐ nötig ☐ nicht nötig.

Patient*in stimmt schriftlichem Notfallplan zu: ☐ Ja ☐ Nein

Plan zur Sicherung letaler Mittel: ______________________________

____

____

Anhang B.3

Exemplarische Vorlage: Notfallplan

Der Notfallplan ist in mehrere Abschnitte gegliedert: Warnsignale, Selbstmanagement, Gründe für das Leben, soziale Unterstützung sowie professionelle Unterstützung. Der Notfallplan kann handschriftlich auf einer Karteikarte notiert werden, sodass Patient*innen ihn stets griffbereit haben und sie sich in Zeiten starker Belastung an effektive Copingstrategien erinnern.

Warnsignale	• Auf-und-ab-Gehen • Wut • »Ich halte es nicht mehr aus«
Selbstmanagement	• spazieren gehen • Musik hören • Handyspiele spielen
Gründe für das Leben	• Meine Kinder (Tim und Lisa) • Meine Frau (Susan)
Soziale Unterstützung	• Susan anrufen (Ehefrau): 0123/456789 • John anrufen (Freund): 0123/456789
Professionelle Unterstützung bei Krisen	• Meine*n Therapeut*in anrufen und Nachricht hinterlassen: 0123/456789 • Krisentelefon anrufen: 0800/1110111 • ins Krankenhaus gehen • 110/112 wählen

Anhang B.4

Beispiele für Warnsignale

Gedanken	• »Ich bin ein Idiot.« • »Es geht schon wieder von vorne los.« • »Es wird nie besser werden.« • »Es ist meine Schuld.« • »Ich bin allen egal.« • »Wozu das Ganze eigentlich?« • »Ich halte es nicht mehr aus.« • »Ich verdiene es, bestraft zu werden.« • »Ich bin ein*e Versager*in.«
Mentale Bilder	• Belastende Erinnerungen • Traumaflashbacks • Erneutes Durchleben unangenehmer Situationen • Imagination eines Suizidversuchs
Emotionen oder Gefühle	• Traurigkeit oder Depression • Schuld oder Reue • Sorgen • Wut
Verhalten oder Handlungen	• »Herumtigern« • In Gegenwart anderer verstummen / Andere vermeiden • Brüllen/schreien • Weinen • Zittern/beben • Aggressivität • Selbstverletzendes Verhalten • Üben oder »Generalprobe« eines Suizidversuchs • Vorbereitungen auf einen Suizidversuch
Körperliche Empfindungen	• Kopfschmerzen oder andere Schmerzen • Aufregung/Nervosität • Herzrasen • Verspannungen • Übelkeit • Atemprobleme • Schlafprobleme

Anhang B.5

Beispiele für Selbstmanagementstrategien

- einen Film schauen
- eine Serie schauen
- Musik hören
- singen
- mit Haustier spielen
- einen Spaziergang machen
- trainieren
- ein heißes Bad nehmen oder heiß duschen
- ein Buch lesen
- spirituelle oder religiöse Texte lesen
- Meditation
- Entspannungs- oder Atemübungen machen
- beten
- Rätsel (z. B. Kreuzworträtsel, Sudoku, Computerspiele) lösen
- an ein schönes zukünftiges Ereignis denken
- an schöne Erinnerungen denken
- Fotos von Freund*innen ansehen
- freundliche Briefe oder E-Mails von Familienmitgliedern lesen
- Lieblingsspeise essen (z. B. Eis oder Pizza)
- kochen oder backen
- Sport treiben

Anhang B.6

Skript: Entspannungsübung

Hinweis: Die drei Punkte im Text ... zeigen jeweils an, wann die*der Therapeut*in einige Sekunden pausieren sollte.

Beginnen Sie mit einem sehr langen, tiefen Atemzug durch die Nase, sodass Ihre Lungen vollständig gefüllt sind und sich die Bauchdecke hebt. ... Atmen Sie nun ganz langsam durch den Mund aus. ... Gut, ... noch einmal, ... langsam und tief einatmen ... und langsam ausatmen. ... Sehr gut. ... Atmen Sie nun immer weiter auf diese ganz langsame, tiefe Art ... ein ... und aus, ... ein ... und aus. ... Gut, ... genau so.

(15 Sekunden Pause)

Und nun entspannen Sie mit jedem Ausatmen die Schultern, lassen Sie sie einfach fallen, ... als würden sie von kleinen Gewichten heruntergezogen. ... Mit jedem langsamen Ausatmen lassen Sie sie ein wenig weiter fallen, ... bis sie vollkommen entspannt sind. ... Gut. ... Atmen Sie weiter so langsam und tief, ... tief in Lunge und Bauch. ... Und mit jedem Ausatmen entspannen Sie sich mehr, ... mehr und mehr, ... wieder und wieder. ... Sehr gut.

(15 Sekunden Pause)

In diesem Zustand der Entspannung nehmen Sie jetzt noch einen tiefen Atemzug ... und atmen langsam aus. ... Und wenn Sie so weit sind, können Sie die Augen wieder öffnen.

Anhang B.7
Skript: Achtsamkeitsübung

Hinweis: Die drei Punkte im Text ... zeigen jeweils an, wann die*der Therapeut*in einige Sekunden pausieren sollte.

Beginnen Sie, indem Sie Ihre Atmung verlangsamen, sodass Sie ganz ruhig und langsam einatmen und ganz langsam wieder ausatmen, ... ein ... und aus, ... ein ... und aus. ... Sehr gut. ... Atmen Sie weiterhin so langsam, genau so, während wir diese Achtsamkeitsübung machen.

15 Sekunden Pause

Konzentrieren Sie sich nun einen Moment lang auf Ihre Atmung. ... Spüren Sie, wie sich die Luft anfühlt, wenn sie in Ihren Körper hineinströmt, ... wie sich Ihre Lungen anfühlen, wenn sie sich mit Luft füllen, ... und wie es sich anfühlt, wenn die Luft Ihren Körper wieder verlässt. ... Konzentrieren Sie sich nur auf Ihre Atmung, ... ein ... und aus. ... Wenn Sie bemerken, dass Ihre Gedanken dabei abdriften, ist das völlig in Ordnung. ... Bemerken Sie es einfach und konzentrieren Sie sich dann wieder auf Ihre Atmung.

15 Sekunden Pause

Jetzt lenken Sie Ihre Aufmerksamkeit auf die Geräusche um sich herum. ... Nehmen Sie alle Geräusche wahr, die Sie hören können, ... auch die im Hintergrund, die Sie normalerweise ignorieren oder herausfiltern. ... Wenn Sie bemerken, dass Ihre Gedanken dabei abdriften, ist das völlig in Ordnung. ... Bemerken Sie es einfach und konzentrieren Sie sich dann wieder auf die Geräusche. Kehren Sie immer wieder zu den Geräuschen zurück, ... egal, wohin Ihre Gedanken wandern. ... Lenken Sie Ihre Aufmerksamkeit dann zurück zu Ihrer Atmung. ... Wieder ... und wieder ... und wieder.

15 Sekunden Pause

Achten Sie nun für einen Moment auf die Gedanken, die Ihnen durch den Kopf gehen. ...

Fortsetzung: Anhang B.7 – Skript: Achtsamkeitsübung

Versuchen Sie nicht, sie zu ändern, ... versuchen Sie nicht, sie zu stoppen. ... Sehen Sie einfach zu, wie sie vorbeiziehen wie auf einem Fließband. ... Manchmal kommen unsere Gedanken in Form von Wörtern und Sätzen. ... Wenn Sie Gedanken in Form von Wörtern oder Sätzen haben, legen Sie diese Wörter einfach auf das Fließband und schauen Sie zu, wie sie vorbeiziehen. ...
Manchmal kommen die Gedanken als Bilder. ... Wenn Sie Gedanken in Form von Bildern haben, legen Sie sie einfach auf das Fließband und schauen Sie zu, wie sie vorbeiziehen. ... Immer, wenn Sie einen Gedanken bemerken, sehen Sie ihm zu, wie er Ihnen durch den Kopf wandert, ohne einzugreifen. ...
Bringen Sie Ihre Aufmerksamkeit nun zurück zu den Geräuschen. ... Bemerken Sie einmal, wie Sie Ihre Konzentration von einer Sache auf die nächste lenken können, wann immer Sie wollen. ... Sie merken vielleicht, dass Ihnen immer mehr Gedanken in den Kopf kommen. Das ist völlig okay. ... Lassen Sie sie einfach vorbeiziehen und lenken Sie Ihre Aufmerksamkeit dann wieder auf Ihre Atmung. ...
Wiederholen Sie das immer, wenn Ihnen ein Gedanke in den Kopf kommt, auch wenn es ein belastender oder anstrengender Gedanke ist. ... Wieder ... und wieder ... und wieder. ... Kommen Sie immer wieder zu Ihrer Atmung zurück.

15 Sekunden Pause

Denken Sie jetzt an etwas Belastendes. ... Vielleicht ein Problem, das Sie haben, oder etwas, worüber Sie sich Sorgen machen. ... Sehen Sie einfach dabei zu, wie dieser belastende Gedanke vorüberzieht wie alle anderen Gedanken auch, ... und konzentrieren Sie sich wieder auf Ihre Atmung. ... Diese belastenden Gedanken können immer wieder kommen und Sie werden sie wieder bemerken. ... Das ist völlig in Ordnung. ... Immer, wenn das passiert, lassen Sie den Gedanken vorbeiziehen und kehren Sie zu Ihrer Atmung zurück. ... Machen Sie das immer wieder, ... wieder und wieder. ... Immer, wenn Ihnen ein Gedanke in den Kopf kommt, ... bemerken Sie ihn einfach und konzentrieren Sie sich wieder auf Ihre Atmung. ... Gut.
(15 Sekunden Pause)
Nehmen Sie nun noch einen langen, tiefen Atemzug ... und atmen Sie langsam aus. ... Und wenn Sie so weit sind, können Sie die Augen wieder öffnen.

Literaturverzeichnis

Aharonovich, E., Liu, X., Nunes, E., & Hasin, D. S. (2002). Suicide attempts in substance abusers: Effects of major depression in relation to substance use disorders. American Journal of Psychiatry, 159(9), 1600–1602.

Akiskal, H. S., & Benazzi, F. (2005). Psychopathologic correlates of suicidal ideation in major depressive outpatients: Is it all due to unrecognized (bipolar) depressive mixed states? Psychopathology, 38(5), 273–280.

Allen, J. P., Litten, R. Z., Fertig, J. B., & Babor, T. (1997). A review of research on the Alcohol Use Disorders Identification Test (AUDIT). Alcoholism: Clinical and Experimental Research, 21, 613–619.

Bagge, C. L., Conner, K. R., Reed, L., Dawkins, M., & Murray, K. (2015). Alcohol use to facilitate a suicide attempt: An event-based examination. Journal of Studies on Alcohol and Drugs, 76, 474–481.

Baker, J. C., Starkey, A., Ammendola, E., Bauder, C. R., Daruwala, S. E., Hiser, J., u. a. (2024). Telehealth Brief Cognitive Behavioral Therapy for Suicide Prevention: a randomized clinical trial. JAMA Network Open, 7(11), e2445913.

Baker, J. C., Grover, S., Gunn, L. H., Charles, C., Rikli, H., Franks, M. J., u. a. (2023). Group brief cognitive behavioral therapy for suicide prevention compared to dialectal behavior therapy skills group for military service members: a study protocol of a randomized controlled trial. BMC Psychiatry, 23, 904.

Barraclough, B., & Pallis, D. (1975). Depression followed by suicide: A comparison of depressed suicides with living depressives. Psychological Medicine, 5, 55–61.

Bastien, C. H., Vallieres, A., & Morin, C. M. (2000). Validation of the Insomnia Severity Index as an outcome measure for insomnia research. Sleep Medicine, 2, 297–307.

Baumeister, R. F. (1990). Suicide as escape from self. Psychological Review, 97, 90–113.

Beck, A. T. (1972). Depression: Causes and treatment. Philadelphia: University of Pennsylvania Press.

Beck, A. T., Brown, G. K., & Steer, R. A. (1997). Psychometric characteristics of the Scale for Suicide Ideation with psychiatric outpatients. Behaviour Research and Therapy, 35, 1039–1046.

Beck, A. T., Steer, R. A., & Brown, G. K. (1996). Beck Depression Inventory–II. San Antonio, TX: Psychological Corporation.

Beck, A. T., & Steer, R. A. (1991). Manual for the Beck Scale for Suicide Ideation. San Antonio, TX: Psychological Corporation.

Beck, A. T., Kovacs, M., & Weissman, A. (1979). Assessment of suicidal intention: The Scale for Suicide Ideation. Journal of Consulting and Clinical Psychology, 47, 343–352.

BEDICS, J. D., ATKINS, D. C., COMTOIS, K. A., & LINEHAN, M. M. (2012). Treatment differences in the therapeutic relationship and introject during a 2-year randomized controlled trial of dialectical behavior therapy versus nonbehavioral psychotherapy experts for borderline personality disorder. Journal of Consulting and Clinical Psychology, 80(1), 66–77.

BENAZZI, F. (2005). Suicidal ideation and bipolar-II depression symptoms. Human Psychopharmacology: Clinical and Experimental, 20(1), 27–32.

BENAZZI, F., & AKISKAL, H. S. (2006). Psychometric delineation of the most discriminant symptoms of depressive mixed states. Psychiatry Research, 141(1), 81–88.

BENNETT, B. E., BRICKLIN, P. M., HARRIS, E. C., KNAPP, S., VANDECREEK, L., & YOUNGGREN, J. N. (2006). Assessing and managing risk in psychological practice. Washington, DC: American Psychiatric Association.

BERMAN, A. L. (2006). Risk management with suicidal patients. Journal of Clinical Psychology, 62(2), 171–184.

BERNERT, R. A., JOINER, T. E., CUKROWICZ, K. C., SCHMIDT, N. B., & KRAKOW, B. (2005). Suicidality and sleep disturbances. Sleep, 28(9), 1135.

BOND, G. R., BECKER, D. R., & DRAKE, R. E. (2011). Measurement of fidelity of implementation of evidence-based practices: Case example of the IPS fidelity scale. Clinical Psychology: Science and Practice, 18(2), 126–141.

BORGES, G., WALTERS, E. E., & KESSLER, R. C. (2000). Associations of substance use, abuse, and dependence with subsequent suicidal behavior. American Journal of Epidemiology, 151(8), 781–789.

BOSTWICK, J. M., & PANKRATZ, V. S. (2001). »Omission of suicide data«: Reply. American Journal of Psychiatry, 158(11), 1935.

BOUDREAUX, E. D., MILLER, I., GOLDSTEIN, A. B., SULLIVAN, A. F., ALLEN, M. H., MANTON, A. P., U. A. (2013). The Emergency Department Safety Assessment and Follow-up Evaluation (ED-SAFE): Method and design considerations. Contemporary Clinical Trials, 36, 14–24.

BOZZAY, M. L., PRIMACK, J. M., SWEARINGEN, H. R., BARREDO, J., & PHILIP, N. S. (2020). Combined transcranial magnetic stimulation and brief cognitive behavioral therapy for suicide: study protocol for a randomized controlled trial in veterans. Trials, 21, 924.

BRITTON, P. C., BRYAN, C. J., & VALENSTEIN, M. (2016). Motivational interviewing for means restriction counseling with patients at risk for suicide. Cognitive and Behavioral Practice, 23(1), 51–61.

BROWN, G. K., STEER, R. A., HENRIQUES, G. R., & BECK, A. T. (2005A). The internal struggle between the wish to die and the wish to live: A risk factor for suicide. American Journal of Psychiatry, 162, 1977–1979.

Brown, G. K., Ten Have, T., Henriques, G. R., Xie, S. X., Hollander, J. E., & Beck, A. T. (2005b). Cognitive therapy for the prevention of suicide attempts: A randomized controlled trial. Journal of the American Medical Association, 294(5), 563–570.

Brown, G. K., Henriques, G. R., Sosdjan, D., & Beck, A. T. (2004). Suicide intent and accurate expectations of lethality: Predictors of medical lethality of suicide attempts. Journal of Consulting and Clinical Psychology, 72(6), 1170–1174.

Brown, G. K., Beck, A. T., Steer, R. A., & Grisham, J. R. (2000). Risk factors for suicide in psychiatric outpatients: A 20-year prospective study. Journal of Consulting and Clinical Psychology, 68(3), 371–377.

Bryan, A. O., Theriault, J. L., & Bryan, C. J. (2014). Self-forgiveness, posttraumatic stress, and suicide attempts among military personnel and veterans. Traumatology, 21, 40–46.

Bryan, C. J. (2021). Re-thinking suicide. Oxford University Press.

Bryan, C. J. (2016). Treating PTSD within the context of heightened suicide risk. Current Psychiatry Reports, 18(8), 1–7.

Bryan, C. J., Bryan, A. O., Khazem, L. R., Aase, D. M., Moreno, J. L., Ammendola, E., u. a. (2024). Crisis response planning rapidly reduces suicidal ideation among US military veterans receiving massed cognitive processing therapy for PTSD. Journal of Anxiety Disorders, 102, 102824.

Bryan, C. J., Grove, J. L., & Kimbrel, N. A. (2017a). Theory-driven models of self-directed violence among individuals with PTSD. Current Opinion in Psychology, 14, 12–17.

Bryan, C. J., Kanzler, K. E., Grieser, E., Martinez, A., Allison, S., & McGeary, D. (2017b). A shortened version of the Suicide Cognitions Scale for identifying chronic pain patients at risk for suicide. Pain Practice, 17(3), 371–381.

Bryan, C. J., Mintz, J., Clemans, T. A., Leeson, B., Burch, T. S., Williams, S. R., u. a. (2017c). Effect of crisis response planning vs. contracts for safety on suicide risk in US Army soldiers: A randomized clinical trial. Journal of Affective Disorders, 212, 64–72.

Bryan, C. J., & Rudd, M. D. (2018). Nonlinear change processes during psychotherapy characterize patients who have made multiple suicide attempts. Suicide and Life-Threatening Behavior, 48, 386–400.

Bryan, C. J., Garland, E. L., & Rudd, M. D. (2016a). From impulse to action among military personnel hospitalized for suicide risk: Alcohol consumption and the reported transition from suicidal thought to behavior. General Hospital Psychiatry, 41, 13–19.

Bryan, C. J., Rudd, M. D., Peterson, A. L., Young-McCaughan, S., & Wertenberger, E. G. (2016b). The ebb and flow of the wish to live and the wish to die among suicidal military personnel. Journal of Affective Disorders, 202, 58–66.

Bryan, C. J., Sinclair, S., & Heron, E. A. (2016c). Do military personnel »acquire« the capability for suicide from combat?: A test of the interpersonal-psychological theory of suicide. Clinical Psychological Science, 4, 376–385.

Bryan, C. J., Bryan, A. O., May, A. M., & Klonsky, E. D. (2015a). Trajectories of suicide ideation, nonsuicidal self-injury, and suicide attempts in a nonclinical sample of military personnel and veterans. Suicide and Life-Threatening Behavior, 45(3), 315–325.

Bryan, C. J., Clemans, T. A., Leeson, B., & Rudd, M. D. (2015b). Acute vs. chronic stressors, multiple suicide attempts, and persistent suicide ideation in US soldiers. Journal of Nervous and Mental Disease, 203, 48–53.

Bryan, C. J., Gonzales, J., Rudd, M. D., Bryan, A. O., Clemans, T. A., Ray-Sannerud, B., u. a. (2015c). Depression mediates the relation of insomnia severity with suicide risk in three clinical samples of U.S. military personnel. Depression and Anxiety, 32, 647–655.

Bryan, C. J., Griffith, J., Pace, B. T., Hinkson, K., Bryan, A. O., Clemans, T., u. a. (2015d). Combat exposure and risk for suicidal thoughts and behaviors among military personnel and veterans: A systematic review and meta-analysis. Paper presented at the annual meeting of the American Association of Suicidology, Atlanta, GA.

Bryan, C. J., Roberge, E. M., Bryan, A. O., Ray-Sannerud, B., Morrow, C. E., & Etienne, N. (2015e). Guilt as a mediator of the relationship between depression and posttraumatic stress with suicide ideation in two samples of military personnel and veterans. International Journal of Cognitive Therapy, 8, 43–155.

Bryan, C. J., & Rudd, M. D. (2015). Response to Stankiewicz u. a. [Letter to the editor.] American Journal of Psychiatry, 172, 1022–1023.

Bryan, C. J., Andreski, S. R., McNaughton-Cassill, M., & Osman, A. (2014a). Agency is associated with decreased emotional distress and suicidal ideation in military personnel. Archives of Suicide Research, 18(3), 241–250.

Bryan, C. J., Bryan, A. O., Ray-Sannerud, B. N., Etienne, N., & Morrow, C. E. (2014b). Suicide attempts before joining the military increase risk for suicide attempts and severity of suicidal ideation among military personnel and veterans. Comprehensive Psychiatry, 55(3), 534–541.

Bryan, C. J., Hitschfeld, M. J., Palmer, B. A., Schak, K. M., Roberge, E. M., & Lineberry, T. W. (2014c). Gender differences in the association of agitation and suicide attempts among psychiatric inpatients. General Hospital Psychiatry, 36, 726–731.

Bryan, C. J., Rudd, M. D., Wertenberger, E., Etienne, N., Ray-Sannerud, B. N., Morrow, C. E., u. a. (2014d). Improving the detection and prediction of suicidal behavior among military personnel by measuring suicidal beliefs: An evaluation of the Suicide Cognitions Scale. Journal of Affective Disorders, 159, 15–22.

Bryan, C. J., Rudd, M. D., Wertenberger, E., Young-McCaughon, S., & Peterson, A. (2014e). Nonsuicidal self-injury as a prospective predictor of suicide attempts in a clinical sample of military personnel. Comprehensive Psychiatry. [Epub ahead of print]

Bryan, C. J., Elder, W. B., McNaughton-Cassill, M., Osman, A., Hernandez, A. M., & Allison, S. (2013a). Meaning in life, emotional distress, suicidal ideation, and life functioning in an active duty military sample. Journal of Positive Psychology, 8, 444–452.

Bryan, C. J., & Hernandez, A. M. (2013). The functions of social support as protective factors for suicidal ideation in a sample of air force personnel. Suicide and Life-Threatening Behavior, 43(5), 562–573.

Bryan, C. J., Morrow, C. E., Etienne, N., & Ray-Sannerud, B. (2013b). Guilt, shame, and suicidal ideation in a military outpatient clinical sample. Depression and Anxiety, 30(1), 55–60.

Bryan, C. J., Ray-Sannerud, B., Morrow, C. E., & Etienne, N. (2013c). Guilt is more strongly associated with suicidal ideation among military personnel with direct combat exposure. Journal of Affective Disorders, 148(1), 37–41.

Bryan, C. J., Ray-Sannerud, B., Morrow, C., & Etienne, N. (2013d). Optimism reduces suicidal ideation and weakens the effect of hopelessness among military personnel. Cognitive Therapy and Research, 37(5), 996–1003.

Bryan, C. J., Ray-Sannerud, B., Morrow, C. E., & Etienne, N. (2013e). Shame, pride, and suicidal ideation in a military clinical sample. Journal of Affective Disorders, 147(1–3), 212–216.

Bryan, C. J., Clemans, T. A., & Hernandez, A. M. (2012a). Perceived burdensomeness, fearlessness of death, and suicidality among deployed military personnel. Personality and Individual Differences, 52(3), 374–379.

Bryan, C. J., Corso, K. A., Corso, M. L., Kanzler, K. E., Ray-Sannerud, B., & Morrow, C. E. (2012b). Therapeutic alliance and change in suicidal ideation during treatment in integrated primary care settings. Archives of Suicide Research, 16, 316–323.

Bryan, C. J., Gartner, A. M., Wertenberger, E., Delano, K. A., Wilkinson, E., Breitbach, J., u. a. (2012c). Defining treatment completion according to patient competency: A case example using brief cognitive behavioral therapy (BCBT) for suicidal patients. Professional Psychology: Research and Practice, 43(2), 130–136.

Bryan, C. J., Kopta, S. M., & Lowes, B. D. (2012d). CelestHealth System: A new horizon for mental health treatment. Science and Practice, 2, 7–11.

Bryan, C. J., & Rudd, M. D. (2012). Life stressors, emotional distress, and trauma-related thoughts occurring in the 24 h preceding active duty U.S. soldiers' suicide attempts. Journal of Psychiatric Research, 46, 843–848.

Bryan, C. J., Stone, S. L., & Rudd, M. D. (2011). A practical, evidence-based approach for means-restriction counseling with suicidal patients. Professional Psychology: Research and Practice, 42(5), 339.

Bryan, C. J., Morrow, C. E., Anestis, M. D., & Joiner, T. E. (2010). A preliminary test of the interpersonal-psychological theory of suicidal behavior in a military sample. Personality and Individual Differences, 48(3), 347–350.

Bryan, C. J., Corso, K. A., Rudd, M. D., & Cordero, L. (2008). Improving identification of suicidal patients in primary care through routine screening. Primary Care and Community Psychiatry, 13, 143–147.

Bryan, C. J., & Tomchesson, J. (2007). Clinician definitions of common suicide-related terms. Poster presented at the annual meeting of the American Association of Suicidology, New Orleans, LA.

Bryan, C. J., & Rudd, M. D. (2006). Advances in the assessment of suicide risk. Journal of Clinical Psychology, 62, 185–200.

Bryant, F. (2003). Savoring Beliefs Inventory (SBI): A scale for measuring beliefs about savouring. Journal of Mental Health, 12(2), 175–196.

Budman, S. H., & Gurman, A. S. (2002). Theory and practice of brief therapy. New York: Guilford Press.

Burns, D. D. (1989). The feeling good handbook: Using the new mood therapy in everday life. New York: Morrow.

Busch, K. A., Fawcett, J., & Jacobs, D. G. (2003). Clinical correlates of inpatient suicide. Journal of Clinical Psychiatry, 64, 14–19.

Bush, K., Kivlahan, D. R., McDonell, M. B., Fihn, S. D., & Bradley, K. A. (1998). The AUDIT alcohol consumption questions (AUDIT-C): An effective brief screening test for problem drinking. Archives of Internal Medicine, 158, 1789–1795.

Bush, N. E., Dobscha, S. K., Crumpton, R., Denneson, L. M., Hoffman, J. E., Crain, A., u. a. (2015). A virtual hope box smartphone app as an accessory to therapy: Proof-of-concept in a clinical sample of veterans. Suicide and Life-Threatening Behavior, 45, 1–9.

Buysse, D. J., Reynolds, C. F., Monk, T. H., Berman, S. R., & Kupfer, D. J. (1989). The Pittsburgh Sleep Quality Index: A new instrument for psychiatric practice and research. Psychiatry Research, 28, 193–213.

Centers for Disease Control and Prevention (2016). Web-based Injury Statistics Query and Reporting System (WISQARS) [Online]. www.cdc.gov/injury/wisqars/index.html (14.02.2025).

Cha, C. B., Najmi, S., Park, J. M., Finn, C. T., & Nock, M. K. (2010). Attentional bias toward suicide-related stimuli predicts suicidal behavior. Journal of Abnormal Psychology, 119, 616–622.

CHANG, S., STUCKLER, D. S., YIP, P., & GUNNELL, D. (2013). Impact of 2008 global economic crisis on suicide: Time trend study in 54 countries. British Medical Journal, 347, f5239.

CIPRIANI, A., PRETTY, H., HAWTON, K., & GEDDES, J. R. (2005). Lithium in the prevention of suicidal behavior and all-cause mortality in patients with mood disorders: A systematic review of randomized trials. American Journal of Psychiatry, 162(10), 1805–1819.

COOK, D. A. (2009). Thorough informed consent: A developing clinical intervention with suicidal clients. Psychotherapy Theory, Research, Practice, Training, 46, 469–471.

COOMBS, D. W., MILLER, H. L., ALARCON, R., HERLIHY, C., LEE, J. M., & MORRISON, D. P. (1992). Presuicide attempt communications between parasuicides and consulted caregivers. Suicide and Life-Threatening Behavior, 22, 289–302.

CORDERO, L., RUDD, M. D., BRYAN, C. J., & CORSO, K. A. (2008). Accuracy of primary care medical providers' understanding of the FDA black box warning label for antidepressants. Primary Care and Community Psychiatry, 13, 109–114.

CRITS-CHRISTOPH, P., RING-KURTZ, S., HAMILTON, J., LAMBERT, M. J., GALLOP, R., MCCLURE, B., U. A. (2012). Preliminary study of the effects of individual patient-level feedback in outpatient substance abuse treatment programs. Journal of Substance Abuse Treatment, 42, 301–309.

CROSBY, A., ORTEGA, L., & MELANSON, C. (2011). Self-directed violence surveillance: Uniform definitions and recommended data elements, version 1.0. Atlanta, GA: Centers for Disease Control and Prevention.

DAWES, R., FAUST, D., & MEEHL, P. (1989). Clinical versus actuarial judgment. Science, 243, 1668–1674.

DIEFENBACH, G. J., LORD, K. A., STUBBING, J., RUDD, M. D., LEVY, H. C., WORDEN, B., U. A. (2024). Brief cognitive behavioral therapy for suicidal inpatients: a randomized clinical trial. JAMA Psychiatry, 81(12), 1177–1186.

DIMIDJIAN, S., HOLLON, S. D., DOBSON, K. S., SCHMALING, K. B., KOHLENBERG, R. J., ADDIS, M. E., U. A. (2006). Randomized trial of behavioral activation, cognitive therapy, and antidepressant medication in the acute treatment of adults with major depression. Journal of Consulting and Clinical Psychology, 74, 658–670.

DOGRA, A. K., BASU, S., & DAS, S. (2011). Impact of meaning in life and reasons for living to hope and suicidal ideation: A study among college students. Journal of Projective Psychology and Mental Health, 18, 89.

EDDLESTON, M., BUCKLEY, N. A., GUNNELL, D., DAWSON, A. H., & KONRADSEN, F. (2006). Identification of strategies to prevent death after pesticide self-poisoning using a Haddon matrix. Injury Prevention, 12, 333–337.

ELLIS, T. E., & RUFINO, K. A. (2015). A psychometric study of the Suicide Cognitions Scale with psychiatric inpatients. Psychological Assessment, 27, 82–89.

ERISMAN, S. M., & ROEMER, L. (2010). A preliminary investigation of the effects of experimentally induced mindfulness on emotional responding to film clips. Emotion, 10, 72–82.

ESPOSITO-SMYTHERS, C., SPIRITO, A., KAHLER, C. W., HUNT, J., & MONTI, P. (2011). Treatment of co-occurring substance abuse and suicidality among adolescents: A randomized trial. Journal of Consulting and Clinical Psychology, 79, 728–739.

FAWCETT, J. (1999). Profiles of completed suicides. In D. Jacobs (Ed.), The Harvard Medical School guide to suicide assessment and intervention (pp. 132–148). San Francisco: Jossey-Bass.

FERSTER, C. B. (1973). A functional analysis of depression. American Psychologist, 28, 857–870.

FORMAN, E. M., BERK, M. S., HENRIQUES, G. R., BROWN, G. K., & BECK, A. T. (2004). History of multiple suicide attempts as a behavioral marker of severe psychopathology. American Journal of Psychiatry, 161, 437–443.

FOX, K. R., HUANG, X., GUZMÁN, E. M., FUNSCH, K. M., CHA, C. B., RIBEIRO, J. D., U. A. (2020). Interventions for suicide and self-injury: A meta-analysis of randomized controlled trials across nearly 50 years of research. Psychological Bulletin, 146, 1117–1145.

FRANKLIN, J. C., RIBEIRO, J. D., FOX, K. R., BENTLEY, K. H., KLEIMAN, E. M., HUANG, X., U. A. (2017). Risk factors for suicidal thoughts and behaviors: A meta-analysis of 50 years of research. Psychological Bulletin, 143(2), 187–232.

FREY, L. M., & CEREL, J. (2015). Risk for suicide and the role of family: A narrative review. Journal of Family Issues, 36, 716–736.

GABLE, S. L., REIS, H. T., IMPETT, E. A., & ASHER, E. R. (2004). What do you do when things go right?: The intrapersonal and interpersonal benefits of sharing positive events. Journal of Personality and Social Psychology, 87, 228.

GARLAND, E. L., GAYLORD, S. A., BOETTIGER, C. A., & HOWARD, M. O. (2010). Mindfulness training modifies cognitive, affective, and physiological mechanisms implicated in alcohol dependence: Results of a randomized controlled pilot trial. Journal of Psychoactive Drugs, 42, 177–192.

GHAHRAMANLOU-HOLLOWAY, M., BHAR, S. S., BROWN, G. K., OLSEN, C., & BECK, A. T. (2012). Changes in problem-solving appraisal after cognitive therapy for the prevention of suicide. Psychological Medicine, 42, 1185–1193.

GORTNER, E. T., GOLLAN, J. K., DOBSON, K. S., & JACOBSON, N. S. (1998). Cognitive-behavioral treatment for depression: Relapse prevention. Journal of Consulting and Clinical Psychology, 66, 377–384.

GREEN, K. L., BROWN, G. K., JAGER-HYMAN, S., CHA, J., STEER, R. A., & BECK, A. T. (2015). The predictive validity of the Beck Depression Inventory suicide item. Journal of Clinical Psychiatry, 76, 1683–1686.

Grove, W. M. (2005). Clinical versus statistical prediction: The contribution of Paul E. Meehl. Journal of Clinical Psychology, 61, 1233–1243.

Guan, K., Fox, K. R., & Prinstein, M. J. (2012). Nonsuicidal self-injury as a time-invariant predictor of adolescent suicide ideation and attempts in a diverse community sample. Journal of Consulting and Clinical Psychology, 80, 842–849.

Gujar, N., Yoo, S., Hu, P., & Walker, M. P. (2011). Sleep deprivation amplifies reactivity of brain reward networks, biasing the appraisal of positive emotional experiences. Journal of Neuroscience, 31, 4466–4474.

Gysin-Maillart, A., Schwab, S., Soravia, L., Megert, M., & Michel, K. (2016). A novel brief therapy for patients who attempt suicide: A 24-months follow-up randomized controlled study of the attempted suicide short intervention program (ASSIP). PLOS Medicine, 13(3), e1001968.

Hall, M. H. (2010). Behavioral medicine and sleep: Concepts, measures, and methods. In A. Steptoe (Ed.), Handbook of behavioral medicine: Methods and applications (pp. 749–765). New York: Springer.

Hall, R. C., Platt, D. E., & Hall, R. C. (1999). Suicide risk assessment: A review of risk factors for suicide in 100 patients who made severe suicide attempts: Evaluation of suicide risk in a time of managed care. Psychosomatics, 40, 18–27.

Harmon, S. C., Lambert, M. J., Smart, D. W., Hawkins, E. J., Nielsen, S. L., Slade, K., u. a. (2007). Enhancing outcome for potential treatment failures: Therapist/client feedback and clinical support tools. Psychotherapy Research, 17, 379–392.

Harris, E. C., & Barraclough, B. (1997). Suicide as an outcome for mental disorders: A meta-analysis. British Journal of Psychiatry, 170, 205–228.

Harrison, Y., & Horne, J. A. (2000). The impact of sleep deprivation on decision making: A review. Journal of Experimental Psychology: Applied, 6, 236–249.

Harvard University School of Public Health (n.d.). Lethal means counseling. www.hsph.harvard.edu/means-matter/lethal-means-counseling (14.02.2025).

Hayes, S. C., Wilson, K. G., Gifford, E. V., Follette, V. M., & Strosahl, K. (1996). Experimental avoidance and behavioral disorders: A functional dimensional approach to diagnosis and treatment. Journal of Consulting and Clinical Psychology, 64, 1152–1168.

Heisel, M. J., & Flett, G. L. (2008). Psychological resilience to suicide ideation among older adults. Clinical Gerontologist, 31, 51–70.

Hendin, H., & Haas, A. P. (1991). Suicide and guilt as manifestations of PTSD in Vietnam combat veterans. American Journal of Psychiatry, 148, 586–591.

Hill, R. M., Rey, Y., Marin, C. E., Sharp, C., Green, K. L., & Pettit, J. W. (2015). Evaluating the Interpersonal Needs Questionnaire: Comparison of the reliability, factor structure, and predictive validity across five versions. Suicide and Life-Threatening Behavior, 45, 302–314.

Hirsch, J. K., Wolford, K., Lalonde, S. M., Brunk, L., & Parker-Morris, A. (2009). Optimistic explanatory style as a moderator of the association between negative life events and suicide ideation. Crisis, 30, 48–53.

Hirsch, J. K., Conner, K. R., & Duberstein, P. R. (2007). Optimism and suicide ideation among young adult college students. Archives of Suicide Research, 11, 177–185.

Hirsch, J. K., & Conner, K. R. (2006). Dispositional and explanatory style optimism as potential moderators of the relationship between hopelessness and suicidal ideation. Suicide and Life-Threatening Behavior, 36, 661–669.

Horesh, N., Levi, Y., & Apter, A. (2012). Medically serious versus non-serious suicide attempts: Relationships of lethality and intent to clinical and interpersonal characteristics. Journal of Affective Disorders, 136, 286–293.

Horvath, A. O., & Greenberg, L. S. (1989). Development and validation of the Working Alliance Inventory. Journal of Counseling Psychology, 36, 223–233.

Ilgen, M. A., Harris, A. H. S., Moos, R. H., & Tiet, Q. Q. (2007). Predictors of a suicide attempt one year after entry into substance use disorder treatment. Alcoholism: Clinical and Experimental Research, 31, 635–642.

Ingram, R. E., Miranda, J., & Segal, Z. (2006). Cognitive vulnerability to depression. In L. B. Alloy & J. H. Riskind (Eds.), Cognitive vulnerability to emotional disorders (pp. 63–91). Mahwah, NJ: Erlbaum.

Inskip, H. M., Harris, E. C., & Barraclough, B. (1998). Lifetime risk of suicide for affective disorder, alcoholism and schizophrenia. British Journal of Psychiatry, 172, 35–37.

Jain, S., Shapiro, S. L., Swanick, S., Roesch, S. C., Mills, P. J., Bell, I., u. a. (2007). A randomized controlled trial of mindfulness meditation versus relaxation training: Effects on distress, positive states of mind, rumination, and distraction. Annals of Behavioral Medicine, 33, 11–21.

Jeannerod, M. (2001). Neural simulation of action: A unifying mechanism for motor cognition. NeuroImage, 14, S103–S109.

Joiner, T. E., Jr. (2005). Why people die by suicide. Cambridge, MA: Harvard University Press.

Joiner, T. E., Jr., Van Orden, K. A., Witte, T. K., & Rudd, M. D. (2009a). The interpersonal theory of suicide: Guidance for working with suicidal clients. Washington, DC: American Psychological Association.

Joiner, T. E., Jr., Van Orden, K. A., Witte, T. K., Selby, E. A., Ribeiro, J. D., Lewis, R., u. a. (2009b). Main predictions of the interpersonal-psychological theory of suicidal behavior: Empirical tests in two samples of young adults. Journal of Abnormal Psychology, 118, 634–646.

Joiner, T. E., Jr., Conwell, Y., Fitzpatrick, K. K., Witte, T. K., Schmidt, N. B., Berlim, M. T., u. a. (2005). Four studies on how past and current suicidality relate even when »everything but the kitchen sink« is covaried. Journal of Abnormal Psychology, 114, 291–303.

Joiner, T. E., Jr., Steer, R. A., Brown, G., Beck, A. T., Pettit, J. W., & Rudd, M. D. (2003). Worst-point suicidal plans: A dimension of suicidality predictive of past suicide attempts and eventual death by suicide. Behaviour Research and Therapy, 41, 1469–1480.

Joiner, T. E., Jr., Pfaff, J. J., & Acres, J. G. (2002). A brief screening tool for suicidal symptoms in adolescents and young adults in general health settings: Reliability and validity data from the Australian National General Practice Youth Suicide Prevention Project. Behaviour Research and Therapy, 40, 471–481.

Joiner, T. E., Jr., Walker, R. L., Rudd, M. D., & Jobes, D. A. (1999). Scientizing and routinizing the assessment of suicidality in outpatient practice. Professional Psychology: Research and Practice, 30, 447.

Joiner, T. E., Jr., Rudd, M. D., & Rajab, M. H. (1997). The Modified Scale for Suicidal Ideation: Factors of suicidality and their relation to clinical and diagnostic variables. Journal of Abnormal Psychology, 106, 260–265.

Judd, L. L., Schettler, P. J., Akiskal, H., Coryell, W., Fawcett, J., Fiedorowicz, J. G., u. a. (2012). Prevalence and clinical significance of subsyndromal manic symptoms, including irritability and psychomotor agitation, during bipolar major depressive episodes. Journal of Affective Disorders, 138, 440–448.

Kabat-Zinn, J., Massion, A. O., Kristeller, J., Peterson, L. G., Fletcher, K. E., Pbert, L., u. a. (1992). Effectiveness of a meditation-based stress reduction program in the treatment of anxiety disorders. American Journal of Psychiatry, 149, 936–943.

Kanzler, K. E., Bryan, C. J., McGeary, D. D., & Morrow, C. E. (2012). Suicidal ideation and perceived burdensomeness in patients with chronic pain. Pain Practice, 12, 602–609.

Kaslow, N. J., Sherry, A., Bethea, K., Wyckoff, S., Compton, M. T., Grall, M. B., u. a. (2005). Social risk and protective factors for suicide attempts in low income African American men and women. Suicide and Life-Threatening Behavior, 35, 400–412.

Katz, L. Y., Cox, B. J., Gunasekara, S., & Miller, A. L. (2004). Feasibility of dialectical behavior therapy for suicidal adolescent inpatients. Journal of the American Academy of Child and Adolescent Psychiatry, 43, 276–282.

Kessler, R. C., Borges, G., & Walters, E. E. (1999). Prevalence of and risk factors for lifetime suicide attempts in the National Comorbidity Survey. Archives of General Psychiatry, 56, 617–626.

Klonsky, E. D., & May, A. M. (2015). The three-step theory (3ST): A new theory of suicide rooted in the »ideation-to-action« framework. International Journal of Cognitive Therapy, 8, 114–129.

Klonsky, E. D., May, A. M., & Glenn, C. R. (2013). The relationship between nonsuicidal self-injury and attempted suicide: Converging evidence from four samples. Journal of Abnormal Psychology, 122, 231–237.

Kopta, S. M., & Lowry, J. L. (2002). Psychometric evaluation of the Behavioral Health Questionnaire-20: A brief instrument for assessing global mental health and the three phases of psychotherapy outcome. Psychotherapy Research, 12, 413–426.

Kovacs, M., Beck, A. T., & Weissman, A. (1976). The communication of suicidal intent: A reexamination. Archives of General Psychiatry, 33, 198–201.

Kroenke, K., Spitzer, R. L., & Williams, J. B. (2001). The PHQ-9. Journal of General Internal Medicine, 16, 606–613.

Lambert, M. J. (2013). Outcome in psychotherapy: The past and important advances. Psychotherapy, 50, 42–51.

Lambert, M. J., Morton, J. J., Hatfield, D., Harmon, C., Hamilton, S., Reid, R. C., u. a. (2004). Administration and scoring manual for the OQ-45. Orem, UT: American Professional Credentialing Services.

Lambert, M. J., Whipple, J. L., Smart, D. W., Vermeersch, D. A., Nielsen, S. L., & Hawkins, E. J. (2001). The effects of providing therapists with feedback on patient progress during psychotherapy: Are outcomes enhanced? Psychotherapy Research, 11, 49–68.

Lewinsohn, P. M., & Graf, M. (1973). Pleasant activities and depression. Journal of Consulting and Clinical Psychology, 41, 261–268.

Lewinsohn, P. M., & Libet, J. (1972). Pleasant events, activity schedules, and depressions. Journal of Abnormal Psychology, 79, 291–295.

Linehan, M. M. (1993). Cognitive-behavioral treatment of borderline personality disorder. New York: Guilford Press.

Linehan, M. M., Comtois, K. A., Brown, M. Z., Heard, H. L., & Wagner, A. (2006a). Suicide Attempt Self-Injury Interview (SASII): Development, reliability, and validity of a scale to assess suicide attempts and intentional self-injury. Psychological Assessment, 18, 303–312.

Linehan, M. M., Comtois, K. A., Murray, A. M., Brown, M. Z., Gallop, R. J., Heard, H. L., u. a. (2006b). Two-year randomized controlled trial and follow-up of dialectical behavior therapy vs therapy by experts for suicidal behaviors and borderline personality disorder. Archives of General Psychiatry, 63, 757–766.

LINEHAN, M. M., ARMSTRONG, H. E., SUAREZ, A., ALLMON, D., & HEARD, H. L. (1991). Cognitive-behavioral treatment of chronically parasuicidal borderline patients. Archives of General Psychiatry, 48, 1060–1064.

LUEBBERT, K., DAHME, B., & HASENBRING, M. (2001). The effectiveness of relaxation training in reducing treatment-related symptoms and improving emotional adjustment in acute non-surgical cancer treatment: A meta-analytical review. Psycho-Oncology, 10, 490–502.

LYNCH, T. R., CHAPMAN, A. L., ROSENTHAL, M. Z., KUO, J. R., & LINEHAN, M. M. (2006). Mechanisms of change in dialectical behavior therapy: Theoretical and empirical observations. Journal of Clinical Psychology, 62, 459–480.

MACLEOD, A. K., & TARBUCK, A. F. (1994). Explaining why negative events will happen to oneself: Parasuicides are pessimistic because they can't see any reason not to be. British Journal of Clinical Psychology, 33, 317–326.

MACLEOD, A. K., ROSE, G. S., & WILLIAMS, J. M. G. (1993). Components of hopelessness about the future in parasuicide. Cognitive Therapy and Research, 17, 441–455.

MANN, J. J., APTER, A., BERTOLOTE, J., BEAUTRAIS, A., CURRIER, D., HAAS, A., U. A. (2005). Suicide prevention strategies: A systematic review. Journal of the American Medical Association, 294, 2064–2074.

MARTIN, D. J., GARSKE, J. P., & DAVIS, M. K. (2000). Relation of the therapeutic alliance with outcome and other variables: A meta-analytic review. Journal of Consulting and Clinical Psychology, 68, 438.

MAY, A. M., & KLONSKY, E. D. (2016). What distinguishes suicide attempters from suicide ideators?: A meta-analysis of potential factors. Clinical Psychology: Science and Practice, 23, 5–20.

MELTZER, H. Y., ALPHS, L., GREEN, A. I., ALTAMURA, A. C., ANAND, R., BERTOLDI, A., U. A. (2003). Clozapine treatment for suicidality in schizophrenia: International suicide prevention trial (Inter-SePT). Archives of General Psychiatry, 60, 82–91.

MIKLOWITZ, D. J., ALATIQ, Y., GOODWIN, G. M., GEDDES, J. R., FENNELL, M. J. V., DIMIDJIAN, S., U. A. (2009). A pilot study of mindfulness-based cognitive therapy for bipolar disorder. International Journal of Cognitive Therapy, 2, 373–382.

MILLER, I. W., CAMARGO, C. A., ARIAS, S. A., SULLIVAN, A. F., ALLEN, M. H., GOLDSTEIN, A. B., U. A., FOR THE ED-SAFE INVESTIGATORS (2017). Suicide prevention in an emergency department population: The ED-SAFE study. JAMA Psychiatry, 74(6), 563–570.

MILLER, W. R., & ROLLNICK, S. (2012). Motivational interviewing: Helping people change (3rd ed.). New York: Guilford Press.

MILLNER, A. J., LEE, M. D., & NOCK, M. K. (2017). Describing and measuring the pathway to suicide attempts: A preliminary study. Suicide and Life-Threatening Behavior, 47(3), 353–369.

MINNIX, J. A., ROMERO, C., JOINER T. E., JR., & WEINBERG, E. F. (2007). Change in »resolved plans« and »suicidal ideation« factors of suicidality after participation in an intensive outpatient treatment program. Journal of Affective Disorders, 103, 63–68.

MUNZERT, J., LOREY, B., & ZENTGRAF, K. (2009). Cognitive motor processes: The role of motor imagery in the study of motor representations. Brain Research Reviews, 60, 306–326.

NASIR, M., BAUCOM, B., BRYAN, C. J., NARAYANAN, S., & GEORGIOU, P. (2017). Complexity in speech and its relation to emotional bond in therapist-patient interactions during suicide risk assessment interviews. Proceedings of the Annual Conference of the International Speech Communication Association, INTERSPEECH, pp. 3296–3300.

NATIONAL ACTION ALLIANCE CLINICAL CARE & INTERVENTION TASK FORCE (2012). Suicide care in systems framework. Washington, DC: National Action Alliance for Suicide Prevention.

NATIONAL INSTITUTE FOR HEALTH AND CLINICAL EXCELLENCE (2012). Self-harm: Longer-term management. Leicester, UK: British Psychological Society.

NOCK, M. K., PARK, J. M., FINN, C. T., DELIBERTO, T. L., DOUR, H. J., & BANAJI, M. R. (2010). Measuring the suicidal mind: Implicit cognition predicts suicidal behavior. Psychological Science, 21, 511–517.

NOCK, M. K., BORGES, G., BROMET, E. J., ALONSO, J., ANGERMEYER, M., BEAUTRAIS, A., U. A. (2008). Cross-national prevalence and risk factors for suicidal ideation, plans, and attempts. British Journal of Psychiatry, 192, 98–105.

NOCK, M. K., & PRINSTEIN, M. J. (2005). Contextual features and behavioral functions of self-mutilation among adolescents. Journal of Abnormal Psychology, 114, 140.

O'CONNOR, R. C. (2011). Towards an integrated motivational-volitional model of suicidal behaviour. In R. C. O'Connor, S. Platt, & J. Gorden (Eds.), International handbook of suicide prevention: Research, policy, and practice (pp. 181–198). Chichester, UK: Wiley.

O'CONNOR, R. C., RASMUSSEN, S., & HAWTON, K. (2010). Predicting depression, anxiety, and self-harm in adolescents: The role of perfectionism and acute life stress. Behaviour Research and Therapy, 48, 52–59.

O'CONNOR, R. C., & NOYCE, R. (2008). Personality and cognitive processes: Self-criticism and different types of rumination as predictors of suicidal ideation. Behaviour Research and Therapy, 46, 392–401.

O'CONNOR, R. C., & O'CONNOR, D. B. (2003). Predicting hopelessness and psychological distress: The role of perfectionism and coping. Journal of Counseling Psychology, 50, 362–372.

Oquendo, M. A., Galfalvy, H. C., Currier, D., Grunebaum, M. F., Sher, L., Sullivan, G. M., u. a. (2011). Treatment of suicide attempters with bipolar disorder: A randomized clinical trial comparing lithium and valproate in the prevention of suicidal behavior. American Journal of Psychiatry, 168, 1050–1056.

Owens, D., Horrocks, J., & House, A. (2002). Fatal and non-fatal repetition of self-harm: Systematic review. British Journal of Psychiatry, 181, 193–199.

Peterson, L. G., Peterson, M., O'Shanick, G. J., & Swann, A. (1985). Self-inflicted gunshot wounds: Lethality of method versus intent. American Journal of Psychiatry, 142, 228–231.

Pigeon, W. R., Britton, P. C., Ilgen, M. A., Chapman, B., & Conner, K. R. (2012). Sleep disturbance preceding suicide among veterans. American Journal of Public Health, 102 (Suppl. 1), S93–S97.

Pirkola, S., Isometsä, E., & Lönnqvist, J. (2003). Do means matter?: Differences in characteristics of Finnish suicide completers using different methods. Journal of Nervous and Mental Disease, 191, 745–750.

Pomerantz, A. M., & Handelsman, M. M. (2004). Informed consent revisited: An updated written question format. Professional Psychology: Research and Practice, 35, 201–205.

Poulin, C., Shiner, B., Thompson, P., Vepstas, L., Young-Xu, Y., Goertzel, B., u. a. (2014). Predicting the risk of suicide by analyzing the text of clinical notes. PLOS ONE, 9, e85733.

Price, R. K., Risk, N. K., Haden, A. H., Lewis, C. E., & Spitznagel, E. L. (2004). Post-traumatic stress disorder, drug dependence, and suicidality among male Vietnam veterans with a history of heavy drug use. Drug and Alcohol Dependence, 76 (Suppl.), S31–S43.

Pugh, M. J., Hesdorffer, D., Wang, C. P., Amuan, M. E., Tabares, J. V., Finley, E. P., u. a. (2013). Temporal trends in new exposure to antiepileptic drug monotherapy and suicide-related behavior. Neurology, 81, 1900–1906.

Quoidbach, J., Berry, E. V., Hansenne, M., & Mikolajczak, M. (2010). Positive emotion regulation and well-being: Comparing the impact of eight savoring and dampening strategies. Personality and Individual Differences, 49, 368–373.

Resick, P. A., Monson, C. M., & Chard, K. M. (2017). Cognitive processing therapy for PTSD: A comprehensive manual. New York: Guilford Press.

Rojas, S. M., Gold, S. D., Bryan, C. J., Pruitt, L. D., Felker, B. L., & Reger, M. A., u. a. (2022). Brief Cognitive-Behavioral Therapy for Suicide Prevention (BCBT-SP) via Video Telehealth: A Case Example During the COVID-19 Outbreak. Cognitive and Behavioral Practice, 29(2), 446–453.

Rihmer, Z., & Akiskal, H. (2006). Do antidepressants t(h)reat(en) depressives?: Toward a clinically judicious formulation of the antidepressant-suicidality FDA advisory in light of declining national suicide statistics from many countries. Journal of Affective Disorders, 94, 3–13.

Rihmer, Z., & Pestality, P. (1999). Bipolar II disorder and suicidal behavior. Psychiatric Clinics of North America, 22, 667–673.

Rudd, M. D. (2012). Brief cognitive behavioral therapy (BCBT) for suicidality in military populations. Military Psychology, 24, 592–603.

Rudd, M. D. (2009). Psychological treatments for suicidal behavior: What are the common elements of treatments that work? In D. Wasserman (Ed.), Oxford textbook of suicidology (pp. 427–438). Oxford, UK: Oxford University Press.

Rudd, M. D. (2006). Fluid vulnerability theory: A cognitive approach to understanding the process of acute and chronic risk. In T. E. Ellis (Ed.), Cognition and suicide: Theory, research, and therapy (pp. 355–368). Washington, DC: American Psychological Association.

Rudd, M. D., Bryan, C. J., Wertenberger, E., Peterson, A. L., Young-McCaughon, S., Mintz, J., u. a. (2015). Brief cognitive behavioral therapy effects on post-treatment suicide attempts in a military sample: Results of a 2-year randomized clinical trial. American Journal of Psychiatry, 172, 441–449.

Rudd, M. D., Cordero, L., & Bryan, C. J. (2009a). What every psychologist should know about the Food and Drug Administration's black box warning label for antidepressants. Professional Psychology: Research and Practice, 40, 321–326.

Rudd, M. D., Joiner, T., Brown, G. K., Cukrowicz, K., Jobes, D. A., Silverman, M., u. a. (2009b). Informed consent with suicidal patients: Rethinking risks in (and out of) treatment. Psychotherapy, 46, 459–468.

Rudd, M. D., Joiner, T. E., Jr., & Rajab, M. H. (2001). Treating suicidal behavior: An effective, time-limited approach. New York: Guilford Press.

Rudd, M. D., Joiner, T., & Rajab, M. H. (1996). Relationships among suicide ideators, attempters, and multiple attempters in a young-adult sample. Journal of Abnormal Psychology, 105, 541–550.

Rudd, M. D., Joiner, T. E., Jr., & Rajab, M. H. (1995). Help negation after acute suicidal crisis. Journal of Consulting and Clinical Psychology, 63, 499–503.

Saunders, J. B., Aasland, O. G., Babor, T. F., De la Fuente, J. R., & Grant, M. (1993). Development of the Alcohol Use Disorders Identification Test (AUDIT): WHO collaborative project on early detection of persons with harmful alcohol consumption – II. Addiction, 88, 791–804.

Schmitz, W. M., Allen, M. H., Feldman, B. N., Gutin, N. J., Jahn, D. R., Kleespies, P. M., u. a. (2012). Preventing suicide through improved training in suicide risk assessment and care: An American Association of Suicidology task force report addressing serious gaps in U.S. mental health training. Suicide and Life-Threatening Behavior, 42, 292–304.

Selby, E. A., Anestis, M. D., Bender, T. W., Ribeiro, J. D., Nock, M. K., Rudd, M. D., u. a. (2010). Overcoming the fear of lethal injury: Evaluating suicidal behavior in the military through the lens of the interpersonal-psychological theory of suicide. Clinical Psychology Review, 30, 298–307.

SHIMOKAWA, K., LAMBERT, M. J., & SMART, D. W. (2010). Enhancing treatment outcome of patients at risk of treatment failure: Meta-analytic and mega-analytic review of a psychotherapy quality assurance system. Journal of Consulting and Clinical Psychology, 78, 298–311.

SILVERMAN, M. M. (2006). The language of suicidology. Suicide and Life-Threatening Behavior, 36(5), 519–532.

SIMON, G. E., RUTTER, C. M., PETERSON, D., OLIVER, M., WHITESIDE, U., OPERSKALSKI, B., U. A. (2013). Does response on the PHQ-9 Depression Questionnaire predict subsequent suicide attempt or suicide death? Psychiatric Services, 64, 1195–1202.

SIMON, G. E., & SAVARINO, J. (2007). Suicide attempts among patients starting depression treatment with medications or psychotherapy. American Journal of Psychiatry, 164, 1029–1034.

SIMON, O. R., SWANN, A. C., POWELL, K. E., POTTER, L. B., KRESNOW, M. J., & O'CARROLL, P. W. (2001). Characteristics of impulsive suicide attempts and attempters. Suicide and Life-Threatening Behavior, 32 (Suppl. 1), 49–59.

SIMON, W., LAMBERT, M. J., BUSATH, G., VAZQUEZ, A., BERKELJON, A., HYER, K., U. A. (2013). Effects of providing patient progress feedback and clinical support tools to psychotherapists in an inpatient eating disorders treatment program: A randomized controlled study. Psychotherapy Research, 23, 287–300.

SINYOR, M., WILLIAMS, M., MITCHELL, R., ZAHEER, R., BRYAN, C. J., SCHAFFER, A., U. A. (2020). Cognitive behavioral therapy for suicide prevention in youth admitted to hospital following an episode of self-harm: a pilot randomized controlled trial. Journal of Affective Disorders, 266, 686–694.

SLADE, K., LAMBERT, M. J., HARMON, S. C., SMART, D. W., & BAILEY, R. (2008). Improving psychotherapy outcome: The use of immediate electronic feedback and revised clinical support tools. Clinical Psychology and Psychotherapy, 15, 287–303.

SMITH, J. C., MERCY, J. A., & CONN, J. M. (1988). Marital status and the risk of suicide. American Journal of Public Health, 78, 78–80.

SPECA, M., CARLSON, L. E., GOODEY, E., & ANGEN, M. (2000). A randomized, wait-list controlled clinical trial: The effect of a mindfulness meditation-based stress reduction program on mood and symptoms of stress in cancer outpatients. Psychosomatic Medicine, 62, 613–622.

STANLEY, B., & BROWN, G. K. (2012). Safety Planning Intervention: A brief intervention to mitigate suicide risk. Cognitive and Behavioral Practice, 19, 256–264.

STETTER, F., & KUPPER, S. (2002). Autogenic training: A meta-analysis of clinical outcome studies. Applied Psychophysiology and Biofeedback, 27, 45–98.

STEWART, A. L., WARE, J. E., BROOK, R. H., & DAVIES, A. R. (1978). Conceptualization and measurement of health for adults in the Health Insurance Study: Vol. II. Physical health in terms of functioning. Santa Monica, CA: RAND Corporation.

STROSAHL, K., CHILES, J. A., & LINEHAN, M. (1992). Prediction of suicide intent in hospitalized parasuicides: Reasons for living, hopelessness, and depression. Comprehensive Psychiatry, 33, 366–373.

SUBSTANCE ABUSE AND MENTAL HEALTH SERVICES ADMINISTRATION (2014). Results from the 2013 National Survey on Drug Use and Health: Mental health findings. Rockville, MD: Author.

SUICIDE PREVENTION RESOURCE CENTER (2006). Core competencies in the assessment and management of suicidality. Newton, MA: Author.

SWAHN, M. H., & POTTER, L. B. (2001). Factors associated with the medical severity of suicide attempts in youths and young adults. Suicide and Life-Threatening Behavior, 32 (Suppl. 1), 21–29.

TARRIER, N., TAYLOR, K., & GOODING, P. (2008). Cognitive-behavioral interventions to reduce suicide behavior: A systematic review and meta-analysis. Behavior Modification, 32, 77–108.

TAYLOR, D. J., MCCRAE, C. S., GEHRMAN, P. R., DAUTOVICH, N., & LICHSTEIN, K. L. (2007). Insomnia. In M. Hersen & J. Rosqvist (Eds.), Handbook of psychological assessment, case conceptualization, and treatment (pp. 674–700). New York: Wiley.

TROCKEL, M., KARLIN, B. E., TAYLOR, C. B., BROWN, G. K., & MANBER, R. (2015). Effects of cognitive behavioral therapy for insomnia on suicidal ideation in veterans. Sleep, 38, 259–265.

VANDECREEK, L. (2009). Time for full disclosure with suicidal patients. Psychotherapy Theory, Research, Practice, Training, 46, 472–473.

VAN BALLEGOOIJEN, W., RAWEE, J., PALANTZA, C., MIGUEL, C., HARRER, M., CRISTEA, I., U. A. (2025). Suicidal ideation and suicide attempts after direct or indirect psychotherapy: a systematic review and meta-analysis. JAMA Psychiatry, 82(1), 31–37.

VAN ORDEN, K. A., CUKROWICZ, K. C., WITTE, T. K., & JOINER, T. E., JR. (2012). Thwarted belongingness and perceived burdensomeness: Construct validity and psychometric properties of the Interpersonal Needs Questionnaire. Psychological Assessment, 24, 197–215.

VAN ORDEN, K. A., WITTE, T. K., GORDON, K. H., BENDER, T. W., & JOINER, T. E. (2008). Suicidal desire and the capability for suicide: Tests of the interpersonal-psychological theory of suicidal behavior among adults. Journal of Consulting and Clinical Psychology, 76, 72–83.

WENZEL, A., BROWN, G. K., & BECK, A. T. (2009). Cognitive therapy for suicidal patients: Scientific and clinical applications. Washington, DC: American Psychological Association.

WENZEL, A., & BECK, A. T. (2008). A cognitive model of suicidal behavior: Theory and treatment. Applied and Preventive Psychology, 12, 189–201.

WILCOX, H. C., CONNER, K. R., & CAINE, E. D. (2004). Association of alcohol and drug use disorders and completed suicide: An empirical review of cohort studies. Drug and Alcohol Dependence, 76, S11–S19.

WILKINSON, P., KELVIN, R., ROBERTS, C., DUBICKA, B., & GOODYER, I. (2011). Clinical and psychosocial predictors of suicide attempts and nonsuicidal self-injury in the Adolescent Depression Antidepressants and Psychotherapy Trial (ADAPT). American Journal of Psychiatry, 168, 495–501.

WILLIAMS, J. M. G., BARNHOFER, T., CRANE, C., & BECK, A. (2005). Problem solving deteriorates following mood challenge in formerly depressed patients with a history of suicidal ideation. Journal of Abnormal Psychology, 114, 421.

WOZNICA, A. A., CARNEY, C. E., KUO, J. R., & MOSS, T. G. (2015). The insomnia and suicide link: Toward an enhanced understanding of this relationship. Sleep Medicine Reviews, 22, 37–46.

ZENTGRAF, K., STARK, R., REISER, M., KUNZELL, S., SCHIENLE, A., KIRSCH, P., U. A. (2005). Differential activation of pre-SMA and SMA proper during action observation: Effects of instructions. NeuroImage, 26, 662–672.